XV Congrès International de Médecine

Lisbonne—19-26 Avril 1906

Section IV

Thérapeutique et Pharmacologie

I.ᵉʳ FASCICULE

LISBONNE
Imprimerie Adolpho de Mendonça
1906

XV Congrès International de Médecine

LISBONNE, 19—26 AVRIL 1906

IV

XV Congrès International de Médecine

LISBONNE, 19-26 AVRIL 1906

Section IV

Thérapeutique et Pharmacologie

LISBONNE

IMPRIMERIE ADOLPHO DE MENDONÇA

1906

Organisation de la section

Présidents d'honneur

MM.

CH. BOUCHARD, professeur à la Faculté de Médecine de Paris, membre de l'Institut.

A. CHARRIN, professeur au Collège de France, médecin des Hôpitaux de Paris.

I. BERGONIÉ, professeur à l'Université de Bordeaux, membre correspondant de l'Académie de Médecine de Paris.

ANTONIO CURCI, professeur de matière médicale et de pharmacologie expérimentale à l'Université de Catane.

TOMOTARO ISHIZAKA, professeur de pharmacologie à l'Université de Kioto.

A. DE BÓKAY, conseiller, professeur à l'Université de Budapest.

DOYEN, Paris.

A. LAVERAN, membre de l'Institut de France et de l'Académie de Médecine de Paris.

Comité d'organisation de la section

Président . . . . M. Raymundo Motta.
Vice-Présidents . . . . MM. Mauperrin Santos, Clemente Pinto.
Secrétaire responsable . . . . M. José Ponte e Sousa.
Secrétaires adjoints . . . . MM. J. E. Moraes Sarmento, Carlos Santos,
  Manuel Fernandes da Cruz.
Membre . . . . M. Santos Figueiredo.

Rapports officiels

1. — La thérapeutique locale dans les maladies infectieuses.
     Rapporteur : M. A. Charrin, Paris.
2. — Séparation, au point de vue physiologique et thérapeutique, des différentes
     radiations produites dans les tubes Crookes et de celles qui sont
     émises par les corps radioactifs.
     Rapporteur : M. J. Bergonié, Bordeaux.
2 *a*. — Séparation, au point de vue physiologique et thérapeutique, des différentes
     radiations produites dans les tubes Crookes, et étude physiolo-
     gique et thérapeutique des radiations émises par les corps ra-
     dioactifs et de leurs émanations.
     Rapporteur : M. Balthazard, Paris.
3. — Valeur thérapeutique des sérums bactéricides.
     Rapporteur : M. W. Kolle, Berlin.
4. — Les sécrétions internes en thérapeutique.
     Rapporteur : M. Marco Sciallero, Gênes.
5. — Rapports entre la constitution moléculaire des corps organiques et leur action
     physiologique et thérapeutique.
     Rapporteur : M. Antonin Cirei, Catane.
6. — Traitement du cancer.
     Rapporteur : M. Alfred Exner, Vienne.

ERRATA

Le travail de M. Curci, qui a dû être imprimé à la dernière heure, dans la semaine même où a commencé le Congrès, est plein de fautes d'imprimerie et autres, que nous nous empressons de corriger

Page, ligne	au lieu de	il faut lire
Page 49, lig. 4 d'en bas	pharmacie	pharmacologie
49, 2 d'en bas	à leurs	avec leurs
50, 10	Farmacologie	La Farmacologie
50, 17 d'en bas	l'antimoine	l'arsenic, l'antimoine
50, 3	aux acides	dans les acides
50, 1re ligne d'en bas	qu'ils se	qu'ils ne se
51, [illegible]	ils se	ils ne se
51, lig. 13 d'en bas	la platine	le plomb
51, 4	carbure	carbone
51, 10	Cavoury	Cavour
52, 11	halogène	halogène
55, 10	détruire	abolir
55, 13	que l'hydrogène	qu'avec l'hydrogène
55, 17	psychiques	psychiques
55, 16 d'en bas	chlorures	chlorures
58, 13	hyperhémie	hyperthermie
59, 12	essences	oxymes
59, 14	amidique	amidique et oxymique
60, 4	antagoniques	antagonistiques
60, 18 d'en bas	constante	excitante
60, 9 du tableau	Mélampérine	Mélampyrine
60, 9 d'en bas	mélampérine	mélampyrite
62, 14	acétates	acétates
62, 13 d'en bas	bromo	bromal
64, 3	phénotal	phénéthol
65, 4	hyperoxyle	hydroxyle
65, 7	méthylène	méthylène
65, 10	menthylique	méthylénique
66, 14	menthylol	menthylol
66, 17	p-oxymenthylique	p-oxyméthylique
66, 13	campherol	camphorol
67, note n.° 2	methène	methène
68, lig. 6 d'en bas	C⁶H⁶.(CH)²	C⁶H⁶.(OH)²
69, 2	splanchniques	splanchniques
69, 3	triméthylène	triméthylène
70, 4 d'en bas	[illegible]	[illegible]
70, sous-titre	Amines	Amines

	au lieu de	Il faut lire
Pag. 71 lig. 18	hydrocarbonic	hydrocarbure
» 71 » 4 d'en bas	$C^2H^7(NH^2)^2$	$C^2H^2(NH^2)$
» 72 » 9	$H.C.NH^2$	$H.CO.NH^2$
» 72 » 9	fottamide	fattamide
» 72 » 10	farinamide	harmonilide
» 72 » 17	tatophénme	fattophénme
» 72 » 13 d'en bas	glycuroniques	glycuronique
» 72 » 12	celle-cien	celle-ci, en
» 73 » 5	furfuroldoxine	furfuroldoxine
» 74 » 3	Moriggio	Moraggia
» 74 » 4 d'en bas	amines	amines
» 77 » 8 il faut ajouter : à condition qu'ils soient combinés aux acides.		
» 77 » 17	au lieu de crésotiniques	il faut lire crésotiniques
» 77 » 10 d'en bas	oxytiques	oxytoliniques
» 77 » 2	jusqu'à	par
» 78 » 3	scanthoglycuronique	acetolglycuronique
» 78 » 3 d'en bas	$C^2N^2.CH^2$	$C^2NH^2.CH^2$
» 79 » 10	combine	comine
» 80 » 11	caténe	caroline
» 81 » 18 d'en bas	Politian	Politian
» 80 » 5	nerveux	nerveux central
» 88 » 5	la moindre	au contraire, la moindre
» 80 » 2	indirecte	directe
» 80 »	n'a rien gagner	n'a rien à gagner

XV CONGRÈS INTERNATIONAL DE MÉDECINE

LISBONNE — AVRIL 1906

SECTION

DE

THÉRAPEUTIQUE

ET DE PHARMACOLOGIE

Rapports officiels

THÈME I. — SÉPARATION, AU POINT DE VUE PHYSIOLOGIQUE ET THÉRA-
PEUTIQUE, DES DIFFÉRENTES RADIATIONS PRODUITES DANS LES TU-
BES CROOKES ET ÉTUDE PHYSIOLOGIQUE ET THÉRAPEUTIQUE DES
RADIATIONS ÉMISES PAR LES CORPS RADIO-ACTIFS ET DE LEURS
ÉMANATIONS

*(Étude physiologique et thérapeutique des radiations émises par les corps
radio-actifs et de leurs émanations)*

Par M. V. BALTHAZARD (Paris)

Professeur agrégé à la Faculté de Médecine de Paris

(Travail de laboratoire de M. le prof. Bouchard)

La découverte du radium par M. et M.ᵐᵉ Curie, suivant de
près les recherches de M. Becquerel sur les propriétés radio-actives d'un certain nombre de substances déjà connues, a fait naître
dans le monde médical aussi bien que dans le public, de grandes
espérances sur l'emploi possible en thérapeutique des nouvelles
radiations. Il faut bien dire qu'à l'heure actuelle le radium n'a pas
encore tenu ses promesses; les rayons du radium ont été impuissants à modifier les lésions des tissus qui avaient résisté à l'action des rayons X, et dans les cas où leur application a été favorable, ils se sont toujours montrés moins pénétrants que les
radiations de l'ampoule de Röntgen et susceptibles seulement
d'atteindre les lésions superficielles.

Ces résultats ne sont pas faits pour surprendre ceux qui ont
suivi les recherches des physiciens sur l'analogie des radiations
émises par le radium avec celles qui proviennent des tubes de

Crookes. Il est en effet établi que les rayons α, β, γ du radium présentent respectivement au point de vue physique des propriétés presqu'identiques à celles des Canalstrahlen, des rayons cathodiques et des rayons X de l'ampoule radiographique.

Comme les Canalstrahlen, les rayons α sont très peu pénétrants et n'ont qu'un trajet très court; ce sont eux qui, sur l'écran de platinocyanure de baryum du spinthariscope, produisent la pluie d'étoiles. La mince pellicule de mica qui, dans les appareils médicaux, sépare le radium des tissus, suffit pour les arrêter. C'est dire que dans les actions physiologiques ou thérapeutiques produites par le radium, les rayons α n'interviennent pas.

Les rayons β, comme les rayons cathodiques, sont des rayons lumineux, auxquels le radium doit la propriété d'être spontanément lumineux dans l'obscurité. Si l'on tient compte de la faible luminosité de ce corps, on est obligé d'admettre que les rayons β ne peuvent avoir sur les tissus qu'une action minime.

Quant aux rayons γ, s'ils ont avec les rayons α et β certaines propriétés communes, si comme eux ils illuminent l'écran de platinocyanure de baryum, s'ils impressionnent la plaque photographique, s'ils rendent l'air conducteur pour l'électricité, au moins sont-ils beaucoup plus pénétrants et possèdent-ils ces propriétés à un degré plus élevé. Leurs propriétés électriques et magnétiques ont permis de les assimiler aux rayons X et l'expérience a prouvé qu'ils exerçaient sur les tissus une action comparable.

En résumé, à l'heure actuelle, dans les tentatives de dissociation des effets physiologiques du rayonnement du radium, seuls les rayons γ ont paru capables d'entraîner des modifications appréciables des tissus normaux ou pathologiques, modifications identiques à celles que l'on observe après application des rayons X.

Mais si le radium peut être comparé à l'ampoule de Röntgen, quant à la nature de son rayonnement, au moins convient-il de signaler la faible intensité de ce rayonnement. L'ampoule de Röntgen constitue une source puissante de rayons X, capable d'agir sur les tissus à grande distance, cinquante centimètres, un mètre; les rayons X traversent la peau, les muscles, et si le tissu osseux les absorbe, on a par là même la preuve qu'ils peuvent modifier sa constitution. Au contraire le radium, même à l'état de bromure pur, est une source très faible de rayons γ; son action s'exerce seulement sur les tissus superficiels et même cesse à quelques millimètres de profondeur.

Suivant l'expression pittoresque de Béclère, le radium est *l'édition de poche* de l'ampoule de Röntgen.

Réduit à ce rôle secondaire de succédané des rayons X, le radium n'aurait en thérapeutique qu'un intérêt restreint, si la commodité de son maniement n'incitait les médecins à l'utiliser dans les cas où l'on se propose de modifier des lésions cutanées superficielles, et aussi lorsque les lésions siègent sur une muqueuse qu'il est malaisé d'atteindre directement avec les rayons X.

Nous passerons en revue plus loin ces applications en somme assez limitées du radium.

La propriété d'émettre des rayons n'est pas la seule que possèdent les corps radio-actifs, en particulier le radium. Ils sont susceptibles de communiquer aux substances au contact desquelles ils ont séjourné, des propriétés nouvelles, de l'ordre de la radio-activité, et ces propriétés persistent un certain temps après qu'ont été éloignés les corps radio-actifs. Les substances sont devenues transitoirement radio-actives et leur radio-activité est dite *induite*.

Enfin les gaz qui ont séjourné au contact d'une solution d'un sel radio-actif, possèdent non seulement des propriétés radio-actives, mais ils sont capables, tout comme le corps radio-actif lui-même, de communiquer une radio-activité induite aux corps au contact desquels ils se trouvent. Les gaz perdent cette propriété en un temps variable suivant la nature du corps radio-actif; seul jusqu'à présent le radium a été étudié d'une façon méthodique à ce point de vue. On a pensé qu'il dégageait une *émanation* gazeuse qui se mélangeait aux autres gaz. Quoi qu'il en soit de la valeur de cette hypothèse, l'émanation du radium se détruit spontanément en vase clos, de telle façon que son activité diminue de moitié en quatre jours.

L'intensité de l'action physiologique de l'émanation, la facilité avec laquelle on peut l'introduire et la faire diffuser dans l'organisme, ont ouvert un nouveau champ de recherches aux physiologistes et aux thérapeutes. C'est à l'étude des propriétés biologiques de l'émanation que s'attachent à l'heure présente tous ceux qui pensent que les phénomènes de radio-activité, si répandus dans l'univers, jouent un rôle important dans la vie des êtres comme dans la vie des mondes.

Parmi les corps radio-actifs, les uns comme l'uranium, le thorium, sont communs, mais leur activité est trop faible pour être utilisée en thérapeutique; les autres comme l'actinium, le polonium, sont très actifs, mais ils n'ont été isolés qu'en quantité

très minime. Seul le radium est à la fois très actif et, malgré son
prix élevé, assez répandu; il se prête à merveille aux expériences
physiologiques et aux tentatives thérapeutiques. C'est lui seul que
nous aurons en vue dans cette étude.

1. Rayonnement du radium

Action sur les tissus normaux. — Dès 1901, M. Becquerel
ayant conservé pendant deux heures dans la poche de son gilet,
quelques décigrammes d'un mélange assez actif de bromure de
baryum et de bromure de radium enfermé dans un tube de verre,
vit apparaître quelques jours plus tard, dans la région corres-
pondante de la paroi abdominale, un érythème analogue à celui
que produisent les rayons X. Bientôt la peau s'ulcéra, sans qu'il se
manifestât de douleur; mais la cicatrisation fut extrêmement lente.

M. Curie laissa pendant dix heures quelques décigrammes de
bromure de radium pur, appliqués au niveau de l'avant-bras. Il y
eut aussitôt un érythème qui pâlit les jours suivants, mais réap-
parut bientôt; à ce niveau la peau s'ulcéra. Deux mois après,
M. Oudin vit la lésion; dans la partie centrale bourgeonnante
existaient plusieurs eschares noirâtres, sèches, épaisses; tout autour
de l'ulcération, la peau était fortement pigmentée. La cicatrisation
fut très lente, et la guérison complète ne put être obtenue qu'au
bout de six mois.

Ainsi les radiations des substances radio-actives produisent sur
la peau des lésions dont l'analogie avec les brûlures de Röntgen
est manifeste; même apparition tardive, même lenteur dans la
cicatrisation.

Que les rayons du radium exercent une action nécrosante sur
les cellules, c'est là un fait que les expériences de Mᵐᵉ Zuelzer
sur les protozoaires, de M. Goldberg sur les microbes, ont mis
hors de doute. Il est certain toutefois que toutes les cellules vivantes ne présentent pas la même sensibilité à l'égard de ces
radiations; il est, en particulier, des protozoaires et des microbes
qui résistent mieux que d'autres.

Dans les tissus normaux de l'homme et des mammifères, ce
sont les endothéliums vasculaires et les cellules lymphoïdes qui
présentent la plus grande fragilité à l'égard du radium.

Peu après l'irradiation d'une portion du revêtement cutané,
les vaisseaux du derme présentent des modifications remarquables:
l'endothélium bourgeonne, s'hypertrophie, obstrue progressive-

ment la lumière du vaisseau, qu'un thrombus achève au bout de quelques jours d'oblitérer. Il est logique d'admettre que ces lésions vasculaires, comme pour les brûlures de Röntgen, sont primitives, et que les lésions nécrotiques de la peau sont secondaires aux oblitérations artérielles. Ainsi s'explique la période d'incubation qui sépare l'apparition de la brûlure du moment où les tissus ont été irradiés; ainsi s'explique également la lenteur de la cicatrisation qui ne peut être obtenue que grâce au développement de néovaisseaux au voisinage de la région nécrosée.

Alors même que l'irradiation n'a porté que sur une région minime de la surface cutanée, elle produit des altérations générales qui sont surtout visibles au niveau du tissu lymphoïde. Chez les animaux sacrifiés peu de temps après l'irradiation, on observe en effet dans la pulpe splénique le développement de nombreux macrophages qui contiennent dans leur protoplasma les débris des petites cellules lymphoïdes nécrosées. Lorsque les animaux ont succombé à l'action des radiations du radium, la rate, comme l'ont noté tous les observateurs, depuis que MM. Kientock, London, Boden ont signalé le fait, est petite, noire, dure. La destruction des éléments lymphoïdes, charriés par la circulation sanguine et par la circulation lymphatique, n'a pourtant lieu que dans la zone cutanée irradiée; mais les éléments morts, qui sont devenus de véritables corps étrangers, sont arrêtés dans la rate et englobés par les macrophages. La fragilité du tissu lymphoïde a d'ailleurs été démontrée directement par M. Heineke, qui a placé une capsule de radium au contact de la rate, amenant ainsi une atrophie presque totale des follicules de la rate. Le radium est donc capable de déterminer chez le malade atteint de leucémie lymphogène, des modifications favorables analogues à celles qui ont été obtenues par l'emploi des rayons X.

MM. Scholtz, Sehlin, ont montré que le radium exerce sur le testicule une action azoospermique comparable à celle des rayons X. Quant aux lésions nerveuses signalées comme cause de la mort par MM. Danysz, Obersteiner, après l'application prolongée du radium au voisinage du bulbe et de la moëlle épinière, elles paraissent, comme les lésions cutanées, sous la dépendance des altérations vasculaires.

Action sur les tissus pathologiques. — L'action élective du rayonnement du radium sur les endothéliums vasculaires a été mise à profit pour le traitement des nœvi vasculaires, qui disparaissent après quelques séances de radiumthérapie.

De même les tumeurs épithéliales, lorsqu'elles siègent au niveau de la peau, cancroïdes et épithéliomas cutanés, sont favorablement influencées par l'application du radium; en 15 à 20 séances, on obtient une régression marquée et parfois même la disparition complète de ces tumeurs. La cicatrice est particulièrement souple et régulière dans les cas heureux.

Les rayons du radium, soit par leur action directe sur les cellules cancéreuses, soit par les thromboses vasculaires qu'ils provoquent, soit enfin par la réunion des deux processus, détermineraient probablement l'atrophie des tumeurs cancéreuses et sarcomateuses du sein, de l'utérus, etc., s'il était possible d'irradier convenablement toutes les parties de ces tumeurs. Malheureusement le rayons du radium sont trop peu pénétrants pour que, même en introduisant dans l'épaisseur de la tumeur les petites ampoules qui renferment le sel radio-actif, on puisse espérer atteindre tout le tissu morbide.

L'emploi du radium doit être réservé au traitement des épithéliomas cutanés superficiels dont l'étendue ne dépasse pas 3 à 4 centimètres de diamètre.

Les nodules lupiques s'atrophient sous l'influence du rayonnement du radium, souvent sans s'ulcérer, et M. Danlos a pu obtenir des guérisons durables. Les résultats observés ne sont d'ailleurs pas supérieurs à ceux que donnent les rayons X, et l'emploi du radium dans le traitement du lupus n'est guère indiqué que lorsque les nodules sont isolés, disséminés ou lorsqu'ils siègent dans le conduit auditif, les fosses nasales, le pharynx, c'est-à-dire en des régions inaccessibles aux rayons X.

Pour la même raison, le radium a été utilisé dans le traitement des rétrécissements cancéreux de l'œsophage, et M. Exner a rapporté six observations dans lesquelles la sténose du conduit a pu être levée par ce procédé; M. Einhorn a confirmé par neuf nouveaux cas ces heureux résultats.

On a beaucoup vanté l'action analgésiante des rayons du radium; les douleurs névralgiques (Darier), les douleurs fulgurantes des tabétiques (Raymond et Zimmern), seraient rapidement calmées par les applications de radium *loco dolenti*. Que le radium puisse agir sur les terminaisons nerveuses de la peau, rien n'est plus certain; mais qu'à travers une épaisseur de plusieurs centimètres de tissus, on puisse espérer influencer le nerf sciatique, par exemple, c'est là chose bien invraisemblable. On ne saurait trop recommander aux observateurs de se mettre en garde contre la suggestion, toujours possible dans l'appréciation de phénomènes purement subjectifs.

Le radium a une action destructrice sur les microbes et sur certains poisons; cette action, démontrée par nombre d'auteurs pour les bactéries, par M. Phisalix pour les venins du serpent, par MM. Tizzoni et Bongiovanni pour le virus rabique, est susceptible d'applications thérapeutiques importantes. L'irradiation de la région inoculée avec le virus fixe de la rage, lorsqu'elle est suffisamment précoce et intense, empêche chez les animaux le développement de la rage expérimentale. Nul doute que dans des conditions favorables, des résultats analogues soient bientôt obtenus chez l'homme, grâce à l'application du radium sur la région mordue par l'animal enragé.

II. *Émanation du radium*

L'émanation du radium, source des mêmes radiations que le radium lui-même, possède toutes les propriétés des gaz, si ce n'est qu'elle se détruit spontanément jusqu'à perdre moitié de son activité en quatre jours. La facilité avec laquelle elle diffuse dans l'organisme entier, communiquant à tous les tissus une radio-activité induite durable, devait conduire à l'utiliser pour étudier l'influence de la radioactivité sur les phénomènes biologiques. Des expériences furent entreprises qui prouvèrent que l'inhalation prolongée de l'émanation du radium peut amener la mort des petits animaux, tels que la grenouille (London), la souris et le cobaye (Bouchard, Curie et Balthazard).

Dans les recherches de ces derniers auteurs, le dispositif employé permettait de faire vivre les animaux dans une atmosphère chargée d'une grande quantité d'émanation, tout en régénérant par un procédé chimique l'air vicié par la respiration. L'émanation émise pendant une heure par 50 grammes de bromure de radium, soit 50 grammes-heure, répartie dans un flacon de 2 litres tue la souris en 4 heures, le cobaye en 7 heures.

Les animaux manifestent tout d'abord des symptômes respiratoires, la respiration prend un rythme saccadé, l'expiration devient très brève et la pause respiratoire s'allonge. En même temps l'animal se met en boule, reste immobile, et son poil se hérisse. Plus tard l'animal tombe dans une torpeur profonde et se refroidit; les mouvements respiratoires gardent leur caractère, mais leur fréquence diminue beaucoup et dans l'heure qui précède la mort, on ne note plus que dix, huit et même six inspirations par minute. Bien que les animaux restent absolument immobiles et affaissés, il n'y a pas à proprement parler de paralysies, car les irritations violentes amènent toujours des mouvements réflexes; il existe même un certain degré de contracture des membres avec parfois quelques convulsions.

A l'autopsie, la lésion dominante consiste en une congestion pulmonaire intense. A l'œil nu, les poumons apparaissent à leur face externe ponctués de taches rouges séparées par des espaces rosés. Au microscope, on observe une dilatation considérable des vaisseaux et des capillaires et quelques petites vésicules d'emphysème. Toutefois il n'existe pas d'hémorragies interstitielles ou alvéolaires, l'épithélium des alvéoles et des bronches est intact. Le sang subit des modifications qui portent surtout sur les leucocytes, dont le nombre est très-diminué; toutefois le pourcentage des diverses variétés de leucocytes ne paraît guère modifié. Les leucocytes détruits se retrouvent dans les macrophages de la rate. Il n'existe pas d'altérations microscopiques grossières au niveau du foie, des reins et du cerveau, en dehors d'une congestion assez marquée.

Les animaux qui ont succombé à l'action de l'émanation ont des tissus radioactifs. Le corps d'un cobaye, placé sur une plaque photographique entourée d'un papier noir, a donné une image sur laquelle les poils sont indiqués avec une grande netteté.

Nous avons recherché par la méthode photographique la radio-activité des divers tissus de l'organisme de ce cobaye; tous sont radio-actifs, mais à des degrés variables. La radioactivité atteint son maximum avec les poils; la peau rasée est peu radio-active, l'œil également. L'intensité est à peu près égale pour le rein, le cœur, la rate et le cerveau; elle est, chose curieuse, beaucoup plus grande pour les capsules surrénales et surtout pour le poumon.

Cette action radiographique dépend de deux causes, la radio-activité induite des tissus et la présence d'émanations dissoutes dans les humeurs; il est intéressant de rechercher la part qui revient à chacune d'elles.

Le procédé le plus simple pour arriver à ce résultat consiste à extraire par le vide et à recueillir à l'aide d'une trompe à mercure, tous les gaz contenus dans les organes, ces gaz entraînant la totalité de l'émanation, dont on mesure la quantité par la méthode électrique de M. Curie (1). Cette méthode, basée sur l'évaluation de la conductibilité électrique que la présence de l'émanation communique aux gaz, donne des résultats comparatifs très précis.

Ayant injecté sous la peau d'un cobaye 20 centimètres cubes d'air renfermant un gramme-heure d'émanation, nous avons pu constater que, trois heures après, les organes du cobaye sacrifié se classent dans l'ordre suivant pour la quantité totale d'émanation qu'ils renferment: capsules surrénales, poumons, foie, peau, rate, reins.

Mais si l'on rapporte à l'unité de poids, on trouve que 1 gramme de capsules surrénales renferme:

4,7 fois plus d'émanation que 1 gramme de rate		
11,4	—	— de poumon
15	—	— de peau
60	—	— de foie
100	—	— de rein

La totalité de l'émanation qui reste dans le corps du cobaye 3 heures après l'injection, correspond, d'après un calcul approximatif, au douzième de la quantité injectée. Les 11 douzièmes ont donc été éliminés surtout par le poumon et la peau. D'ailleurs si l'air expiré renferme une quantité appréciable d'émanation, les urines n'en contiennent que des traces.

Sans donner de résultats superposables, les autres expériences ont toujours fourni des indications de même sens. Dans la première heure après l'injection, l'émanation semble répartie à peu près uniformément dans les tissus, mais ensuite elle se localise avec élection dans les organes éliminateurs, poumons, peau, et surtout dans les capsules surrénales qui en contiennent plus que le restant du corps. Au bout de 5 à 6 heures après l'injection, l'organisme du cobaye ne renferme plus d'émanation et les tissus ont perdu toute radio-activité.

Les recherches de Bergell, Braunstein et Bickel ayant prouvé que l'émanation accroît l'action zymotique de la pepsine, de la pancréatine et des ferments en général, la localisation élective de cette émanation sur les glandes à sécrétion interne n'est pas

---

(1) Chauveau, Méthode et appareils de mesure de la radio-activité. *Le Radium*, n.° 6, 15 déc. 1904.

chose indifférente pour le thérapeute. Elle laisse entrevoir la possibilité d'agir sur les maladies de la nutrition liées au mauvais fonctionnement de ces glandes, diabète, maladie d'Addison, goitre exophthalmique. Elle explique peut-être aussi l'action stimulante qu'exercent sur les sécrétions les eaux minérales qui renferment de l'émanation, lorsqu'elles sont prises à la source.

Peut-être qu'injectée avec des gaz ou inhalée, l'émanation exercera une influence heureuse sur l'évolution de certains processus infectieux des bronches ou des poumons et de certaines maladies virulentes comme la rage. Actuellement, elle n'a à son actif que les résultats encourageants obtenus par M. Braunstein dans le traitement des tumeurs profondes à l'aide des injections interstitielles d'eau tenant l'émanation en solution.

III. Technique de la radiumthérapie

Mme Curie ayant démontré que l'intensité du rayonnement du radium est proportionnelle à la surface d'émission, et à partir d'une épaisseur minime à peu près indépendante de l'épaisseur de la surface radiante, il y a tout intérêt pour les emplois thérapeutiques, vu le prix élevé des sels de radium, à étaler ces sels en couche aussi mince et aussi homogène que possible. Nous avons vu d'autre part que les rayons sont absorbés en grande partie même par une mince lame d'aluminium ou de mica; aussi se contente-t-on de recouvrir le sel radio-actif d'une couche mince d'un vernis protecteur. Le sel de radium employé est le sulfate, beaucoup moins hygrométrique que le bromure, émettant par suite moins d'émanation et plus de radiations.

Pour éviter la production des radiumdermites, il est nécessaire de mesurer l'intensité du rayonnement pour le sel radio-actif dont on dispose. Le radiochromomètre de Holzknecht qui sert à mesurer la quantité de rayons X émis par une ampoule, en unités H, permet également d'évaluer la quantité de rayons γ provenant d'une substance radio-active. Si la substance radifère fournit, par exemple, 4 H en une demi-heure, il sera prudent de ne pas appliquer cette substance plus d'une demi-heure par séance au même point de la peau, et d'espacer d'une quinzaine de jours les séances successives.

Certes il n'existe pas un parallélisme précis entre l'action des rayons X et celle des rayons du radium; néanmoins en observant la règle que nous venons d'indiquer et en n'appliquant pas plus d'une demi-heure une substance radifère d'activité 500000, c'est-à-dire 500000 fois plus active que l'uranium métallique dont la radio-activité est prise pour unité, pas plus de six à sept minutes le sulfate de radium pur qui a une activité de 2 millions, on est à peu près assuré de ne pas provoquer de lésions graves et de ne pas dépasser l'érythème aisément curable que l'on voit apparaître au moment même de l'application.

En résumé, les règles que doit observer le radiumthérapeute sont les mêmes que dans la thérapeutique par les rayons X, au moins dans l'état actuel de la question. Mais la substance radio-active dont on dispose est une source constante de radiations, contrairement à l'ampoule de Röntgen, dont le débit est variable avec la résistance du tube et avec les constantes physiques du courant induit qui l'alimente. Aussi suffit-il de déterminer une fois pour toutes l'activité de la substance radio-active, tandis qu'il est nécessaire à chaque application d'estimer à l'aide du godet de Holzknecht la quantité de rayons X administrés. Les accidents causés par le radium seront de ce fait plus rares que ceux provoqués par les rayons X, puisque chaque radiumthérapeute acquerra rapidement des notions précises sur l'activité physiologique des rares échantillons de radium dont il pourra disposer.

Les mêmes considérations n'ont pas de raison d'être pour l'émanation. Avec les modes d'administration actuels, injection d'eau radio-active, injection et inhalation de gaz radio-actifs, l'émanation s'élimine assez rapidement et n'agit par suite qu'un temps très court. L'émanation produite par les quantités maxima de sels de radium dont on dispose, serait incapable dans ces conditions de déterminer des accidents chez l'homme.

Quoi qu'il en soit, pour recueillir l'émanation, on peut évaporer une solution de bromure de radium et condenser l'eau qui distille. Plus simplement, on place la solution de bromure de radium dans un récipient fermé et au bout de 4 à 5 jours, on aspire les gaz placés au-dessus de la solution; ils renferment la quantité maxima d'émanation que puisse dégager le bromure de radium. Au bout de 4 jours, en effet, la quantité d'émanation qui se détruit spontanément est exactement égale à la quantité d'émanation que dégage la solution.

CONCLUSIONS

1.º Le radium exerce sur les tissus normaux et pathologiques une action comparable en tous points à celle des rayons X. Les quantités de radium dont on dispose à l'heure actuelle constituent des sources de radiations beaucoup moins puissantes que l'ampoule de Röntgen. Les radiations du radium sont très peu pénétrantes, analogues à celles qu'émettent les ampoules les plus molles.

2.° L'emploi thérapeutique du rayonnement du radium doit être réservé aux cas où les tissus morbides, cancroïde, nodules lupiques, angiome, occupent une situation très superficielle, surtout lorsqu'ils siègent dans les cavités de l'oreille et du nez, dans le tube digestif, régions que les rayons X ne peuvent atteindre directement.

3.° L'émanation du radium possède des propriétés cytolytiques et bactéricides qu'elle doit à son rayonnement, identique à celui du radium; l'émanation exerce en outre une action excitante sur les ferments de l'organisme. La facilité avec laquelle elle diffuse permet de faire porter son action sur les régions profondes de l'organisme que n'atteindraient pas les rayons du radium.

4.° L'émanation, introduite dans l'organisme, se localise sur les glandes à sécrétion interne (Bouchard, Curie et Balthazard), surtout sur les capsules surrénales. Elle s'élimine par les poumons et les annexes de l'épiderme et en faible proportion par les reins. L'élimination dure 5 à 6 heures.

5.° Le danger des radiumdermites est nul si l'on prend soin de comparer à l'aide d'un radiochromomètre l'échantillon de radium dont on dispose à d'autres échantillons dont l'action sur les tissus a déjà été expérimentée, ou encore aux rayons X, observant les mêmes règles d'application que pour ces derniers (au maximum 4 unités Holzknecht par séance, pas plus de 10 H par mois en un même point de la peau).

6.° Les quantités d'émanation dont on dispose actuellement, introduites dans l'organisme de l'homme, sont incapables d'occasionner aucun accident.

THÈME I — LA THÉRAPEUTIQUE LOCALE DANS LES MALADIES INFECTIEUSES

(Les thérapeutiques locales)

Par M. le Dr. A. CHARRIN (Paris)

Professeur au Collège de France ; médecin des hôpitaux

GÉNÉRALITÉS

Dans nombre de circonstances, les *succès thérapeutiques* des chirurgiens, tout au moins en partie, semblent tenir aux conditions qui permettent *d'agir directement* sur l'agent morbifique. Versé à la surface d'une plaie, dans un foyer de suppuration, au sein d'une cavité pathologique, kystique, articulaire, etc., *l'antiseptique entre en contact immédiat avec le microbe pathogène.* En général, brève ou longue, la durée de ce contact dépend à peu près exclusivement de l'opérateur apte, grâce à des interventions successives, à impressionner une bactérie de plus en plus atténuée, partant de plus en plus facile à détruire. D'autre part, en tenant compte des sécrétions il est aisé d'apprécier la dilution souvent légère subie par le principe curateur, par suite de remédier aux *insuffisances quantitatives* de ce principe.

En présence de ces données, on tend à *instituer en médecine* ce qu'on appelle les *thérapeutiques locales;* autrement dit, on cherche à introduire la substance utile au sein même du tissu malade, à restreindre son influence à la zone morbide. Toutefois, il n'est que juste de reconnaître qu'en dehors peut-être des applications de quelques agents physiques ou de certains produits chimiques sensiblement insolubles, fréquemment *cette localisation n'a rien d'absolu.* Les anastomoses vasculaires et plus encore nerveuses, les cellules migratrices et surtout les phénomènes réflexes, etc., suffisent à s'opposer au rigoureux maintien, dans un territoire déterminé, de toutes les parcelles de la substance utilisée.

En pathologie, dans plus d'un cas, pour compléter une définition, la convention, la comparaison s'associent à la logique ou à la grammaire; avant tout, il importe de s'entendre sur la portée des mots et le sens précis des expressions en cause.

CHAPITRE I

THÉRAPEUTIQUES LOCALES ET CHIRURGIE

A. *Conditions distinctes* — Le chirurgien qui suture les *lèvres d'une plaie* cutanée, muqueuse ou musculaire, qui rapproche les fragments d'un os fracturé, d'un nerf sectionné, qui met en place une épiphyse expulsée de sa cavité articulaire, etc., fait une thérapeutique locale; il *vient en aide à la nature*, dont, le plus souvent, sans quelques imperfections telles que des cicatrices, des défectuosités du cal, des pseudarthroses, etc., l'effort de guérison n'aurait pu conduire à ces mêmes résultats. En dehors de la prothèse propre à remédier à certaines anomalies, à titre d'exemples on peut encore, dans cet ordre d'idées, citer *l'ablation d'un corps étranger* ou d'un *gros parasite*, *l'ouverture d'un kyste*, d'un *abcès*, d'un *phlegmon*, d'un *foyer gangréneux*, etc.

Toutefois, dans ces conditions, tout en demeurant locale l'intervention de l'opérateur, en général, comporte un rôle plus actif: non seulement en enlevant ce *corps étranger*, ce parasite, en ouvrant cet *abcès*, ce *phlegmon*, ce *foyer gangréneux*, elle permet une curation plus rapide et plus parfaite, mais, en outre, en détruisant par le feu ou des agents chimiques des tissus sphacélés, en *anéantissant des processus nocifs*, elle institue une *véritable guérison*. La fièvre, l'albuminurie, etc., qui dérivaient de ces processus s'atténuent et disparaissent; l'opéré cesse en quelque sorte d'être un malade pour devenir un simple blessé; cette thérapeutique a été *curative* parce qu'elle a attaqué, combattu et détruit localement, là où il siégeait, *l'agent causal*.

B. *Multiplicité des interventions locales.* — Il serait aisé d'allonger encore cette liste, de multiplier indéfiniment ces énumérations; il suffit de rappeler la dilatation d'un *rétrécissement*, la suppression d'une *fistule*, d'une *fissure*, d'une *tumeur*, la résection d'une partie altérée appartenant à un os atteint de carie, à un *intestin* hernié, étranglé, à une *muqueuse* ulcérée, à une *vésicule* enflammée, à un *organe* quelconque plus ou moins détérioré, etc., etc.

C. *Les thérapeutiques locales et la médecine. Exagérations.* — La puissance de ces interventions est telle que, de plus en plus, la médecine tend à les faire siennes. Elle ne se borne pas à les appliquer à *l'évacuation des collections* accumulées dans les *séreuses*, dans la *plèvre*, le *péritoine*, la *vaginale*, etc.; elle s'efforce de les étendre à la cure de certaines *affections hépatiques*, *gastro-intes linales*, *pulmonaires*, etc. Peut-être même ces tentatives ne sont-elles pas exemptes d'exagération? L'immobilisation, l'antisepsie, la révulsion, etc., sont susceptibles d'assurer l'heureuse terminaison de certaines *appendicites* trop facilement soumises au bistouri, dont en pareil domaine et dans maintes circonstances, je suis du reste le premier à proclamer la souveraine utilité. D'autre part, avant de se décider à réséquer un *fragment de muqueuse gastrique*, *une partie du jéjunum*, *du poumon*, etc., autant que possible, il convient de vérifier l'étendue du néoplasme, de l'ulcère, des lésions tuberculeuses, etc. Sauf des cas spéciaux, il n'est pas jusqu'au *gros intestin*, dont la suppression ne saurait se justifier. N'avons-nous pas établi qu'à son niveau l'eau des fèces se résorbe dans la proportion de 25 à 35 %; si cette déshydratation fait défaut, la diarrhée devient un phénomène permanent. Sans doute, c'est dans le cœcum et le colon ascendant qu'en immense majorité pullulent les bactéries des voies digestives, qu'existe la plus grande proportion des poisons; mais grâce à la nature de l'épithélium si différencié, grâce à la richesse de la muqueuse en leucocytes, en éléments lymphoïdes, en traversant la paroi ces principes sont modifiés. En tout cas, par sa structure comme par son rôle, cette zone du canal alimentaire se distingue et des anses qui précèdent et de celles qui suivent; le revêtement interne du rectum rappelle celui des simples canaux excréteurs.

Du reste, c'est à l'expresse condition de baser sa conduite sur de graves motifs, qu'un tissu peut être l'objet de ces thérapeutiques chirurgicales plus ou moins localisées. En particulier, il ne suffit pas de pouvoir invoquer une gêne mécanique pour se croire autorisé, ne fût-ce que partiellement, à enlever le *grand épiploon*. Tout en contribuant au maintien des états anti-toxiques ou bactéricides, tout en purgeant la cavité péritonéale des corps étrangers, cette membrane se porte, en outre, au secours d'un organe abdominal menacé, elle l'entoure de manière à s'opposer à la diffusion des éléments nuisibles provenant de son tissu, à recueillir, à transformer ces éléments. C'est ainsi qu'elle enveloppe une anse intestinale enflammée ou bien rétrécie, une rate dont on a lié le pédicule. Dans ces conditions, quand, au préalable, on a enlevé ce tablier péritonéal, les lésions hépatiques sont plus prononcées, la mort plus prompte et plus commune. L'expérience nous a, d'ailleurs, appris quelle influence exercent sur le développement et la nutrition du viscère sous-jacent *les séreuses* enveloppantes; aussi, en dehors de formelles indications, condamnons-nous les résections de ces séreuses et les essais analogues qui en supprimant la capsule *rénale* prétendent guérir les néphrites.

Nul n'ignore que par des interventions limitées à la *splénectomie* ou à *l'ablation de l'appareil utéro-ovarien*, on a traité la maladie de Banti ou une série de troubles nerveux. Pourtant rien ne prouve que l'hématozoaire de Laveran ne s'évade pas hors de la boîte splénique; rien ne prouve aussi que seule la zone génitale actionne le névraxe! D'autre part, on ne doit pas oublier qu'en dehors de ses fonctions hématopoïétique, anti-toxique, etc., la rate, qui subit l'influence du foie, a sa part dans la genèse de la bile; on ne doit pas oublier non plus le rôle de glande à la fois externe et interne de cet appareil utéro-ovarien; partant la physiologie exige, pour permettre ces ablations, de graves motifs.

CHAPITRE II

THÉRAPEUTIQUES LOCALES ET AGENTS MÉCANIQUES

A. *Expulsion de parasites — (Suppression des causes).* — A côté des hardiesses de l'heure présente, dans le domaine des thérapeutiques locales on rencontre nombre de faits plus ou moins anciens. L'ablation des filaires, l'expulsion des tænias, l'emploi d'un *purgatif*, d'un *vomitif* destiné à chasser un parasite ou un corps étranger, la *destruction des champignons des teignes*, du favus de l'achorion, du microsporon furfur, de *différents parasites* des kystes hydatiques des glandes de la peau, de certaines cavités, etc., une série de pratiques constituent des médications locales.

B. *Massage* — Limitées à un muscle, à un nerf, à des gaines tendineuses, à une articulation, à un cal, à un appareil, etc., les différentes modalités des *massages* directs ou indirects, le pétrissage, la percussion, l'effleurage, le sciage, le tapotement, le pincement, le froissement, le foulage, les frictions, etc., permettent de guérir une *névralgie*, une *paralysie*, une *atrophie*, une *arthrite*, comme aussi de faire disparaître des *troubles moteurs*, des *difformités*, des *œdèmes*, des *stases viscérales*, une *congestion utéro-ovarienne*, une *constipation*, une *dilatation gastrique*, une *affection auriculaire* ou *oculaire*, une *paresse vésicale*, etc.

C. *Compression* — La compression d'un vaisseau, suivant les conditions, atténue une hémorragie, modifie un *anévrysme*; si elle porte sur un *nerf*, elle influence une sensibilité régionale.

Appliquée tant à l'aide d'un instrument que d'un produit rétractile, d'un gaz stérilisé, soit sur l'abdomen, soit au niveau d'un foyer érysipélateux, inflammatoire, elle ralentit *l'évolution d'un épanchement*, d'un *parasite*, elle *inhibe certaines fonctions*. Néanmoins, même localisées, tout comme l'élongation d'un tronc nerveux, ces pratiques *retentissent sur l'état général* ; spécialement, pour peu qu'on l'étende, le *massage* accroît l'urée et, en facilitant la résorption d'un œdème, change l'osmose, la pression, la diurèse, etc. – Il est clair que les moyens mécaniques, dont disposent les thérapeutiques locales, ne se bornent pas à ceux que volontairement nous nous contentons de rappeler.

CHAPITRE III

THÉRAPEUTIQUES LOCALES ET AGENTS PHYSIQUES

A. B. *Le Froid — La Chaleur*. — Les thérapeutiques locales usent du *froid* et du *chaud* ; parfois elles font alterner ces deux éléments. — Le chlorure de méthyle soulage une foule de *sciatiques*, insensibilise partiellement tel tissu ; la glace combat des *hypérémies*, de préférence passives.

La *chaleur* facilite la *résolution* de nombreuses *inflammations légères* ; dans une zone restreinte elle fait augmenter *l'activité des leucocytes*, d'ailleurs plus mobiles, plus énergiques sur la platine chauffante à 38 ou 38,5 qu'à 37. Aubert a même tenté d'opposer au développement du *bubon* chancreux des influences thermiques. A cet égard, il importe de se souvenir que pour lui conférer des propriétés vaccinantes, il suffit de porter la bactéridie à 42.° Si pour détruire complétement les germes habituellement il est nécessaire d'atteindre des degrés élevés ou de descendre fort loin au-dessous de zéro, il est infiniment plus commode de leur faire subir des atténuations déjà fort utiles à l'économie, qui au fond n'exige pas la mort des bactéries, mais simplement leur mise hors de combat.

D'un autre côté fréquemment la femme supporte des *injections vaginales* marquant 47 à 49.° Dès lors, on comprend l'utilité de *l'air chaud* employé dans la cure des lésions portant sur la muqueuse du nez, du pharynx, etc., comme dans celle d'une série de foyers morbides.

A la vérité, l'action de la chaleur se révèle d'autant plus efficace qu'elle est plus aidée par d'autres facteurs. Dans l'espèce,

à l'intérieur du bubon les attributs microbicides du pus, l'insuffisance alimentaire, etc. prêtent au calorique un indéniable concours.
— Ajoutons que, même distribuées sur un petit territoire, grâce
aux réflexes, les *douches* froides ou chaudes voient leur influence
se généraliser. D'autre part nul n'ignore les effets favorables d'une
minime fièvre sur l'ensemble de l'organisme, thérapeutique toute
autre que celle qui nous occupe.

C. *Les rayons lumineux. Radiations.* — En dehors de certaines radiations, la *localisation de la lumière*, à titre d'agent curateur, est également plutôt rare. La genèse de certains *érythèmes*,
spécialement du *coup du soleil*, nous fait cependant concevoir la
possibilité d'*interventions restreintes*. Les bienfaits qu'on retire de
l'emploi des *rayons* X dans le traitement de diverses affections
de faible étendue, principalement dans la cure des *tumeurs*, pro-
clament hautement l'utilité des différentes radiations du spectre.
C'est à l'opposé de l'infra-rouge, loin de la partie calorifique, que
se trouvent les importantes vibrations; elles appartiennent à la
zone chimique ultra violette, à cette zone d'où procèdent les rayons
aptes à agir sur les plaques photographiques, à décharger les
corps électrisés négativement, à rendre des gaz bons conducteurs.
On connaît la *pathologie de la nuit*, la crise d'asthme, l'attaque de
goutte, certains accès attribuables à l'insuffisance des oxydations.
Nul n'ignore, en effet, que *dans l'obscurité* l'oxygène est consommé
en plus faible quantité, l'acide carbonique est exhalé en minime
proportion. Il n'est pas douteux qu'à l'état normal la *lumière*
exerce sur nos cellules une sorte d'*excitation*; par contre, elle
atténue ou *détruit* avec énergie des *bactéries* exposées à sa clarté.
Ajoutons qu'elle modifie les *humeurs*, qu'elle change leur toxicité.

Sans doute, cet agent intervient à titre d'élément de cure générale. Il n'en est pas moins vrai qu'il est permis de concevoir
la possibilité de *réaliser* à ses dépens, et de plus en plus aisément,
d'étroites localisations. Déjà, en actionnant la *rate* par des rayons
X, on a amélioré des *leucémies*. Or, avec Spiethoff, en usant de
l'éosine, de la fluorescéine, on facilite la *pénétration* de ces radiations de l'ultra-violet; partant, si on parvient à les introduire
dans tel ou tel viscère, on pourra traiter en quelque sorte localement les tares de chacun d'eux.

C. *Électricité.* — Il est également possible de faire agir sur
un espace restreint le *courant électrique*; mais, le plus souvent ce
courant n'intervient point par lui-même; il engendre de la *chaleur*
ou, par *électrolyse*, des corps quelque peu *antiseptiques*; il est

apte à provoquer une hyperémie de variable intensité, parfois génératrice d'une révulsion plus ou moins marquée. Dans l'amélioration de diverses affections circonscrites, telles que des *atrophies* musculaires, des *paralysies*, des *névralgies*, etc., son rôle est cependant indéniable. — L'avenir dira quelles relations existent, dans l'économie aussi bien qu'au dehors, entre ce fluide et d'autres radiations ou vibrations, qui, à vrai dire, intéressent surtout la thérapeutique générale.

CHAPITRE IV

THÉRAPEUTIQUES LOCALES
ET MODIFICATIONS RÉGIONALES DES TISSUS

A. *Révulsion*. — Qu'on la réalise par des agents physiques ou chimiques, par des ventouses, des sinapismes, de l'iode, etc., aussi bien que par des êtres vivants, la *révulsion* appartient aux thérapeutiques locales. Comme je l'ai prouvé, en usant de pointes de feu, il est possible de diriger, sur des régions déterminées, des microbes introduits par la circulation générale. Si on a coupé les poils du membre postérieur droit d'un lapin et couvert ce membre des pointes de feu, après injection intra-veineuse de 1 c. cube d'une culture du bacille pyocyanique, on constate que les tissus homologues de la patte gauche sont plus pauvres en germes. Toutefois, dans des conditions spéciales, *il ne faut pas dépasser la mesure*. Répétez, par exemple, cette inoculation intra-veineuse et appliquez ces mêmes pointes de feu à la région dorso-lombaire droite; vous reconnaîtrez qu'à ce niveau la paroi est plus riche en bacilles; vous avez réussi à exonérer le rein. Mais, si vous avez trop abondamment ou trop profondément distribué ces pointes de feu, les lois de Pflüger veulent que, par voie réflexe, la révulsion se fasse sentir jusqu'au tissu rénal. Dans ce parenchyme dont les capillaires sont dilatés, plus de sang passe avec plus de lenteur, par suite plus de bacilles circulent dans des conditions plus favorables à la greffe et, loin d'être pauvre en germes, ce viscère est relativement plus riche.

Du reste, spécialement au niveau du genou, il suffit de revêtir la peau de couches successives de teinture d'iode, pour reconnaître que, dans les divers plans superposés, on décèle une incontestable *leucocytose*. En outre, sous cette influence, *l'œdème* est fatal; partant aux *phagocytes* s'ajoutent les sérosités dont les attributs *germicides* ne sont plus contestés. Ainsi, tout en influençant les échanges, la pression, la température, etc., localement la révulsion met en jeu des facteurs variés et puissants, dont l'efficacité apparaît, quand on réalise des stases, des hyperémies passives ou même des lésions plus complexes telles que des abcès par fixation.

B. *La sclérose.* — En médecine, l'intervention des contraires n'est pas chose inouïe. Or, précisément, en matière de thérapeutique locale, à ces territoires d'œdème il est permis d'opposer des zones de sclérose. Nul n'ignore, en effet, que dans ces zones les réactions sont médiocres, les processus plutôt torpides, si bien qu'on a vacciné des animaux en inoculant certains virus à l'extrémité de la queue, extrémité avant tout constituée par du tissu fibreux. Impuissant à allumer un incendie dans un territoire aussi pauvre en éléments combustibles, en leucocytes, même en cellules fixes, en terminaisons nerveuses, en capillaires, etc., à ce niveau tel de ces virus se borne à provoquer une affection ébauchée qui, non sans avoir fréquemment déterminé un certain degré d'immunité, s'éteint sur place. D'un autre côté, en provoquant, comme l'a fait Lannelongue, autour d'un foyer morbide de nature, par exemple, tuberculeuse, on circonscrit ce foyer; on l'entoure, pour ainsi dire, d'une muraille difficile à franchir, surtout si le virus est très atténué, on le séquestre de l'ensemble de l'organisme. D'ailleurs, chacun sait que, chez les sujets âgés atteints d'arthritisme, de lenteur des échanges, etc., communément le mal évolue vers la sclérose. Or, c'est assez ordinairement, du moins dans des économies caractérisées par un tel métabolisme, le cas de la bacillose; dans ces conditions, elle donne parfois naissance à un processus fibreux et réalise la granulation sèche, le type de Bayle. D'aucuns considèrent cette forme comme une modalité curative; malheureusement, si cette sclérose supprime les suppurations, les fontes tissulaires, partant les accidents dus à la résorption d'une série de principes putrides, souvent elle ne réussit qu'à prolonger l'affection; elle n'opère pas une véritable guérison.

C. *Stases. Hyperémies. Œdèmes.* — Le plus souvent, pour agir sur des lésions circonscrites, sur des furoncles, des abcès, des arthrites, etc., on a recours à des modifications en quelque sorte plus humides, à des stases, à des hyperémies, à des œdèmes.

D'après Bier, les instruments nécessaires à l'application de l'hyperémie passive sont fort simples. Ils consistent, d'une part, en appareils de succion ou d'aspiration, tels que cloches en verre de dimensions variables, analogues à celles des ventouses, servant à obtenir le vide à l'aide d'une poire ou d'une seringue, d'autre part, ils comportent des bandes ou tubes de caoutchouc, utilisés pour pratiquer la ligature des membres. Lorsque le foyer inflammatoire ne présente pas encore de collection purulente, il est inutile de faire la moindre ouverture; quand, au contraire, la suppuration existe, il suffit de pratiquer de très petites incisions, souvent de simples piqûres: la méthode a un caractère conservateur. Ajoutons que dans les cas de furoncles avec bourbillon de tissus nécrosés, si c'est possible, il est bon d'extraire ce bourbillon. L'appareil est laissé en place pendant cinq minutes: la circulation doit être supprimée dans la partie traitée, puis durant un instant, on suspend l'application et l'on recommence la même manœuvre, dont en général la durée totale n'excède pas trois quarts d'heure. Les malades accusent de suite un grand soulagement. Pour un furoncle, par exemple, en général, au bout de six jours tout est terminé; utilisée dans 7 cas d'anthrax, la méthode a chaque fois réussi.

Lorsqu'on applique la ligature élastique au niveau de l'aisselle, afin d'éviter une escharre possible, il est bon d'intercaler, entre la peau et le tube, une garniture de feutre et d'envelopper ce lien d'une couche d'ouate.

Contrairement à ce qu'on pourrait craindre à priori, l'hyperémie passive ne favorise aucunement la nécrose que l'on observe souvent dans les cas de panaris. Cette méthode peut être également appliquée à certaines affections siégeant à la tête ou à la face, telles que mastoïdites, dacryocystites, etc. Bier l'a employée dans 18 cas de mastite; la durée moyenne de ces interventions a atteint trois semaines; dans le traitement de 120 furoncles, cette moyenne n'a pas dépassé huit jours; des inflammations de la région mastoïdienne et même du sac lacrymal ont paru justiciables de ce procédé.

<h1 style="text-align:center">CHAPITRE V</h1>

THÉRAPEUTIQUES LOCALES ET MODIFICATIONS LOCALES DES TOXINES
ET DES MICROBES SOUS L'INFLUENCE
D'UN CHANGEMENT ORGANIQUE OU D'UNE ANTITOXINE

A. *Destruction locale des toxines. Pratiques anciennes.* — Si on se donne la peine d'analyser certaines méthodes plus ou moins anciennes, on découvre des manières de faire analogues.

Bien souvent, en effet, par des pratiques locales on a jadis tenté de s'opposer à la pénétration de divers principes nuisibles. Or, au cours d'expériences poursuivies en vue d'étudier la diversité des résultats obtenus en variant les modes de pénétration des toxines, nous avons été amenés à voir combien, à quelques égards, étaient justifiées certaines de ces anciennes pratiques. C'est ainsi, par exemple, que depuis longtemps, dans le cas de piqûre ou de morsure venimeuses ou virulentes, on a conseillé de poser, au-dessus des points piqués ou mordus, des ligatures plus ou moins serrées. Or, dans ces conditions, nous avons reconnu que, si dans le tissu cellulaire sous-cutané des membres postérieurs on injecte de la toxine diphthérique, on constate, en plaçant au pli de l'aine, à l'instant même de cette injection, un lien élastique fortement tendu pendant trois ou cinq heures, une diminution de l'action nocive du virus, fréquemment assez marquée pour assurer la survie.

Il est clair qu'on est porté à incriminer tant un trouble circulatoire dû à la constriction, qu'une lenteur de pénétration du principe actif réduit à s'introduire peu à peu, en se glissant pour ainsi dire sous ce lien. Toutefois, des expériences de contrôle montrent que si, pour une part, cette survie est attribuable à de telles causes, néanmoins ces explications ne sauraient suffire. En effet, soit qu'on injecte cette toxine dans une patte dont on vient de lever la ligature installée 3 ou 5 heures auparavant, soit qu'on s'ingénie à faire durer cette injection ce même espace de temps, la diminution de la toxicité est loin d'être aussi prononcée que dans le cas où, immédiatement avant la pénétration du virus, on établit cette ligature qu'on maintient durant ce nombre d'heures. Il s'agit, en somme, de modifications imposées aux poisons morbifiques; suivant les organes et les tissus ces modifications se produisent avec des intensités variables, mais, en réalité, partout où il y a des cellules, surtout des leucocytes, elles se poursuivent plus ou moins énergiquement. Quand il s'agit de germes vivants, avec Hamburger, on doit tenir compte de l'action des humeurs bactéricides, de l'influence de l'acide carbonique, etc.

À notre suite, en réalisant quelques modifications, Behns a opéré sur l'oreille, région que nous avions tout d'abord abandonnée en raison du manque d'épaisseur du tissu cellulaire. D'ailleurs, nous avons nous-mêmes repris ces recherches en les faisant porter sur le pavillon auriculaire du lapin. Pour agir plus nettement, on doit, en premier lieu, fixer la dose de toxine diphthérique qui, injectée sous la peau des différentes régions aussi bien qu'au niveau de cette oreille, sans varier et sans occasionner ni nécrose, ni œdème, tue, en 3 ou 4 jours. Dans le but de séquestrer temporairement l'organe, on enfonce profondément dans ce pavillon un bouchon de liége portant une rainure circulaire tracée à la lime. Sur cette rainure sentie à travers la paroi on tend un drain élastique faisant deux ou trois circuits et on l'arrête à l'aide d'une pince à forcipressure. Grâce à ce drain, un poison foudroyant, tel que la strychnine, pendant deux heures et plus reste dans le segment isolé sans déterminer aucun symptôme : lâche-t-on la ligature, l'effet est immédiat. D'un autre côté, si la durée de la constriction n'excède pas ces deux heures, par elle-même cette ligature n'entraîne aucun trouble persistant de la circulation locale.

Dans ces conditions, au niveau de cette oreille séquestrée, on injecte une dose mortelle de toxine diphthérique, ¼, au plus ½ centimètre cube. A la suite de plusieurs essais on reconnaît que pour éviter, après la suppression du lien, tout effet général, il est nécessaire de le maintenir en place au moins deux heures. — Durant les jours qui suivent l'animal ne maigrit pas et, en dehors de quelques modifications régionales, n'offre aucun désordre nettement appréciable.

Dès le lendemain, l'oreille commence à enfler ; l'œdème peut devenir énorme ; puis, fréquemment l'organe revient à son état normal. A la vérité, ces phénomènes locaux varient avec les doses, les qualités des toxines et même avec les animaux utilisés. Tels bacilles engendrent des principes nécrosants à peine marqués dans les cultures de quelques autres. L'œdème est aussi variable, mais son liquide, difficile à recueillir, est peu toxique.

Sans déterminer d'accidents généraux on parvient à fixer, dans le tissu auriculaire, deux et parfois trois doses mortelles. Néanmoins, d'après Rehns, la répétition de ces injections, avec ligature, entraîne constamment les mêmes effets. On ne voit pas ordinairement se développer ces accroissements de résistance locale que j'ai signalés ; on ne constate pas davantage l'hypersensibilisation de l'organe qui réagit, une sorte d'anaphylaxie. Toutefois, il n'en est pas de même de l'ensemble de l'économie : à la suite de quatre opérations de ce genre, un lapin inoculé, après un intervalle de cinq à six semaines, supporta jusqu'à 25 doses mortelles introduites sous la peau en une seule injection.

Remarquons que ces expériences mettent en lumière quelques-unes des influences réactionnelles réciproques des actions locales et générales. C'est dans ce foyer limité que s'épuise la toxicité, la vertu morbifique du produit pathogène; c'est également dans ce petit territoire que s'élabore le principe d'immunisation; ce qui se passe dans cette zone est plein d'enseignements.

Certes, quand il s'agit d'éléments vivants, de microbes, on admet aisément que dans ce point, tant par les phagocytes que grâce aux propriétés germicides des humeurs, ces microbes sont anéantis. Mais, ici nous sommes en présence d'un principe soluble et dès lors on est autorisé à interpréter, à titre salutaire, tel effort, telle réaction plus ou moins restreinte aboutissant à une crise générale, par exemple, à l'accès de goutte. On voit ainsi que, parfois, le salut de l'économie, la restauration humorale, le retour à l'intégrité dépendent de processus cantonnés dans une sphère assez restreinte. A ce niveau, la matière peccante, dans l'espèce une toxine, est détruite, tout au moins modifiée, transformée; par surcroît, une substance utile, vaccinante, se développe. Il apparaît manifestement que, pour une telle besogne, ni le foie, ni la rate, ni la moelle osseuse ne sont indispensables; les cellules du tissu conjonctif, les éléments mobiles ou mobilisables suffisent à la peine, en particulier à la genèse de l'anticorps. Peut-être, dans le membre inférieur, la prédominance de ces éléments, relativement à ce qu'ils sont dans les diverses couches du pavillon auriculaire, contribue-t-elle à expliquer pourquoi, quand au cours de ces recherches on s'adresse à ce membre inférieur dont la constitution permet une plus vive réaction, l'expérience réussit mieux. Quoi qu'il en soit, une fois de plus se trouve justifiée la proposition avancée par moi il y a 18 ans: *la lésion locale vaccine*.

B. *Action curatrice locale de l'énervation.* Peut-être, à certains égards, convient-il de rapprocher des faits que nous venons d'invoquer tel procédé de thérapeutique locale consistant à sectionner le nerf d'une région déterminée.

On sait que les virus tétanique et rabique cheminent en suivant les cordons nerveux. Or, avant la complète démonstration de cette donnée, des chirurgiens tels que Gayet, Létiévant, etc., ont songé à couper ceux de ces cordons qui se trouvaient en rapport avec la zone contaminée, pratique dangereuse ne pouvant être utilisée que pour de maigres filets, dans des cas très spéciaux. Nul, en effet, n'ignore que, dans un territoire privé d'influx nerveux, nombre de modifications surviennent; des troubles trophiques ou circulatoires se développent, on voit, en particulier, apparaître un œdème plus ou moins accentué.

Nous inspirant de ces notions, nous avons injecté dans la sphère du sciatique droit de deux lapins, l'un normal, l'autre ayant subi la résection des nerfs de ce côté droit, une même quantité, 1 centimètre ½, de la même toxine tétanique. Dans ces conditions, habituellement trois jours après, chez le sujet sain, les contractures tétaniques de cette patte inoculée sont en plein développement et les accidents se généralisent; chez l'autre lapin, tantôt la maladie ne semble pas vouloir évoluer, tantôt cette évolution est très retardée.

C. *Action locale d'une antitoxine.* Dans d'autres circonstances, on fait agir une antitoxine localement, sur un seul appareil. Des lois plus ou moins analogues règlent, au sein de l'organisme, la distribution des substances toxiques ou inoffensives. Selon l'organe touché et ses réactions anatomo-pathologiques ou fonctionnelles plus ou moins nettes, à divers degrés l'observateur est renseigné sur cette distribution. Si même il s'agit de matières colorantes ou facilement colorables, ces renseignements sont rapides et complets; l'œil perçoit immédiatement la répartition de ces matières dans les tissus; on sait, entre les mains d'Ehrlich, quels précieux résultats a donnés cette méthode. Quant aux toxines, leur localisation s'explique également par de variables affinités, dont la raison chimique, comme tendent à l'établir les travaux de Preston Kyes sur la lécithine et les venins, ne nous échappe pas totalement. Il advient même que cette affinité se révèle à ce point élective que, parfois, un seul ordre de tissu est touché.

Assurément, en général la toxine diphthérique atteint toutes sortes de cellules. Injectée dans le tissu cellulaire sous-cutané du cobaye, elle détermine inflammation et nécrose. Sous la peau du lapin et dans ces conditions, elle agit un peu différemment; néanmoins, nous avons vu que, par un artifice, on l'oblige à se fixer dans ce derme, à épuiser là sa nocivité.

Pour le tétanos et le système nerveux, il en est autrement; l'affinité spéciale à l'égard de ce névraxe est telle qu'à l'exclusion de tout autre cet appareil est impressionné. Aussi, une intervention limitée à la partie intéressée est-elle susceptible d'influencer l'évolution du virus.

Quand le mal succède à une plaie des extrémités, avec Morax, Marie, avec Ullmann, Meyer, etc., nous savons que des notions solidement établies autorisent à admettre que le principe nuisible se propage de la périphérie au centre, en partie du moins, par la voie des troncs nerveux. Dès lors, il paraît possible d'arrêter en quelque sorte le passage du virus en pratiquant sur les dits troncs nerveux des injections d'antitoxine; Küster relate un fait qui plaide en faveur de ce moyen de traitement.

Un homme de trente-sept ans, employé dans un laboratoire bactériologique, se blessa avec un flacon contenant une culture de tétanos qui se répandit sur la plaie; on fit immédiatement, au voisinage de cette plaie, une injection sous-cutanée d'antitoxine. Durant six jours, il ne se produisit aucune manifestation morbide; mais, le septième, survinrent de la rigidité et de la contracture des muscles du bras; une nouvelle injection fut pratiquée. Les symptômes continuant à augmenter d'intensité Küster, à l'aide d'une incision dans la région axillaire, isola des nerfs du plexus brachial et introduisit de l'antitoxine tétanique dans les troncs nerveux; puis, au moyen d'une deuxième incision faite dans la zone sus-claviculaire, il traita, de la même manière, divers autres troncs du plexus cervical.

Dès le lendemain matin, la contracture avait sensiblement diminué; à onze heures elle avait complètement disparu. Il est vrai qu'à la suite de cette intervention des douleurs probablement provoquées par une myosite, ainsi qu'un léger œdème, persistèrent pendant plusieurs mois. Toutefois, les réactions musculaires aux courants électriques se montrèrent entièrement normales.

D. *Localisation des microbes et thérapeutiques locales.* Il importe de ne pas oublier que, si les produits solubles se localisent, à fortiori et fréquemment pour les éléments figurés vivants, cette localisation existe. Nul n'ignore, en particulier, que le bacille de Löffler séjourne communément dans le pharynx, que le streptocoque fonctionne dans l'utérus. Sur les muqueuses, dans certaines cavités, grâce à des interventions limitées, on peut les atteindre.

On sait aussi que, dans les plaies, les virus rabique ou tétanique sont susceptibles de séjourner durant des semaines; pour une part les longues incubations sont en rapport avec ces états latents.

CHAPITRE VI

THÉRAPEUTIQUES LOCALES ET PROPRIÉTÉS DES PRODUITS UTILISÉS

A. *Avantages des corps insolubles pour les thérapeutiques locales.* — Pour agir sur des surfaces ou dans certains foyers, dans des articulations, des abcès, des collections séreuses, etc., la vraie thérapeutique locale exige des corps assurément antiseptiques mais aussi insolubles. Tout principe soluble a tendance à diffuser, partant à quitter le point où il doit agir. Faites ingérer du sublimé; il abandonnera le tube digestif, quitte à y revenir par voie d'élimination au niveau du cæcum; par contre, des substances pratiquement insolubles, telles que le naphtol, chemineront d'un bout à l'autre, toucheront à tous les étages et par surcroît n'iront pas dans les viscères où elles n'ont que faire, si ce n'est le plus communément du mal.

Si d'autres considérations n'intervenaient pas, c'est à l'aide de corps insolubles que devraient se poursuivre les thérapeutiques locales. Heureusement, l'expérimentation va nous apprendre que des composés solubles en s'incorporant, en se soudant aux cellules, tendent à ne pas quitter la zone malade.

B. *Antiseptiques et aseptiques locaux.* — Ajoutons que parfois, en particulier quand l'infection est minime ou les tissus peu vivaces, un principe aseptique est préférable. Par exemple, au niveau d'un ulcère variqueux, fréquemment l'antiseptique nuit aux cellules et retarde la cicatrisation.

On ne doit jamais perdre de vue cette action du produit utilisé sur les éléments anatomiques. A cet égard, je ne sais rien de plus instructif que l'histoire de la stomatite mercurielle. En s'éliminant par les glandules de la muqueuse buccale, le mercure met à mal cette membrane, si bien qu'en dépit de cet antiseptique fameux, les microbes buccaux ont beau jeu. Les gencives sont imprégnées de ce corps, néanmoins, les parasites évoluent et confèrent à l'affection sa gravité jusqu'au moment où une thérapeutique locale intervient.

CHAPÎTRE VII

THÉRAPEUTIQUE LOCALE PROPREMENT DITE

A. *La vraie thérapeutique locale; le médicament uniquement introduit dans la zone malade. Procédés.* — Ce qu'avant tout recherche la thérapeutique locale c'est de faire pénétrer le médicament exclusivement dans le territoire morbide; c'est là le but poursuivi par le professeur Bouchard; nous lui empruntons une observation très démonstrative.

Obs. — Un homme affecté de rhumatisme partiel du genou, avec tendance à la chronicité, était retenu au lit depuis deux mois; en six semaines il n'avait en aucune façon bénéficié d'un traitement soit local, soit général; 20 centigrammes de salicylate injectés en une seule séance, lui ont permis de se lever le jour même et le lendemain il était guéri.

Dans une série de polyarthrites aiguës, fébriles ou apyrétiques, 5, 10, 20 centigrammes de ce médicament ont supprimé rougeur, douleur, épanchement, impotence. Conformément à ce qui se passe habituellement, l'effet favorable n'a porté que sur la jointure traitée; les autres ne sont nullement modifiées; elles ignorent ce qui s'est fait à côté d'elles. Il se peut même que de nouvelles arthrites se produisent; elles n'influencent pas celle qui guérit, de même qu'elles ne sont pas influencées par elle. On améliore au choix une des articulations; les autres restent malades ou peuvent le devenir. Il apparaît ainsi manifestement que cette action demeure localisée aux tissus baignés par les particules de la solution salicylée, particules qui, d'après nos propres expériences, se fixent sur les éléments anatomiques, se soudent, s'incorporent à ces éléments.

Faite dans l'eau distillée à 3 pour °/₀, par ce titre cette solution se trouve isotonique relativement au sang. L'injection est pratiquée en pleine cavité synoviale, procédé facile pour la plupart des grandes articulations, surtout quand, condition fréquemment réalisée, elles renferment déjà une certaine quantité de liquide capable de mettre en saillie les parties accessibles. Lorsque l'épanchement est trop abondant, avant de réaliser cette injection, on évacue une proportion donnée du contenu. Pour les jointures difficilement abordables, comme celles de la hanche, des vertèbres, on se contente parfois de déposer le médicament dans le voisinage. Suivant l'intensité de la fluxion, l'importance de l'article, etc., on varie le volume introduit, en général 3 à 5 centimètres cubes.

B. *Avantages et inconvénients de la méthode. — Observations.* Ces injections sont fréquemment suivies d'une augmentation momentanée de la douleur, provoquée par la tension de la capsule, la susceptibilité individuelle, la rapidité de la pénétration du médicament. Mais promptement cette douleur s'atténue et, dans les cas moyens, disparaît pour ne plus revenir; l'épanchement se résorbe d'autant plus vite qu'il est plus récent; quelquefois en 24 heures on voit s'achever cette résorption. Dans les formes très aiguës, pour amener une complète résolution, une seule intervention ne suffit pas; il est habituellement nécessaire, quelques jours plus tard, d'en pratiquer une seconde. La fièvre et les autres symptômes généraux continuent à évoluer ; ils sont surtout marqués, quand en même temps existe une détermination viscérale.

Santini a observé une trentaine de sujets soumis avec succès à cette méthode. Cependant deux fois il a noté un échec, attribuable chez un malade à la nature tuberculeuse probable de l'affection.

La thérapeutique locale de la polyarthrite infectieuse aiguë a donc comme principales qualités la célérité de son action et la netteté de la sédation. Il convient d'ajouter l'avantage d'épargner le tube digestif et de n'introduire que de minimes doses. Quand, en effet, on administre 6 gr. de salicylate de soude à un individu de 60 kilog., 1000 de l'économie reçoivent 0,10 et les 50 ou 100 composant l'article altéré tout au plus 0,01. Cette proportion est très faible ; toutefois, il s'agit là d'un principe spécifique ; de plus, il ne faut pas oublier que, pour être utile, un antiseptique ne doit pas forcément tuer le parasite ; il suffit d'actionner sa pullulation, son fonctionnement, ses sécrétions morbifiques.

Malgré tout, il est juste de reconnaître le caractère douloureux de certaines réactions. Aussi les indications de cette méthode se bornent-elles aux malades atteints de tares rénales ou gastriques, d'accidents salicyliques, comme aussi d'intolérance hydrargyrique, car la syphilis bénéficie de ce procédé.

Obs. — Un homme atteint de gomme ulcérée du flanc avait été soumis à une cure par les deux médicaments isolés, autrement dit par l'iodure et le mercure, puis associés ; en particulier, on avait utilisé les sels mercuriels injectés loin de la lésion. Le traitement général se montrant inefficace, au pourtour de cette lésion on pratiqua des injections d'iodure de potassium de 1, de 2 centimètres cubes, introduisant de 3 à 6 centigrammes. A la suite de 7 interventions, la tumeur était affaissée et cicatrisée.

Obs. — Dans des conditions analogues, après suppression de ce traitement général demeuré sans effet, on vit une autre gomme se résorber grâce à la pénétration de 0,06 de KI.

Chez un malade souffrant d'une névrite, qui, relevant de cet agent vénérien, s'accompagnait d'ulcération trophique, cette même méthode fit disparaître des signes de cette névrite et provoqua la cicatrisation de cette ulcération.

Obs. — Une femme atteinte de syphilis grave précoce présentait sur diverses parties du corps des condylomes profondément ulcérés. Elle fut soumise à la cure d'ensemble par les deux médicaments, administrés par les diverses voies d'introduction. Au bout d'un mois, il y avait intolérance absolue; l'estomac ne supportait plus les principes iodurés; les injections de benzoate, puis de cyanure de mercure provoquaient des nodosités du volume d'une noix. Bref, aucune amélioration ne s'étant produite, on supprima cette cure d'ensemble qui se montrait ainsi inefficace et nuisible.

Sur quelques tumeurs à doses minimes, on fit des injections d'iodure de potassium et de biiodure de mercure; en trois jours, à la suite d'injections faites à sa base, un condylome céda. Toutefois, pendant ce temps, d'autres productions semblables ont paru indifférentes à cette thérapeutique locale et ont évolué; parallèlement, la faiblesse s'est accentuée; la chute des cheveux a reparu.

Le résultat de l'intervention dit ici ce qu'elle engendre; elle guérit ce qu'un traitement général n'a pas guéri, mais elle est sans action sur les tissus éloignés; elle n'empêche pas la progression des lésions limitées qui ne sont pas traitées, ni le retentissement sur tout l'organisme de la maladie abandonnée à elle-même.

CHAPITRE VIII

EXPÉRIENCES ÉTABLISSANT LA DESTINÉE DES MÉDICAMENTS UTILISÉS DANS LA THÉRAPEUTIQUE LOCALE

A. *Destinée locale des médicaments employés. Expériences.* — Le médicament dont on se sert semble s'épuiser dans la sphère malade; aucune parcelle ne paraît aller au-delà. Ce résultat tient à ce que la substance chimique utilisée se greffe sur les éléments anatomiques, se soude, s'incorpore à ces éléments; ce phénomène explique, en outre, la durée de l'action. Dans ces conditions, cette substance se comporte en quelque sorte à la façon d'un produit insoluble; or, on sait les avantages de ces produits. De nombreuses expériences nous ont permis d'établir la réalité de ces incorporations tout au moins de ces juxtapositions cellulaires.

C'est ainsi que l'addition de la papaïne à des cultures du bacille subtil permet de fixer cette diastase sur les corps microbiens. Cette fixation est tellement intime qu'assez vite les eaux de lavage des produits de ces cultures retenus sur un filtre cessent d'entraîner toute parcelle diastasique, alors que ces corps microbiens continuent à fournir les réactions caractéristiques de cette diastase.

S'inspirant de ces données, et suivant toujours la même technique, à des lapins d'un premier groupe on inocule, par animal, 3 c. cub. dans les veines et 4 c. cub. sous la peau d'une culture de bacilles subtils rendus, en dehors de toute intervention de la papaïne, légèrement virulents ; à des animaux d'un deuxième groupe on injecte ce même germe provenant d'une culture additionnée de 5 pour 100 de papaïne ; des sujets d'un troisième groupe reçoivent simplement de semblables proportions de cette diastase.

En général, ce sont les lapins infectés par le bacille subtil seul qui, tout d'abord, maigrissent le plus ; puis, dans les conditions de virulence et de toxicité où nous nous sommes placés, souvent ces lapins du premier groupe ne tendent pas à se remettre, alors que ceux du second imprégnés par la culture papaïnée, continuent à dépérir et succombent. Quant aux animaux soumis à l'exclusive influence de la papaïne, ils offrent des accidents à peine appréciables. La culture et la coloration des coupes montrent que les organes des lapins contaminés par les agents chargés de principe diastasique sont ceux qui contiennent le plus de bacilles ; ce sont aussi ces organes qui, comparés après une égale survie, à ceux des autres sujets, sont les plus altérés.

Comme chez les animaux soumis à l'action des microbes dépourvus de papaïne, dans les viscères de ces lapins du deuxième groupe, on observe des ébauches d'hyperémie inflammatoire péri-vasculaire ; en outre, uniquement chez ces lapins infectés par des bactéries papaïnées, en particulier dans le foie, à la périphérie des lobules, on décèle des zones assez nettement délimitées, dont les cellules, incapables de retenir les matières colorantes, semblent avoir subi, grâce à la papaïne fatalement mise en liberté par suite de la désagrégation des bacilles, une sorte de digestion.

Impuissants à sécréter des toxines suffisantes pour agir manifestement à distance, ces bacilles interviennent à l'aide de ces poisons adhérents ; autant naissent de colonies microbiennes, autant se développent de foyers pathologiques. Une foule de processus locaux constituent la maladie générale. Cette maladie générale est pour ainsi dire formée par une série d'affections limitées.

On sait que les produits solubles bactériens sont modifiés par des diastases. Avec Lefèvre j'ai établi le fait pour la toxine

diphthérique et la pepsine. Nencki, Sieber, Schoumow, Simanovsky
ont repris et étendu ces études; ils ont vu que la pancréatine est
encore plus active. Mais, entre une toxine et une bactérie la
diastase ne fait pas une énorme différence; les deux constituent
des principes avant tout protéiques, l'un figuré, plus condensé
que l'autre; elle les attaque, les modifie et pour la cellule vivante
l'atténue; c'est cette atténuation qui a fait que, tout d'abord,
l'activité des germes de notre culture additionnée de papaïne a
paru plus faible. En second lieu, ces expériences prouvent que,
incorporée à des cellules, cette papaïne au moins en partie échappe
aux actions anti diastasiques connues de la circulation sanguine,
actions qui, par contre, ont dû affaiblir les attributs de cette
diastase introduite isolément. En troisième lieu, ces recherches
mettent en lumière une des modalités possibles de l'éducation
pathogène des infiniment petits. Ces parasites peuvent voir se
greffer sur eux des principes analogues à ceux que produisent,
par exemple, dans une caverne pulmonaire, un intestin dilaté, un
utérus renfermant des débris placentaires, etc., des processus
putrides ou fermentatifs; à partir de ce moment ils possèdent des
toxines, des substances morbifiques.

À coup sûr, bien d'autres mécanismes sont susceptibles de
présider à ces transformations microbiennes; le passage dans des
êtres organisés spéciaux, la pullulation in vitro dans des milieux
additionnés de certaines matières, la sélection par des cultures
réunies de germes d'inégale résistance, etc., une série de procédés
se révèlent aptes à engendrer ces métamorphoses.

B. *Reviviscence des diastases. Leur activité.* Ces infiniment
petits, jusque là saprophytes, sont aptes à devenir nuisibles. Dans
le cas particulier, cette transformation est d'autant plus manifeste
que, soit à cause de la nature vivante ou de la grande divisibilité
des supports de l'élément diastasique fixé, soit pour d'autres motifs, à considérer nos expériences, l'élément qui intervient ici pour
opérer ces changements fait preuve d'une singulière activité.

On dépose la même quantité de papaïne dans deux ballons
A et a renfermant une égale quantité de bouillon. Au bout de trois
jours, on sème 4 gouttes du contenu de A dans B et 4 gouttes du
liquide de a dans b. Puis, de 3 en 3 jours, on continue ces ense-
mencements de B dans C, de C dans D, de D dans E et parallèlement de b dans c, de c dans d, de d dans e; toutefois la série A,
B, C, D, E est maintenue à 38 et la série a, b, c, d, e, à 0. Or, si sur
des poids égaux de fibrine, on fait agir des volumes identiques

puisés dans E et dans e, le premier plus actif semble contenir plus de papaïne. — Sans doute, les objections apparaissent. On peut dire que, tout en croyant transporter de ballon en ballon d'égales doses, en raison des adhérences aux bacilles, dans la série à cultures à 38 on a manié de plus fortes proportions. On est aussi en droit de remarquer que peut-être, au contact de ce corps, ces bacilles se sont éduqués et ont fabriqué cette papaïne: l'aliment fait le ferment et dans l'espèce l'aliment est lui-même un ferment, etc. Quoi qu'il en soit, l'importance de ce débat, qui ne touche à rien moins qu'à la reproduction de la matière (il est vrai, dans ce cas, d'une matière dite demi vivante), exige de nouvelles recherches.

C. *Localisations tissulaires ou cellulaires de différentes substances chimiques. Soudures. Variétés de ces substances.* — Plusieurs séries d'expériences nous permettent, d'ailleurs, d'étendre la portée de ces remarques relatives à la soudure des corps solubles.

Quand, dans des cultures de divers microbes, tels que le bacille pyocyanique, on ajoute de la papaïne ou d'autres composés, tant alcaloïdiques (sulfate de strychnine) que minéraux (arséniate de soude), on obtient également de solides fixations de ces corps, fixations influencées par l'état des bactéries utilisées; d'autre part, les inoculations de ces germes pourvus de principes chimiques soudés déterminent des lésions qui varient suivant les substances adhérentes à ces germes. Dans ces conditions, le mécanisme de la maladie infectieuse se prête à l'analyse; les procédés en jeu permettent de faire intervenir tantôt les microbes seuls ou ces microbes porteurs de toxines diastasiques, tantôt ces agents munis d'éléments de l'ordre des alcaloïdes et même des matières minérales, tantôt enfin des bacilles sur lesquels on a superposé plusieurs de ces composés; par suite, il est possible de préciser le rôle de chacun de ces produits figurés ou solubles, produits variés qui, habituellement, constituent les complexes mélanges de la plupart des cultures. Or, nos analyses établissent que si, au point de vue de la genèse des altérations, conséquences des processus infectieux, les diastases tiennent le premier rang, fréquemment les bactéries se servent aussi de composés nuisibles de différentes natures.

Au demeurant, de nouvelles recherches nous conduisent à penser que, par leur fréquence, leur rapidité, etc., ces fixations tissulaires d'une foule de substances chimiques intéressent la physiologie générale, normale et pathologique.

C'est ainsi que des travaux poursuivis avec MM. Le Play et Moussu tendent à prouver que la prompte disparition d'une toxine déposée dans le sang tient, au moins partiellement, à ce que de suite elle adhère aux éléments internes de la paroi vasculaire. C'est également à la faveur de ce mécanisme que le placenta apparaît comme un important régulateur préposé, chez le fœtus, à la juste et souvent progressive répartition de matériaux utiles ou à l'arrêt de composés nocifs, arrêt facilitant des métamorphoses ultérieures aussi bien que des cessions fragmentées.

Ce placenta renferme des ferments, les uns empruntés pour la plupart au sang, les autres propres à son tissu. Mais, exogènes ou personnels, pratiquement les résultats sont analogues. Grâce à la nature spongieuse, lacunaire, à la lenteur des circulations, aux greffes, aux sortes de soudures tissulaires, nombre de produits, traversant ce délivre, séjournent assez longtemps, partant sont exposés à subir l'action de ces ferments qui perfectionnent, achèvent certaines métamorphoses.

Ajoutons que, sous de multiples influences, telles que les oscillations des valeurs de l'isotonie, de la pression osmotique, etc., et sans admettre des dislocations cellulaires, les principes fixés peuvent abandonner les cellules et, devenus libres, engendrer des phénomènes dépendant de leurs attributs.

Ainsi, grâce à ces sortes d'alternatives de soudure ou de disjonction et suivant les conditions, divers produits tantôt deviennent intra ou du moins juxta-cellulaires et, par suite, latents, inaptes à manifester leurs propriétés; tantôt ils passent à l'état soluble, état comportant la mise en jeu de ces mêmes propriétés: la portée physiologique de pareilles données ne saurait échapper à personne.

CHAPITRE IX

LOCALISATION DES SUBSTANCES CHIMIQUES PRIMITIVEMENT RÉPANDUES DANS TOUT L'ORGANISME

A. *Accumulations, dans les zones lésées, d'un principe introduit par le tube digestif.* — L'expérimentation nous a donc permis d'établir que des substances chimiques adhèrent à des tissus, à des cellules, se cantonnent dans des territoires circonscrits. Or, c'est également l'expérimentation qui nous permet d'établir que ces localisations ne se réalisent pas uniquement quand on dépose directement le produit, médicamenteux ou autre, dans la zone malade; ces accumulations, ces fixations dans le territoire morbide ont aussi lieu lorsqu'on administre ce produit par le tube digestif: généralisé, il se localise.

Expérience (1) *a*. — Un lapin pesant 1490 gr. dont on a sectionné le sciatique gauche, reçoit quotidiennement, sous la peau, 1 c. c. d'une solution d'acétate de plomb à $^1/_{60}$: il succombe le septième jour.

L'autopsie décèle une péritonite caractérisée par des néo-membranes tapissant à droite le feuillet pariétal, le centre phrénique et l'épiploon. Ces néo-membranes sont blanchâtres; elles présentent un aspect brillant, réfringent, métallique; elles contiennent des coli-bacilles.

Durant 24 heures, on plonge la séreuse abdominale en totalité dans un bain d'eau, acidulée par l'acide chlorhydrique, puis on fait agir un courant d'hydrogène sulfuré. On obtient une teinte noire foncée au niveau des parties malades; les régions saines demeurent incolores. Après un traitement identique, la plaie du sciatique, qui suppure légèrement, offre cette même teinte, tandis que la zone voisine, indemne d'inflammation, ne change pas sensiblement d'aspect.

Expérience b. — Pendant onze jours, à l'aide de cette solution d'acétate de plomb, on intoxique par la voie gastrique un lapin auquel on a inoculé la tuberculose; l'animal reçoit par jour 2 c. c.

La nécropsie révèle que les granulations bacillaires, d'ailleurs nombreuses, sont inégalement distribuées; en un point donné, elles sont très confluentes et dans ce point la plèvre est épaissie.

On soumet ces pièces à la précédente technique et on voit la teinte noire se développer autour de ces granulations et même révéler çà et là des nodules peu visibles à l'œil nu. — Les fragments privés de tubercules se foncent à peine.

Expérience c. — Chez un lapin porteur d'une arthropathie considérable du genou droit, provoquée par l'injection intrasynoviale d'une culture pyocyanique, on réalise ce même empoisonnement plombique: l'animal meurt au bout de neuf jours. Traités par la solution acidulée, puis par l'hydrogène sulfuré, les tissus articulaires deviennent noirs.

Sur des parcelles de ces tissus malades, on a contrôlé ces réactions, en précipitant le plomb à l'état de chromate ou en le colorant à l'état d'iodure.

---

(1) Recherches faites avec M. Carnot.

A la rigueur on aurait pu objecter que cette teinte foncée était due à l'action de l'hydrogène sulfuré, qui, en milieu alcalin, agit sur certains éléments sanguins. Déjà, les précautions prises pour acidifier ces tissus suffisaient pour rejeter cette objection ; ces nouvelles réactions la rendent absolument inadmissible. Reconnaissons néanmoins que la survie beaucoup trop courte des animaux n'a pas permis au plomb de s'accumuler en assez grande quantité pour enregistrer, en dosant, des poids suffisamment différents.

L'examen histologique des coupes des tissus altérés porte à penser que le plomb arrive dans les régions lésées, au moins en partie, à l'état soluble et non exclusivement, comme le feraient supposer des faits connus, sous forme de granulations transportées par les cellules mobiles. Du reste, un amas de leucocytes, constaté au voisinage de l'articulation enflammée sous l'influence des réactions mises en jeu, n'a subi qu'une médiocre coloration.

Il serait aisé de risquer des hypothèses pour savoir pourquoi ces corps se fixent de préférence dans les zones détériorées. Sans parler des néoformations vasculaires qui fatalement accompagnent les processus inflammatoires, bornons-nous, pour le moment, à remarquer que, dans ces zones, plus de sang passe avec moins de rapidité dans des capillaires à parois plus minces. Invoquons aussi l'œdème habituellement observé ; il tend à indiquer et le développement et la lenteur de la circulation de la lymphe. Cette circulation lymphatique se fait dans des espaces lacunaires. Chez les animaux le plus souvent utilisés dans les laboratoires, les canaux de cette lymphe sont trop minuscules pour qu'on puisse mesurer directement l'écoulement de ce liquide. Nous avons tenté de tourner la difficulté.

Expérience d. — En respectant la veine fémorale, on pratique une égale constriction à la racine des membres inférieurs d'un lapin porteur d'une arthropathie infectieuse du genou droit et intoxiqué par l'acétate de plomb. Malgré la section des nerfs, l'œdème qui des deux côtés se produit est à la vérité assez minime.

Après un temps identique nous avons recueilli la sérosité épanchée par des pressions répétées sur les tissus incisés ; le côté malade a fourni 1 c. c. ⅔ de plus que le côté sain ; le poids du membre droit dépassait seulement de 1 gr. 10 celui du gauche ; à vrai dire ses muscles étaient atrophiés.

En somme, le dépôt de la substance ingérée est attribuable au mécanisme physico-chimique que nous avons rappelé plus

de sang passe plus lentement dans des capillaires ou des néo-vais-
seaux encore dépourvus de fibres contractiles, canalicules nombreux en raison de l'inflammation, plus larges en vertu de l'hyperémie ou mieux de leur facile dilatation, etc. On ne saurait invoquer ces défenses de l'organisme, trop souvent citées même par
nous. C'est, d'ailleurs, là un langage qui dégage une sorte de par-
fum spiritualiste.

Quoi qu'il en soit, suivant nos expériences, les lésions locales
préalables, du moins dans les conditions indiquées, paraissent capables d'influencer la répartition des substances toxiques introduites dans l'organisme.

B. *Explications qui dérivent de ces expériences.* — Cette
donnée constitue plus qu'une curiosité. Elle fait entrevoir le rôle
des altérations, traumatiques ou autres, dans la genèse des accès
de certaines maladies dites de nutrition; elle aide à comprendre
comment, par exemple, un choc sur une articulation va provoquer en ce point le dépôt des urates, ou, du moins, va faire partie
des causes multiples, dont la mise en jeu aboutit à ce dépôt. Cette
donnée explique, en outre, pourquoi, au cours d'un empoisonnement général, les tissus antérieurement en souffrance, les lieux de
faible résistance sont les plus touchés, elle permet également de
saisir, par une sorte d'analogie, l'action de la tuberculine ou de
la malléine au niveau des granulations dues au bacille de Koch
ou à celui de la morve; elle autorise, enfin, à prévoir la fixation,
l'accumulation des sels de bismuth sur les ulcérations d'un intestin atteint d'entérite, etc.

En définitive, cette notion soulève quelques coins du voile
qui recouvre les mécanismes d'une série de processus, soit en
pathologie toxique, soit en thérapeutique, soit, en somme, en
matière de distribution d'une foule de produits agissant à titre
d'agents physiologiques, à titre de poisons ou de médicaments.
En tout cas, nous voyons qu'administrés par une voie générale,
des substances chimiques tendent à se localiser au niveau des
zones malades.

C. *Abcès dits de fixation.* — Au point de vue de la thérapeutique locale, il est possible de rapprocher de quelques-uns
des faits que nous venons de relater l'histoire des abcès par fixation.

Ces abcès ont, en effet, la prétention d'appeler en un point
déterminé, de cantonner des microbes pathogènes, dans le but de
les user au cours d'une lutte poursuivie au sein d'un tissu de

médiocre importance physiologique: une maladie générale doit se réduire à une lésion locale. Toutefois, les germes ne sont pas seuls à pouvoir répondre à ces appels; des corps chimiques, par exemple, l'arsenic, injectés sous la peau ou mieux ingérés se rendent à ces localisations, véritables exutoires pour des principes figurés ou solubles. Tout en faisant apparaître des œdèmes bactéricides, des exsudats antitoxiques ou d'actives phagocytoses, etc., une foule d'agents, les cautères, les vésicatoires, etc., interviennent aussi en déterminant de semblables dérivations, en s'efforçant de transformer un processus diffus en une manifestation plus ou moins restreinte, cantonnée.

Il serait, du reste, aisé de développer longuement ces considérations, car dans une série de circonstances, au cours de diverses cures, il n'est pas rare de constater qu'une part plus ou moins évidente appartient à la thérapeutique locale. Mais nous n'avons aucun goût pour des revues d'ensemble qu'on risque de faire indigestes; suivant les renseignements dont il a besoin, chacun doit procéder à sa façon. Dans ce domaine nous nous bornons à éclairer certains points, à les expliquer, à apporter des expériences capables de nous introduire plus avant dans le mécanisme des phénomènes enregistrés; en somme, nous ne nous attardons que dans le cas où il nous est possible d'exposer des recherches personnelles.

CHAPITRE X

RÉSUMÉ

En terminant, rappelons que les thérapeutiques locales sont surtout celles de la chirurgie, qui tantôt supprime ou modifie les causes, tantôt se borne à imiter, à aider la nature. Propre à préserver le médicament de dilution, de détérioration, capable aussi de protéger les *tissus sains*, cette *thérapeutique locale* paraît jouir de tels avantages que de plus en plus la *médecine* tend à se l'approprier et l'applique à la cure de *certaines affections* de l'estomac, de l'*intestin*, du *foie*, de la *rate*, des *reins*, des *séreuses*, etc. Ces tendances ne sont, du reste, pas indemnes *d'exagération* et on oublie par trop *la physiologie*. Ajoutons que les *connexions* tissulaires, vasculaires et plus encore nerveuses font que la *localisation absolue* des interventions, des moyens, des éléments en œuvre, est rare et difficile.

Les procédés sont variés. On peut expulser ou *détruire un parasite*, recourir à des *agents physiques*, au *massage*, à la *compression* ou au *froid*, à la *chaleur*. Une légère hyperthermie active la vitalité de nos tissus susceptibles, d'ailleurs, de supporter des élévations atteignant 48, 50 et davantage, alors que déjà à 42 la bactéridie devient vaccin. Il est possible de restreindre, de *cantonner* l'action de ces *températures* comme aussi celle de la *lumière*, dont les *radiations modifient* les *êtres vivants* et les *corps inorganiques*, influencent nos organes et nos plasmas, atténuent nombre de microbes et exaltent le fonctionnement de nos cellules. Les résultats obtenus, grâce aux *rayons X*, dans le traitement des *tumeurs*, des *anémies*, des *splénopathies*, etc., sont pleins de promesses; il en est de même des émanations du *radium*. — *L'électricité* agit sur des atrophies, sur des paralysies et, en dehors de son action directe, engendre de la chaleur ou des principes chimiques.

La *révulsion* dirige les microbes dans une zone choisie à l'avance, ordinairement de dignité physiologique inférieure. Les *stases*, les *œdèmes*, les *hyperémies* circonscrites interviennent utilement par les humeurs microbicides, l'acide carbonique, les cellules, etc.

Expérimentalement nous avons montré que *localement*, dans un *territoire nettement limité* au niveau duquel on détermine ces modifications, on peut obtenir la *destruction d'une toxine*. Dans cette zone, grâce aux leucocytes, aux phagocytes, grâce aux sérosités plus ou moins riches en *alexine* et parfois sans doute en d'autres principes antitoxiques ou bactéricides, cette *toxine* et même des *agents pathogènes* sont atténués et rendus impuissants. *Ces expériences dépassent la portée du problème de la thérapeutique locale*; elles jettent un jour singulier sur l'aptitude de l'organisme à lutter contre des éléments morbifiques, sur le mécanisme de cette lutte; elles prouvent qu'au sein des *tissus* les plus simples, *les moins différenciés*, sans le concours de la rate, du foie, de la moelle osseuse, des séreuses, etc., cet organisme parvient à se libérer. Ainsi apparaît à titre de réalité et non de pure vue de l'esprit, la possibilité de ces cures locales, dans les sphères auxquelles, à l'exclusion des viscères, des parenchymes importants à la physiologie, s'adressent les thérapeutiques que nous envisageons.

La notion de la fréquence du *séjour des microbes pathogènes* dans des *points faciles à atteindre*, tels que le pharynx dans le cas de diphthérie, l'utérus s'il s'agit d'infection puerpérale, etc., constitue également, en faveur de ces thérapeutiques locales, une donnée capitale. Tant que la diffusion de ces microbes par la circulation ne les a pas placés hors de *nos atteintes*, l'effort curateur est assez efficace. Même après cette diffusion, ces interventions, ces thérapeutiques, en abaissant la valeur du facteur *quantité*, propre à influencer les virus comme les venins, ont leur utilité.

D'autres recherches nous ont conduits à mettre en lumière l'importance des antiseptiques *insolubles*, incapables de se transporter là où ils n'ont que faire : demeurant dans les cavités ou sur les surfaces qui réclament leur action, ils prolongent la durée du contact entre le médicament et le principe nuisible. — Cette insolubilité restreint les effets de détérioration exercés par certains antiseptiques qui en dehors des *spécifiques*, sont susceptibles d'altérer la cellule de l'économie aussi bien que la cellule bactérienne : le principe *aseptique* doit être recherché.

Une série de travaux nous ont heureusement amenés à établir comment, même solubles, des médicaments agissent longuement sur des tissus malades et, à faibles doses, déposés au voisinage ou au milieu de ces tissus, ne semblent pas aller sensiblement au delà. Nous avons, en effet, reconnu qu'une *série de corps se soudent aux cellules*, tout au moins se fixent sur elles, leur adhèrent solidement et demeurent ainsi plus ou moins longtemps ; ils cessent en grande partie *de circuler* et deviennent en quelque sorte des *particules solides*. D'autres expériences nous ont appris que, même *introduites par les vaisseaux* ou le *tube digestif*, des *substances chimiques s'accumulent* de préférence dans les *territoires malades*. Dans ces territoires, le sang a une marche plus lente ; les capillaires sont dilatés et les petits vaisseaux, néoformés, fréquemment manquent de fibres musculaires ; c'est, en somme, le propre de la congestion et de l'inflammation, apanages de ces territoires, de faire que plus de liquide sanguin passe avec moins de vitesse et que la diapédèse facilitée laisse sortir plus de leucocytes aptes à transporter tel ou tel produit. En définitive, *la thérapeutique générale tend à devenir locale*.

Ajoutons que ces données contribuent à expliquer l'utilité du rôle de divers procédés de curation cantonnés dans un espace restreint ; c'est le cas de la *révulsion*, de certaines *stases* ou *hyperémies*, de quelques *œdèmes*, c'est celui des *abcès dits de fixation* qui attirent dans un tissu banal des agents morbifiques, microbes ou poisons, qui exonèrent les organes importants et soit par voie d'élimination grâce à un exutoire artificiel, soit en épuisant au niveau de lésion circonscrite la force de l'adversaire, facilitent, en somme, par une cure locale une affection capable de mettre à mal l'organisme entier.

Pour peu qu'on élargisse le sens des mots, le domaine des thérapeutiques locales, déjà considérable en lui-même, devient sans limites. Aussi serait-il aisé d'étendre les considérations que nous développons. Malheureusement, sans aucun goût pour la compilation, nous n'éprouvons pas le besoin de faire entrer par violence nombre de sujets dans le cadre du problème que nous examinons; nous ne sommes pas davantage portés à rapporter, à transcrire ici ce que, comme nous, chacun peut lire ailleurs. Voilà pourquoi, sauf quelques détails nécessaires à la clarté de ce *Rapport* ou à la liaison de ses différentes parties, nous nous bornons avant tout à développer les points que l'observation et plus encore l'expérimentation nous ont permis d'établir ou d'éclairer.

TABLE

THÈME 5 - TRAITEMENT DU CANCER

(Zur Behandlung des Carcinoms)

Aus der II. Chirurgischen Klinik der Universität Wien (Prof. Hochenegg)

Par M. le Dr. ALFRED EXNER (Wien)

Assistant de la clinique

Wenn ich mir erlaube, über die Behandlung der Carcinome vor Ihnen zu sprechen, so möchte ich als Chirurg meinen Standpunkt gleich dahin präzisieren, dass mir auch heute noch die blutige Entfernung der Geschwulst als das Normalverfahren gilt. Erst in jenen Fällen, wo wir aus irgend welchen Gründen dieser Forderung nicht nachkommen können, kommen andere Behandlungsarten in Betracht.

Eine Ausnahme von dieser Regel bilden vielleicht die langsam wachsenden, oberflächlichen Hautcarcinome.

Nach diesen Einschränkungen der in Betracht kommenden Fälle möchte ich mir erlauben, Ihnen über eine Reihe von Beobachtungen zu berichten, die ich bei meinen Versuchen auf anderem Wege eine Heilung anzustreben, gemacht habe.

Bereits kurze Zeit nach der Entdeckung der Röntgenstrahlen wurde von verschiedenen Autoren ein deutlicher Einfluss dieser Strahlen auf Carcinome beobachtet. Eine Reihe von Carcinomen wurde geheilt, andere wurden gebessert.

Durch histologische Untersuchung von bestrahltem Carcinomgewebe stellte man fest, dass die Röntgenstrahlen Krebszellen stärker schädigen als normales Gewebe, das heisst also eine elektive Wirkung auf Krebszellen besitzen. Gerade diese elektive Wirkung räumt der Bestrahlungstherapie eine besondere Stellung ein, indem sie gestattet, mit grösster Schonung des gesunden, auf das kranke Gewebe eine Wirkung auszuüben.

Angeregt durch diese bei Röntgenstrahlen gemachten Erfahrungen, untersuchte ich die Wirkung der physikalisch ähnlichen Radiumstrahlen auf Carcinome. In einer Reihe von Arbeiten konnte ich den Nachweis erbringen, dass die Radiumstrahlen ähnlich wie die Röntgenstrahlen *elektiv* auf Carcinomgewebe wirken, und dass es unter günstigen Umständen gelingt, Carcinome mit ihrer Hilfe zur Heilung zu bringen.

Ich verfügte derzeit über drei Fälle unserer Klinik, bei

welchen der Abschluss der Behandlung soweit zurückliegt, dass von einem Endresultat gesprochen werden kann.

In dem ersten Fall handelte es sich um eine 42 jährige Frau, die seit ungefähr einem Jahr ein zirka 1,5 cm im Durchmesser grosses Hautcarcinom der Wange hatte. Die histologische Untersuchung bestätigte die Diagnose. Eine einmalige Radiumbestrahlung von einer halben Stunde brachte das Carcinom zum Verschwinden. Zwei Jahre nach der Behandlung sah ich die Kranke recidivfrei wieder.

Der zweite Fall betraf eine 73 jährige Frau, die seit längerer Zeit einen Tumor der linken Wangenschleimhaut bemerkt hatte. Im August 1903 wurde die Kranke von mehreren Chirurgen als inoperabel abgewiesen. Bei der Untersuchung sah ich an der Aussenseite der linken Wange einen Granulationspfropf, umgeben von trichterförmig eingezogener Haut. Im Mund fand man einen über Guldenstück grossen ulcerirten harten Tumor der linken Wangenschleimhaut, dessen Zentrum dem früher erwähnten Durchbruch durch die äussere Haut entsprach. Der Tumor, der sich bei der histologischen Untersuchung als Basalzellenkrebs erwies, war an den Ober- und Unterkiefer leicht fixiert. Drüsenanschwellungen fehlten. Wiederholte Radiumbestrahlungen und Entfernung der Tumormassen mit dem scharfen Löffel im Oktober 1903 brachten den Tumor zum Verschwinden. Die Heilung der Ulceration nahm mehrere Monate in Anspruch. Zwei Jahre nach Beginn der Behandlung war die Frau vollkommen recidivfrei.

Endlich kann ich über einen 77 jährigen Mann berichten, der anfangs Oktober 1904 wegen eines Carcinoms des rechten Oberkiefers operiert wurde. Der Tumor hatte seinen Ausgang wahrscheinlich von der Schleimhaut des harten Gaumens genommen und war in die Nasenhöhle und die Highmoreshöhle hineingewuchert. Da bei der Operation Tumorreste zurückgeblieben waren, wurde mir der Fall zur Radiumbehandlung überwiesen. Durch Excision einzelner Stückchen überzeugte ich mich von der Anwesenheit von Carcinomresten. Ich bestrahlte nun die grosse Höhle während der Zeit vom 12. XI. 1904 bis zum 6. I. 1905 zweiundzwanzigmal in der Dauer von je einer bis eineinhalb Stunden und konnte das Schwinden der Tumorreste beobachten. Mitte September 1905 sah ich den Kranken wieder, bisher war kein Recidiv aufgetreten. Ich habe mir erlaubt Ihnen diese Fälle in Kürze zu schildern, um zu zeigen, dass unter günstigen Umständen noch recht verzweifelte Fälle gerettet werden können.

Ein grosser Vorteil der Radiumstrahlen gegenüber den Röntgenstrahlen ist ihre Verwendbarkeit auch an jenen Stellen, die den letzteren nicht zugänglich sind. Auf dieser Eigentümlichkeit beruhten meine therapeutischen Versuche der Behandlung von Oesophaguscarcinomen mit Radium. Zu diesem Zwecke brachte ich das Radium am Ende einer Oesophagusbougie an und führte die so armierte Sonde in die Stenose ein. Diese Behandlungsmethode gibt bei der nötigen Vorsicht gute Resultate, da es gelingt, das Engerwerden der Stenose hintanzuhalten.

Zwei Jahre später wurde von *Einhorn* [1] auf diese Be-

[1] Journ. of the Americ. med. assoc., 1905, 1. Juli.

handlungsmethode hingewiesen und ihre Brauchbarkeit betont.

Die geschilderten Erfahrungen, die eine Reihe von Beobachtern bei der Anwendung des Radiums machten, liessen hoffen, die Radiumstrahlen auch an Körperstellen zur Wirkung kommen zu lassen, die bisher nicht zugänglich waren.

Verschiedene Autoren machten sich die Eigenschaft des Radiums, andere Körper radioaktiv zu machen, zu Nutze und versuchten durch Aktivierung einer ganzen Reihe von Substanzen ihren Zweck zu erreichen. So wurde radioaktives Wasser und radioaktives Wismuthpulver innerlich bei Carcinom der Speiseröhre gegeben, radioaktive Pflaster kamen bei der Behandlung von Hauterkrankungen zur Anwendung und endlich wurden radioaktive Flüssigkeiten oder Radiumlösungen durch Injektion dem Körper einverleibt. Alle diese therapeutischen Versuche kamen bisher über das Stadium des Experimentes nicht hinaus; von Heilungen kann nicht gesprochen werden.

Bei den Bestrebungen, die Wirkung der Röntgen- und Radiumstrahlen klarzustellen, konnte *Werner*, fussend auf einer experimentellen Arbeit von *Schwarz*, den Nachweis erbringen, dass Lecithin, das lange Zeit den Wirkungen von Radiumstrahlen ausgesetzt war, in die Haut injiziert, hier dieselben Veränderungen erzeugt, wie wir sie nach Röntgen- oder Radiumbestrahlung zu sehen gewohnt sind. Mit dieser Entdeckung war ein wichtiger Schritt vorwärts in der Erkenntnis der Wirkungsweise der Röntgen- und Radiumstrahlen getan.

Da, wie verschiedene Untersuchungen zeigten, Lecithin sich durch die Bestrahlung zersetzt, so lag der Gedanke nahe, die einzelnen Zersetzungsprodukte des Lecithins auf ihre Wirkungsweise zu prüfen. Bei Tierversuchen, die ich hierüber anstellte, gelang es auch durch Injektion von Cholin, einem Zersetzungsprodukt des Lecithins, dieselben Veränderungen zu erzeugen, wie wir sie nach Bestrahlungen sehen. Diese Veränderungen zeigten sich nicht nur nach Injektionen von Cholinlösungen unter die Haut als Haarausfall und Ulcerationen, sondern auch Injektionen in den Hoden verursachten, histologisch untersucht, ganz ähnliche Veränderungen des Organs, wie Bestrahlungen. Das Endresultat ist in beiden Fällen ein Zugrundegehen der *mobilen* Elemente.

Durch die Versuche hatte ich klargestellt, dass die Injektion von *einem* chemisch wohlbekannten Körper ähnliche Veränderungen an einzelnen Organen hervorruft, wie wir sie nach Bestrahlungen zu sehen gewohnt sind. Im weiteren Verlaufe meiner Untersuchungen stellte ich gemeinschaftlich mit *Speck* Tierversuche an, die uns darüber Aufklärung verschaffen sollten, ob Einverleibung von Cholin an den lymphoiden Organen Veränderungen hervorrufe und welcher Art dieselben sind. *Heinecke* hat ja bekanntlich nach Röntgenbestrahlung von Tieren an Lymphdrüsen und Milz ein Zugrundegehen der lymphoiden Elemente beobachtet, und wir stellten uns die Aufgabe, zu prüfen, ob die Wirkung des Cholins auch darin Analogien biete. In der Tat konnten wir nachweisen, dass intraperitoneale Injektionen von Cholinlösungen schwere Veränderungen in den mesenterialen Lymphdrüsen hervorrufen und dass auch an der Milz analoge Schädigungen nachweisbar waren. Die Veränderungen an Milz und Lymphdrüsen nach Cholininjektionen zeigten eine grosse Aehnlichkeit mit den von *Heinecke* nach Röntgenbestrahlung beobachteten.

So war denn durch unsere Versuche nachgewiesen, dass Injektionen von Cholin und Röntgenbestrahlung an Haut, Hoden, Lymphdrüsen und Milz recht ähnliche Veränderungen der genannten Organe verursachen. Wir überzeugten uns ferner, dass schwache Cholinlösungen am Ort der Injektion selbst niemals eine Schädigung hervorrufen; injizierten wir in die Muskulatur des Vorderarmes, so liessen sich an der Injectionsstelle keinerlei Veränderungen finden, während die regionären Lymphdrüsen (Axilla, supraclavicular) die geschilderten Schädigungen zeigten. Ebenso wurden intraperitoneale Injektionen und solche zwischen die Blätter des Mesenteriums ohne lokale Gewebsveränderungen vertragen, trotzdem wir bei der Autopsie Milz und Lymphdrüsen geschädigt fanden.

Diese Tatsachen sind meines Erachtens um so bemerkenswerter, als sie das einzige bisher bekannte Beispiel dafür bieten, dass ein in den Organismus gebrachte Substanz am Ort der Einwirkung gar keine Veränderungen hervorruft, hingegen bestimmte Organe, entfernt von der Stelle der Applikation, schwer schädigt, und zwar in einer elektiven Weise.

Nachdem es uns gelungen war, mit Injektionen von Cholin sehr ähnliche Wirkungen auf normale Organe auszuüben, wie sie Röntgenstrahlen verursachen, gingen wir einen Schritt weiter und untersuchten in einer Reihe von *inoperablen* Tumoren die Wirkung von Cholininjektionen auf dieselben.

Ich will gleich erwähnen, dass wir auch bei diesen therapeutischen Versuchen eine Reihe von Aehnlichkeiten mit der Wirkung der Röntgenstrahlen finden konnten.

Bevor ich auf histologische Details eingehe, will ich in aller Kürze einige der prägnantesten unserer Fälle schildern.

Eine 65 jährige Frau litt an einem Recidiv nach einem Mammacarcinom. Der Tumor sass der vorderen Thoraxwand fest auf, hatte die Gestalt eines abgestutzten Kegels und ragte über das Niveau der Umgebung 3 cm. hervor. An einer kleinen Stelle war die verdünnte Haut über der Kuppe des hühnereigrossen Tumors ulceriert. Am 3. I. wurden 10 cm³ 2 %, Cholinlösung an der Basis des Tumors injiciert. Zehn Tage später konnte man eine bedeutende Erweichung der Geschwulst und eine Vergrösserung des Ileus auf 4:3 cm. constatieren. Am 16. I. wurden abermals 2 cm³ und am 23. I. 5 cm³ Cholin injiciert. Am 16. I. war der Tumor weich, stand nicht mehr als solide Geschwulst vom Thorax weg, sondern hing watsch herab. Am 20. I. war die Geschwulst ca 1 cm. von der Basis wie abgekappt. Die Wundfläche war von nekrotischen jauchenden Gewebsmassen bedeckt. Am 28. I. war nur am lateralen Rand ein Rest des Tumors nachweisbar, während die übrigen Teile des Geschwürs im Niveau der Haut lagen. Fünf Monate später hörten wir von den Angehörigen der Frau, dass der Tumor verschwunden sei und eine rothe Wundfläche bestehe.

Wir injicierten ferner in zwei über haselnussgrosse subcutan gelegene Metastasen eines Falles von Mammacarcinom durch die unveränderte Haut am 16. II. 2 cm³ 2 %, Cholinlösung. Vierzehn Tage später konnte man eine deutliche Erweichung der Geschwulst nachweisen, die Haut war unverändert.

Zusammenfassend wollen wir bemerken, dass wir ausser lokaler Schwellung und Schmerzhaftigkeit bei dem Auftreten der starken Sekretion bei ulcerierten Tumoren keine unangenehmen Folgeerscheinungen der Injektion bemerkten. Das Allgemeinbefinden war in keinem unserer Fälle dadurch gestört worden.

Bei mehreren Fällen wurde eine Reihe von histologischen Untersuchungen ausgeführt, die uns über die Veränderungen an den Tumoren nach Cholininjektion aufklären sollten. Da es sich zum grössten Teil um ulcerierte Geschwülste handelte, sind unsere Resultate nicht einwandfrei und ich will daher nur den einen oben erwähnten Fall näher schildern, bei welchem es sich um Metastasen eines Mammacarcinoms handelte.

Bei der Untersuchung des bei der Sektion gewonnenen Präparates war die Haut über dem Tumor unverändert, schon makroskopisch sah man am Durchschnitt des Krebsknotens, dass ein Teil der Geschwulst nekrotisch war; er zeigte eine homogene Schnittfläche, die sich scharf mit einem leicht haemorrhagischen Hof gegen den Rest des Tumors abgrenzte. Mikroskopisch sah man, dass die früher erwähnten Stellen unter dem Bild der voll-

kommenen Koagulationsnekrose zugrunde gegangen waren. Die
nekrotischen Partieen waren von einer schmalen haemorrhagischen Randzone umgeben. Die nekrotischen Stellen waren über
bohnengross und entsprachen denjenigen Teilen der Geschwulst,
in welche die Cholinlösung gespritzt worden war. Interessant
waren die Veränderungen am Tumor, die peripher von der Nekrose zu sehen waren.

Ausserhalb des haemorrhagischen Hofes sah man das Bindegewebe überall gut erhalten, die Tumorzellen aber im Vergleich
mit unveränderten Teilen der Geschwulst bedeutend spärlicher,
stellenweise nur in kleiner Anzahl (3—4) beisammenliegend.
Diese Zellen zeigten zum grössten Teil Degenerationserscheinungen. Wir fanden Vacuolenbildung und Nekrose der Carcinomzellen, während das Bindegewebe normal erschien. Auffallend
war das Verhalten des Bindegewebes, das zu engen Maschen angeordnet, ein dichtes Netzwerk straffer Fasern bildete und in
dieser Weise die spärlichen, degenerierten Carcinomzellen umschloss, die stellenweise so schwer verändert waren, dass sie
sich nicht mehr mit Sicherheit als Tumorzellen erkennen liessen.

Die Präparate dieses Falles hatten uns demnach an den
Stellen der direkten Einwirkung des Cholins das Bild der Nekrose
gezeigt, weiter entfernt, in jenen Partieen, die nicht unmittelbar
mit der unverdünnten Lösung in Berührung kamen, fanden wir
Nekrose und Degenerationserscheinungen der Carcinomzellen,
während das Bindegewebe intakt war.

Diese Stellen des Präparates zeigten also recht grosse Aehnlichkeiten mit den Befunden, die *Perthes* bei der Untersuchung
röntgenbestrahlter Tumoren und ich bei mit Radium bestrahlten
Carcinomen gemacht hatten.

Erst weitere Untersuchungen, die an einer Reihe kleiner Carcinommetastasen angestellt werden, können zeigen, wie weit diese
Aehnlichkeit der Wirkung auf Carcinome geht.

Bisher verfüge ich erst über eine einzige histologisch untersuchte Metastase eines Mammacarcinomes sechs Wochen nach
der Cholininjektion. Hier war es zu einer bedeutenden Verkleinerung des nicht ulcerierten Tumors gekommen. Die histologischen
Bilder des Präparates zeigten eine auffallende Aehnlichkeit mit
den radiumbestrahlten Carcinommetastasen sechs Wochen nach
der Bestrahlung, doch fehlen noch die verschiedenen Zwischenstadien des Rückbildungsprozesses.

Ueberblicken wir die Resultate der Untersuchungen über die

Wirkungsweise des Cholins, so liegt es nahe, sich auch thera-
peutisch die Versuchsergebnisse zu Nutze zu machen. Wir haben
demnach vor, nach Resektion eines Carcinoms, sagen wir in der
Bauchhöhle, in jenen Fällen, wo die radikale Entfernung des Tumors zweifelhaft oder nicht ganz gelungen ist, nach der Heilung
der Operationswunde intraperitoneale Cholininjektionen durch
längere Zeit in grösseren Zwischenräumen fortzusetzen, um auf
diesem Wege vielleicht zurückgebliebene Carcinomreste zu beeinflussen.

Ueber das Resultat dieser therapeutischen Bestrebungen kann
ich naturgemäss erst in späterer Zeit berichten.

THÈME 3. — **RAPPORTS ENTRE LA CONSTITUTION MOLECULAIRE
DES CORPS ORGANIQUES
ET LEUR ACTION PHYSIOLOGIQUE ET THÉRAPEUTIQUE**

Par M. le Prof. ANTONIO CURCI
Directeur de l'Institut de Pharmacologie l'Université de Catania

Honorables collègues : J'ai l'honneur de rapporter et soumettre
à votre savant critérium mes études sur les plus difficiles pro-
blèmes de la Pharmacologie moderne, et comme la tâche est de
beaucoup supérieure à mes forces, il ne suffit pas du travail d'un
seul, mais il est nécessaire la coopération de tous ; en sorte que je
compte sur toute votre indulgence. D'autre part, n'ayant pas pu
prendre la charge en temps opportun, je ne puis malheureusement
présenter un rapport plus long et démonstratif. Les questions à
résoudre sont nombreuses et vous me permettrez que j'aborde
le sujet dans ses lignes générales, au moins pour établir les cri-
tériums principaux et les bases fondamentales avec lesquels on
pourra connaître l'action physiologique et thérapeutique des nombreux médicaments, en rapport avec leur constitution atomique
et leurs propriétés physiques et chimiques.

L'ACTION DE L'ÉLÉMENT

J'ai toujours eu, comme principe général, en me basant sur
la pharmacie expérimentale, l'idée que chaque élément avait son
action caractéristique et que les molécules résultant de leur combinaison devraient avoir réunies à leurs propriétés physiques et
chimiques, encore les physiologiques. Ce principe je le proclame

comme le point cardinal de notre étude pharmacologique; une fois
connue l'action des éléments, on peut connaître celle de leurs
composés. En chimie c'est précisément la connaissance des éléments qui a créé cette science immense, dont s'honore l'intelligence
humaine et de laquelle est venue la connaissance de la constitution des molécules, dont les propriétés physiques et chimiques
vont *pari passu* avec celles des éléments composants et dépendants d'eux.

Toute cette immense labeur, depuis les alchimistes jusqu'aux
illustres chimistes du siècle dernier, a conduit à la théorie atomique et à la loi périodique de la chimie; il y a là une excellente
démonstration que des propriétés physiques et chimiques des
éléments dérivent celles des composés qu'ils forment. Or, s'il en
est ainsi en chimie, il m'a semblé logique qu'il en fût de même
en physiologie et, poursuivant ces études, j'ai pu démontrer qu'aux
propriétés physiques et chimiques des éléments correspondaient
les propriétés physiologiques, l'action des éléments sur les organismes vivants offrant les mêmes ressemblances et les mêmes
différences que celles-là, ainsi que je l'ai déjà exposé dans un
travail "*Farmacologia secondo la legge periodica della Chimica*„
publié à Messina en 1887 et à Naples en 1888 dans le journal
"*La Terapia Moderna*„.

En pharmacologie minérale, les composés agissent par leurs
ions, auxquels ils donnent naissance quand ils sont dissous dans
le sang; ces ions sont de deux sortes: élémentaires ou simples et
moléculaires ou complexes. Les premiers sont les éléments qui
peuvent ionniser librement, et qui alors agissent et exercent leur
action caractéristique. Si l'ion, électropositif ou électronégatif, est
atomique il agit; mais s'il est moléculaire et complexe, comme
dans les acides, il n'a aucune action. Ainsi dans les sels haloïdes
ayant deux ions élémentaires, tous les deux agissent, chacun
pour son propre compte; dans les sels amphides, l'ion métallique
seul exerce son action, mais l'ion acide complexe a une action
commune aux acides, mais pas celle de l'élément fondamental.
Ainsi l'azote, le phosphore, l'antimoine, le bismuth, le soufre, le
sélénium, le tellurium, le chlore, le brome, l'iode, etc., à l'état
élémentaire ou salin, pourvu qu'ils puissent, avant ou après être
absorbés, devenir des ions libres, exercent chacun son action
caractéristique; mais combinés aux acides nitrique, phosphorique,
arsénique, antimonique, bismuthique, sulfurique, sélénique, tellu-
rique, chlorique, bromique, iodique, etc., jusqu'à ce qu'ils se ré-

duisent et ils se libèrent de l'oxygène comme ions dans le sang
et les tissus, ainsi que le font l'arsénic, le sélénium, le tellurium
et autres, ils ont perdu leur action caractéristique et restent cachés.

Le fer dans les sels communs peut s'ionniser ou se combiner avec les albuminoïdes pour former de l'hémoglobine ; comme
sel double il a une action paralysante sur le système nerveux ;
mais comme ion dans les cyanures ferreux et ferriques il n'a pas
d'action et dans l'acide ferrique comme ferrate alcalin, s'il ne
se décompose pas, il reste simplement inerte. La même chose se
passe avec le manganèse ; dans les composés dans lesquels il est
ion métallique électropositif, il agit de la même façon que le fer ;
dans les composés acides il n'a pas d'action. Beaucoup d'autres
métaux suivent cette règle (¹).

Les sels solubles des métaux lourds se décomposent par les
albuminoïdes en donnant des albuminates insolubles ; ceux-ci ne
sont pas alors absorbables, mais s'ils peuvent pénétrer dans l'organisme comme des albuminates dissous, ils se fixent dans le
tissu nerveux et y restent sans action. Fait providentiel de la nature, celui-ci où il ne se produit pas d'absorption, parce qu'ils sont
nuisibles à l'organisme. Le mercure fait exception, car d'un côté
il peut être absorbé à l'état métallique tout comme des ions provenant de la division de la molécule mercure volatile, d'un autre
côté il peut pénétrer en petite quantité et s'ionniser comme albuminate. Aussi bien dans un cas que dans l'autre la plus grande
partie s'élimine par les muqueuses et la peau où il produit son
action nécrosante ; l'autre partie se dépose dans le cerveau et la
moelle épinière en y produisant de l'irritation et de la nécrobiose.
Encore la platine est absorbée comme albuminate, dont il est l'ion
électropositif ; il se dépose dans le tissu nerveux qu'il irrite et altère
(ramollissement nécrobiotique) d'où les coliques, les parésies, les
tremblements, l'encéphalopathie, les paralysies.

Je ne peux pas m'étendre sur ce sujet, parce que je sortirais
de la question ; mais du rapide exposé que je viens de faire, que
vous pourriez mieux que moi entendre et connaître à fond, il résulte que l'élément ionnisable est celui qui agit, tandis que les ions
complexes agissent comme acides ou comme composés inertes ou
doués d'une action chimique locale plus ou moins caustique, in-

---

(¹) A. Curci. Funzione dell'ossigeno nei composti. Il Progresso medico, Napoli 1891, et Atti
dell'Accademia Giocarci, 1890.

médiate au point de contact, sans action générale caractéristique des éléments composants. Si ces préliminaires sont importants pour faire connaître le rapport entre l'action physiologique et la composition chimique des composés minéraux, ils servent, en outre, de point de départ et de guide pour en faire autant dans les composés organiques.

HYDROCARBURES

Dans les composés organiques il y a un groupement fondamental l'hydrocarbure CH, qui peut exister comme ion libre, complexe, électropositif, et auquel s'ajoutent des groupements atomiques latéraux, ayant des fonctions chimiques différentes; il s'ajoute alors aux propriétés physiologiques des hydrocarbures, des propriétés nouvelles, dues aux groupements latéraux et qui sont de la même nature ou bien de nature opposée.

Pour connaître l'action des dérivés il importe de connaître d'abord celle de l'hydrocarbure simple fondamental.

Il résulte de nombreuses recherches pharmacologiques sur beaucoup de composés organiques, que les hydrocarbures, quels qu'ils soient, saturés ou non saturés, simples ou substitués, de la formule générale CH, pénétrant dans toutes cellules vivantes, aussi bien celles des végétaux que celles des animaux, anéantissent les fonctions et les manifestations de la vie; nous donnons le nom de *paralysie* à cet anéantissement, en le prenant au sens le plus large. Quels que soient le groupement et la disposition des atomes du carbone, à chaîne ouverte ou à chaîne fermée, cette action est toujours paralysante et toujours la même comme qualité, mais l'intensité, la rapidité, la durée et la toxicité dépendent du poids moléculaire, de la densité, de la diffusibilité, de la solubilité et d'autres propriétés physiques et chimiques que nous verrons plus loin.

Les hydrocarbures de cette formule, en formant le noyau de toutes les substances organiques, leur confèrent l'action paralysante; mais par les groupements latéraux, à fonction chimique spéciale, d'alcool, phénol, amine, amide, imide, il s'ajoute des propriétés excitantes, qui se manifestent en précédant l'action paralysante; pour le groupement carbonylique, en libérant de l'acide, elle se perd.

L'action des composés organiques est variable en elle-même; elle peut être centrale ou périphérique, plus intense sur un tissu que sur un autre; nous verrons que cela dépend du nombre des groupements atomiques qui forment la molécule, et de l'affinité chimique de la molécule pour un tissu ou autre.

Comment agit l'hydrocarbure, par le carbure, ou par l'hydrogène, ou par les deux à la fois? Nous pouvons arriver à résoudre cette question très facilement par différentes voies et méthodes qui sont les suivantes: en nous basant sur le fait que plus la quantité de carbone augmente et plus celle de l'hydrogène diminue, plus l'intensité de l'action paralysante augmente; en variant les éléments autres que le carbone on a cette action caractéristique; en remplaçant l'hydrogène et en laissant le carbone, l'action paralysante persiste, mais si on remplace le carbone et on laisse l'hydrogène, cette action disparaît et on en acquiert d'autres. Nous devons donc conclure que l'abolition de toute manifestation vitale, les hydrocarbures la doivent à leur carbone.

En effet, en étudiant les hydrocarbures de la série du méthane, on voit que l'action paralysante est légère et presque nulle dans le méthane CH^4; elle est plus nette dans l'éthane C^2H^6, et toujours plus intense dans les termes successifs, propane C^3H^8, butane C^4H^{10}, pentane C^5H^{12}, hexane C^6H^{14} et dans les éthers complexes de pétrole, benzine, ligroïne, pétrole raffiné, etc., dans lesquels le carbone augmente, et l'hydrogène diminue en proportions relatives.

Ainsi, si l'éthane C^2H^6 est un anesthésique discret, l'éthylène C^2H^4, à 70—80 ‰ d'air, produit une anesthésie profonde et durable (Lussen) et il est connu que l'acéthylène C^2H^2 (gaz d'éclairage) présente une action plus intense et dangereuse, asphyxiante. L'amylène C^5H^{10} produit une anesthésie profonde et rapide, sans période d'excitation et sans collapsus. Aussi bien ces hydrocarbures que les homologues supérieurs exercent une action paralysante plus intense par rapport au poids moléculaire, sur tous les nerfs, mais tout d'abord sur la région psychomotrice cérébrale, ensuite sur le centre respiratoire et le cœur: de sorte que si leur action est intempestive, à cause d'une absorption rapide, il peut y avoir un arrêt précoce de la respiration et du cœur; il peut se manifester alors des phénomènes secondaires convulsifs non attribuables à l'action directe de l'hydrocarbure. De sorte que les hydrocarbures de la série saturée ont une action moins intense que ceux non saturés.

Si l'on considère l'action des alcools homologues on arrive à la même conclusion. Du reste, nous possédons en pharmacologie de nombreux composés organiques qui, comme l'on sait, démontrent la même chose.

Nous avons donc pu démontrer que l'intensité d'action dépend de la quantité de carbone; dans ce cas en augmentant le poids moléculaire, en diminuant la volatilité et la diffusibilité, et en même temps rendant plus difficile l'élimination, l'action se fait moins rapidement, a une durée plus longue, est plus permanente et plus toxique; car l'organisme, comme toute cellule, ne peut pas supporter l'abolition de la vitalité au delà d'un certain temps, sans périr définitivement.

D'autre part, avec l'augmentation du poids moléculaire, la densité augmente d'autant et la substance n'est plus diffusible et absorbable; elle est molle (vaseline) ou solide (paraffine) et est alors tout à fait inactive.

Si après ceci nous considérons les produits de substitution, nous avons le chlorure de méthyle CH^3Cl, d'éthyle C^2H^5Cl, d'amyle $C^5H^{11}Cl$, lesquels ont, d'après Richardson, une action anesthésique plus profonde et plus durable que les hydrocarbures respectifs simples; parmi eux il faut remarquer que le méthane n'a aucune action, d'après les expériences de Jolyet et Cahoury, tandis que le méthyle halogène en a une. Le même se passe avec les bromures et iodures respectifs, d'après Rabuteau.

Les bi-substitués, tels que le bichlorure de méthylène CH^2Cl^2, le bichlorure d'éthylène $C^2H^4Cl^2$, etc., ayant moins d'hydrogène ont une action plus intense que les premiers. Les tri-substitués, enfin, ont une action plus rapide et plus intense que les seconds. Tel est le chloroforme $CHCl^3$, l'anesthésique préféré en chirurgie à cause de la rapidité de son action et de l'intensité de celle-ci; le bromoforme $CHBr^3$, qui agit également, mais qui étant moins volatile et moins diffusible, agit moins vite. L'iodoforme, qui est solide mais volatile, ne peut pas exercer une action rapide, mais est absorbé facilement et produit une action narcotique, anesthésique, toxique.

Finalement, en substituant complètement l'hydrogène, comme dans les chlorures de carbone C^2Cl^4 et CCl^4 et dans le sulfure CS^2, qui sont des liquides volatiles et faciles à inhaler et à être absorbés par la surface respiratoire, on obtient toujours la même action anesthésique et paralysante générale, hypothermisante, etc. Dans ces composés il n'y a pas d'hydrogène, mais l'action de l'hydrocarbure se maintient parfaitement; par contre, en remplaçant le carbone, comme dans l'hydrogène sulfuré SH^2, toute action anesthésique typique disparaît et est remplacée par celle asphyxiante et altérante du sang. De telle sorte que lorsqu'il y a du carbone, on a l'action paralysante caractéristique, tandis que si cet élément fait défaut, cette action n'existe pas. Nous avons ainsi la démonstration que l'action des hydrocarbures est due au carbone et non à la molécule quelle qu'elle soit.

L'hydrogène, qui a une action opposée, confère au carbone, avec lequel il est combiné, une forme liquide, volatile, diffusible et pénétrante à travers tout protoplasma ; il le place en condition de détruire toutes les fonctions et manifestations vitales. Mais le carbone pouvant acquérir les mêmes propriétés physiques avec d'autres éléments, tels que le halogène et le soufre, agit de la même manière que l'hydrogène. Si le carbone est l'agent nécessaire pour l'action, les autres éléments sont nécessaires pour le faire agir, car tout seul il ne peut être ni diffusible ni actif.

Les halogènes ont encore une action déprimante sur les centres nerveux physiques, et spécialement le chlore possède une action toxique altérante sur le centre respiratoire et le cœur et sur les muscles en général ; mais celle-ci n'a rien à voir avec l'action anesthésique et jusqu'à un certain point inoffensive du carbone, où l'action de l'hydrocarbure anesthésique est attribuable au carbone et non aux halogènes qui font partie de la molécule. Certainement ils favorisent l'action du carbone, et même ils rendent les hydrocarbures plus aptes à se combiner chimiquement aux tissus, qui les absorbent facilement ; c'est pour cette raison que les composés chlorurés, s'ils ont une action plus persistante, sont plus toxiques et paralysent spécialement le cœur et le centre respiratoire. Il en résulte que tous les hypnotiques chlorés sont plus efficaces, mais aussi plus dangereux, ainsi que le montrent les cas de mort par paralyse cardiaque due à eux. Par contre, l'hydrocarbure simple ne se combine pas chimiquement au protoplasma, mais se mélange seulement et agit ainsi physiquement ; pour cette raison il s'élimine facilement et ne laisse aucune trace.

Mes expériences m'ont démontré qu'avec les hydrocarbures chlorurés, en cessant l'inhalation après qu'ils ont produit l'anesthésie, l'anesthésie générale disparaît, mais il persiste un peu de narcose à laquelle fait suite, plus ou moins tard, la paralysie du cœur et de la respiration, spécialement si la dose est un peu élevée ou répétée souvent. Cette action chimique et toxique particulière est due au chlore, qui donne à l'hydrocarbure plus d'af finité pour les tissus nerveux et musculaire, pour lesquels il est un poison.

En effet, les composés qui n'ont pas de chlore sont moins efficaces et beaucoup moins dangereux et ainsi le sulfure de carbone, dans lequel le soufre n'offre aucun danger, est un excellent anesthésique bien tolérable, parce que, sans aucune crainte, il peut être inhalé pendant longtemps.

Il est donc erroné de vouloir attribuer l'action de l'hydrocarbure à l'halogène et à quelqu'autre élément combiné au carbone ou à la molécule et à des raisons chimiques mystérieuses; on doit plutôt, comme je viens d'exposer, n'y voir que de simples raisons physiques.

L'hydrocarbure ne forme aucune combinaison chimique avec le protoplasma, mais se mélange simplement à lui; il en abolit l'excitabilité et s'élimine ensuite facilement, car il agit physiquement par action de présence, par les propriétés physiques de la molécule qui lui sont données par le carbone.

Les hydrocarbures chlorurés sont ceux qui contractent le plus facilement des combinaisons plus stables et produisent par conséquent des altérations qui ne disparaissent pas facilement. Mais, en général, un composé organique s'infiltre dans le protoplasma parmi les granules, les organoïdes et le noyau, de façon que les différentes parties de la cellule sont entourées par l'hydrocarbure et partant isolées en perdant le contact entre elles. Si entre le noyau et les granules du protoplasma, il y a une continuité physique de conduction, au moyen de laquelle il s'établit des courants d'énergie bio-électrique entre le noyau et le protoplasma qui font mouvoir les granules et la cellule et la rendent excitable et remplissent en outre les différents fonctions animales et végétatives et produisent de la chaleur. Par exemple, lorsque le courant centripète de la périphérie arrive au centre, il se produit dans la cellule nerveuse une série de courants intracellulaires, desquels naissent d'autres qui sont émis par les nerfs moteurs, tout ceci par la propriété conductrice des nerfs et du protoplasma. En admettant que cette conductibilité vienne à être abolie en quelque point, on comprend que tout courant est impossible, il ne peut se produire aucun acte réflexe ni aucune excitation, ni la cellule peut produire aucun courant centrifuge moteur; elle ne pourra sentir aucun stimulus et restera donc inerte et inexcitable.

C'est provisoirement ce que font les hydrocarbures et leurs

nombreux dérivés ; par le carbone qu'ils contiennent ils sont mauvais conducteurs de toute énergie, sont impénétrables au courant électrique de quelque intensité qu'il soit, parce qu'ils sont isolateurs ; ces propriétés physiques ne sont pas dues à l'hydrogène, qui est métallique et bon conducteur, mais au carbone métalloïdique mauvais conducteur, auquel s'ajoutent les autres métalloïdes, s'il en a. Il en résulte évidemment que les hydrocarbures mélangés au protoplasma isolent les uns des autres : granules, organoïdes et noyau, et abolissent ainsi toute conductibilité, arrêtent les courants intracellulaires, détruisent le pouvoir électromoteur sous l'influence des agents extérieurs et rendent les cellules insensibles, immobiles, inexcitables, d'où la perte de la conscience, l'anesthésie, la paralysie, l'hypothermie, etc. Quand ensuite ils s'éliminent, les différentes parties de la cellule reprennent le contact et la conduction, les courants se rétablissent ainsi que toutes les manifestations de la vie (¹).

Si le carbone, et par conséquent l'hydrocarbure, abolit physiquement toute excitabilité en empêchant la conduction, on comprend qu'un phénomène de paralysie puisse se montrer par une autre cause ou agent qui altère le protoplasma d'une façon quelconque ; les substances à action chimique font ainsi et finissent par être délétères, l'action chimique se dissipant difficilement ; tandis que les substances à action physique, par simple présence, s'éliminent facilement, et le retour à l'état normal se fait vite ; celles-là sont toxiques, celles-ci sont inoffensives.

Mais les hydrocarbures de toute fonction chimique et constitution atomique, de même que presque toutes les substances organiques et minérales qui sont absorbables immédiatement au premier contact et atteignent la cellule soit extérieurement sur la paroi, soit sur le protoplasma, ont une action locale d'excitation ; ils produisent un courant d'action et de telle sorte que la substance agit directement du dehors sur un tissu, quand elle arrive par le sang ou la lymphe, dans lesquels elle peut être dissoute. Après ce premier contact la substance exerce son action physique ou chimique s'il elle en possède, et constitue le point de départ de l'action générale, laquelle peut avoir lieu, comme la locale, au premier contact et se confondre avec celui-ci ou bien être différente et la détruire. Telle serait la raison scientif que par laquelle toutes les

---

(¹) L'énergie qui crée et donne de la vie à tous les organismes est l'électricité, comme je crois l'avoir démontré dans mon livre «L'organismo vivente e la sua anima». — Éd. A. Reber, Palermo.

substances sont plus ou moins excitantes de prime abord et ensuite paralysantes ; on voit donc combien le mécanisme de l'action de beaucoup de corps est compliqué et combien il est difficile à connaître ; la connaissance de la véritable action des agents a la même importance que la diagnose.

Ayant vu que le carbone, cela par ses propriétés physiques de métalloïde, confère ses propriétés à ses nombreux composés, parmi lesquelles celle d'être un isolateur électrique, et par là de rendre inerte une cellule vivante, voyons quelle action peut avoir l'hydrogène, qui est un métal alcalin, le type du 1er groupe chimique.

Tous connaissent la grande action générale de l'ammonium NH⁴, sous forme d'un sel quelconque injecté dans le sang : hyperexcitabilité, hyperesthésie, convulsions, hyperhémie, mydriase, action digitalique, augmentation de la péristalse intestinale, etc., en somme des effets opposés à ceux produits par un hydrocarbure. Même localement il excite les tissus (muscles, nerfs, etc.).

L'ammoniaque agit par l'hydrogène, ainsi que je l'ai démontré dans un autre travail (¹) ; en remplaçant l'hydrogène par un hydrocarbure, comme dans l'ammoniaque composé, il y a disparition de l'action excitante à mesure que l'hydrogène est substitué ; elle devient paralysante dès que l'on arrive aux ammoniaques quaternaires. Il y a encore beaucoup d'autres faits, comme nous verrons, qui démontrent que l'hydrogène est un élément excitant général très énergique et qu'il a une action semblable à celle du sodium et du lithium, desquels il est l'élément typique en chimie.

Cette action excitante de l'hydrogène sera reconnue dans la suite dans les composés où il peut agir avec son énergie d'élément métallique électropositif ; mais lorsqu'il est combiné au carbone, les propriétés physiques de celui-ci prennent le dessus, comme il a été dit plus haut, et l'hydrogène caché dans l'ion hydrocarburé complexe contribue seulement à rendre volatile et diffusible le carbone, qui par lui-même est solide et inerte.

Dans la molécule de l'hydrocarbure peut entrer un autre élément, tel que l'azote, l'oxygène, le soufre, etc.

L'azote, terme qui fait suite au carbone dans la loi périodique,

(¹) Fondamenti della nuova Farmacologia razionale. Catania, Tip. F. Galati, 1890.

a une action semblable à celui-ci ; c'est un élément métalloïdique, électronégatif, qui annule les courants, etc. Il a donc une action paralysante mais beaucoup plus faible, ainsi que je l'ai démontré [1] et par conséquent l'action de l'hydrocarbure n'est pas modifiée à cause de la participation de l'azote ; les hydrocarbures azotés, quoique ayant des fonctions chimiques nouvelles, possèdent la même action plus ou moins intense des hydrocarbures simples, toujours plus ou moins paralysante de la chaîne du carbone ; tels sont la pyridine, la quinoline, le pyrrol, le pyrazol, le triazobenzol, etc.

Quand l'azote forme le lien entre le carbone et l'hydrogène, comme chez les amines, amides, imides et osséines, on a dans la molécule deux groupements atomiques avec deux actions : l'une paralysante de l'hydrocarbure et l'autre excitante de l'hydrogène combiné à l'azote et non pas de celui combiné directement au carbone. On comprend qu'ici l'azote n'a rien à faire ; il est toujours paralysant et sert de véhicule à l'hydrogène, lequel déploie en ce cas son énergie de métal alcalin. Le groupement amidique donne à la molécule de nouvelles propriétés chimiques et physiologiques, qui peuvent être étudiées séparément, ainsi qu'on le verra.

L'oxygène fait de même : Combiné directement au carbone avec les deux valences sous forme de carbonyle, CO, il ne confère rien de nouveau à la molécule, même quand il oxyde complètement un élément, comme dans les acides, il fait perdre à ceux-ci leur action caractéristique en formant un ion complexe, comme je l'ai démontré en pharmacologie minérale [2]. Au contraire, si l'oxygène est combiné par une valence au carbone ou à l'azote, et par l'autre à l'hydrogène, il ne produit rien par lui même ; mais par l'hydrogène sous forme d'hydroxyle alcoolique, phénolique ou oxymique il donne à la molécule une propriété physiologique excitante, toujours par l'hydrogène, qui s'ajoute et précède celle paralysante du groupement hydrocarburique fondamental ; ainsi que nous verrons, nous pouvons par là connaître le rapport qu'il y a entre l'action et la constitution atomique des alcools, des phénols et des alcaloïdes.

---

[1] L'azione biologica dell'azoto secondo le funzioni chimiche. La Terapia moderna, 1891.
[2] Voir le travail cité : Funzione dell'ossigeno nei composti, etc.

ALCOOLS

Quand dans les hydrocarbures, un ou plusieurs atomes d'hydrogène sont attachés au carbone d'une chaîne ouverte, sous forme d'hydroxyle alcoolique, l'hydrogène manifeste ses propriétés métalliques excitantes, spécialement s'il est dans une position extrême de la molécule. On a alors une molécule à double action contraire, ontre l'action excitante au premier contact.

Les deux parties, hydrocarbure et hydroxyle, étant antagoniques, nous pouvons prévoir que le poids moléculaire de l'hydrocarbure augmente et partant son action paralysante, tandis que l'action excitante de l'hydroxyle diminue et disparaît, ainsi qu'on le voit dans les alcools supérieurs; vice-versâ, en augmentant le nombre d'hydroxyles, augmente l'action excitante et diminue la paralysante, ainsi que nous verrons en étudiant les alcools polyatomiques.

Il résulte des recherches de Dujardin Beaumetz et d'Audigé, que l'action excitante est relativement très grande pour l'alcool méthylique $CH^3.OH$, qu'elle diminue pour l'alcool éthylique $C^2H^5.OH$, est de plus en plus faible pour les alcools propylique $C^3H^7.OH$, butylique $C^4H^9.OH$ et disparaît pour l'amylique $C^5H^{11}.OH$.

Si l'hydroxyle est à l'extrémité de la molécule, comme dans les alcools primaires, son action constante est plus évidente; par contre s'il se trouve au milieu de la molécule, comme dans les alcools secondaires et encore plus dans les tertiaires, son action excitante est cachée par les hydrocarbures latéraux. Ainsi le diméthyl carbinol $\frac{CH^3}{CH^3}{>}CH.OH$ et le triméthylcarbinol sont notablement narcotiques, hypnotiques, anesthésiques et toxiques, et produisent très peu et même pas de phénomènes d'excitation et d'ivresse.

Ce qui prouve que c'est l'hydrogène hydroxylique qui confère aux alcools une action excitante sur le cerveau, c'est ce qu'on observe en le remplaçant par un autre radical comme dans les éthers: acétate de méthyle $CH^3.CO.O.CH^3$; acétate d'éthyle $CH^3.COO.C^2H^5$, comme celui du propyle, de l'amyle, etc., et dans les formiates, valérianates et œnantates d'éthyle (Rabuteau) et ensuite le nitrate d'éthyle, le nitrite d'amyle, etc., dans lesquels l'action excitante est tout-à-fait disparue avec l'hydrogène hydroxylique et reste la propriété paralysante des hydrocarbures.

Si le nombre des hydroxyles augmente, comme dans les al-

cools polyatomiques, il résulte que d'une part l'action paralysante
de l'hydrocarbure diminue et que d'autre part augmente l'action
excitante de l'hydroxyle, laquelle de centrale devient périphérique.

Alcool éthylique	C^2H^5OH
Glycol	$C^2H^4(OH)^2$
Glycérine	$C^3H^5(OH)^3$
Erythrite	$C^4H^6(OH)^4$
Quercite, Pinite	$C^6H^7(OH)^5$
Mannite, Dulcite, Sorbite, Mélanopyrite	$C^6H^8(OH)^6$

En étudiant comparativement l'action de ces substances chez
la grenouille, on constate le suivant.

L'alcool éthylique, à la dose de quelques centigrammes, ne
produit qu'une très légère excitation, évidemment par action locale,
mais aussitôt après il produit de la dépression et de la paralysie
et ensuite la mort.

Le glycol, à la dose de 1 à 3 centigrammes, produit une hyperesthésie notable; l'animal réagit à de faibles stimulations en
poussant des cris et en présentant des spasmes réflexes. A la
dose de 5 à 10 centigrammes il cause de l'hyperesthésie, des
spasmes et à la fin de fortes convulsions toniques réflexes; cet
état dure 2 à 3 heures, après lesquelles les grenouilles se
remettent.

Chez les mammifères, le glycol reste inactif même à forte
dose (30 g pour un chien de 3 kilos), parce qu'il s'oxyde rapidement.

La glycérine, à la dose de 5 à 10 centigrammes, produit des
contractions fibrillaires des muscles et des convulsions tétaniques
générales pendant une demi heure, après laquelle l'animal se
remet. A dose plus forte, elle tue la grenouille en état tétanique.
L'action s'exerce sur la moelle épinière et aussi sur les nerfs
périphériques.

L'érythrite, à la dose de 10 à 20 centigrammes, la quercite,
à la dose de 20 à 30 centigrammes, la mannite, à la dose de
40 à 50 centigrammes, et la mélanopyrite, à la dose de 10 à 15 centigrammes, produisent de l'hyperesthésie notable et, un ou deux
jours après la paralysie et la mort. Avec ces quatre derniers
alcools, l'action hyperesthésique est périphérique, cutanée, superficielle.

On démontre que l'action excitante des alcools polyatomiques dépend de l'hydrogène hydroxylique, avec des produits dans lesquels l'hydrogène est substitué.

En substituant dans le glycol cet hydrogène par un méthyle ou un éthyle, comme dans les acétates, éther éthylidediméthylique $C^2H^4(OCH^3)^2$, éther éthylidediéthylique $C^2H^4(OC^2H^5)^2$, on a des composés qui produisent, d'après v. Mering, une narcose profonde et une anesthésie complète et chez les animaux à sang froid et chez les animaux à sang chaud.

En le substituant par des acides gras dans la glycérine, on obtient les graisses neutres, dépourvues de toute action pharmacologique soit excitante soit pàralysante; et en le remplaçant par l'éthyle, comme dans la triacétine $C^3H^5(OC^2H^3)^3$, on a un composé à faible action paralysante, d'après Cagnoli. Finalement, en le remplaçant par le chlore comme dans la diéthylchlorhydrine et dans l'épichlorhydrine C^3H^5OCl, il se présente des propriétés narcotiques et paralysantes, en même temps que les propriétés irritantes du chlore se manifestent.

Aux alcools polyatomiques appartient l'hydrate de chloral, glycol trichloré $C^2HCl^3(OH)^2$, dont le chlore renforçant l'action de l'hydrocarbure, affaiblit celle des deux hydroxyles; on a alors un composé faiblement excitant à petite dose, un puissant narcotique à forte dose et, de par le chlore, un dangereux paralysant du cœur.

On peut dire la même chose de l'hydrate de brôme $C^2HBr^3(OH)^2$, lequel détermine, chez les animaux, tout d'abord une excitation intense, de l'irritation de la muqueuse respiratoire, ensuite de l'anesthésie, sommeil non profond et à dose plus forte dyspnée et cyanose (Steinauer).

De l'étude des alcools il résulte que l'hydroxyle est excitant par l'hydrogène et a comme action caractéristique celle d'exciter les organes psychiques ou l'écorce cérébrale s'il y en a un seul, d'exciter la moelle épinière s'il est en nombre de deux et trois, et encore les nerfs périphériques s'il y en a plus de trois.

Cette action caractéristique de l'hydroxyle alcoolique se manifeste merveilleusement dans l'action des alcaloïdes qui le contiennent seul ou accompagné d'un autre comme l'atropine, la physostigmine, la morphine, la coline, la muscarine, etc.

PHÉNOLS

Les hydrocarbures aromatiques du benzol, de la naphtaline, de l'anthracène, du phénantrène, etc., et ceux qui sont azotés, comme la pyridine, la quinoline, l'aniline, l'azine, etc., forment les noyaux de nombreux dérivés, ayant soit la fonction d'hydrocarbures et par suite de l'action paralysante, soit des fonctions chimiques diverses, selon les groupements qui les entourent. Ce sont alors des phénols, des alcools, des aldéhydes et cétones, acides ou basiques.

Si les hydrocarbures gras, en acquérant un ou plusieurs hydroxyles, acquièrent aussi l'action d'exciter le système nerveux, avec la fonction alcoolique, les hydrocarbures aromatiques, en acquérant un ou plusieurs hydroxyles, gagnent les fonctions chimiques des phénols, dont nous voulons connaître l'action caractéristique qui se trouve être typique dans le premier phénol, l'hydroxylbenzol ou acide phénique $C^6H^5.OH$.

Dans ses traits principaux cette action consiste, chez l'homme adulte, en étourdissements, vertiges, perte de connaissance, narcose, hypersécrétion, collapsus, paralysie du cœur, et mort; chez l'enfant et les autres animaux, en étourdissement, stupéfaction, paralysie cérébrale, mais en même temps excitation du bulbe et de la moelle épinière, d'où convulsions et tremblements, hypersécrétion et finalement collapsus, abaissement de température et paralysie généralisée. La respiration est excitée et augmentée dans son rythme; le cœur est ralenti par action sur le système modérateur du bulbe, mais les vaisseaux périphériques sont dilatés et par conséquent la pression artérielle est abaissée, ce qui ne se produit pas avec le bulbe détruit. Il y a action excitante sur le sympathique, d'où vomissements, coliques, diarrhée, etc. Il détermine de l'hypersécrétion cutanée chez la grenouille, celle de la salive, des larmes, de la sueur, du suc gastrique et intestinal, etc., chez les mammifères. Finalement, le phénol possède une action anesthésique locale accentuée et distincte. L'action anesthésique est commune à beaucoup de substances et par conséquent les caractéristiques de l'action d'un phénol sont : narcose et paralysie, hypothermie, convulsions et spasmes, hypersécrétion et d'autres excitations par action sur le bulbe, la moelle et le grand sympathique, et anesthésie locale.

L'action narcotique et, en général, la paralysante doivent être attribuées au groupement hydrocarburique nucléaire, mais l'action excitante ne peut être due qu'à l'hydrogène de l'hydroxyle phénolique. Tout cela peut être facilement prouvé en remplaçant cet hydrogène par un autre groupement ou élément, comme dans le méthylphénol $C^6H^5.O.CH^3$, le phénotal $C^6H^5.O.C^2H^5$, l'éther phényl-sulfurique $C^6H^5.O.SO^2.OH$, et dans les sulfophénates et tous les composés analogues, soit sans hydroxyle soit avec substitution de l'hydrogène hydroxylique; les actions physiologiques caractéristiques des phénols, énumérées plus haut, disparaissent en ne restant que l'action paralysante en général. En regardant les autres phénols, on observe la même action physiologique caractéristique: spasmes, convulsions, hypersécrétions, anesthésie locale, toujours bien intenses; les phénomènes de narcose et de collapsus dépendants de l'hydrocarbure.

Les crésols $C^6H^4.CH^3.OH$, les xylénols $C^6H^3(CH^3)^2.OH$, le mésitilol $C^6H^2.(CH^3)^3.OH$, le carvacrol (d'après mes expériences), le thymol, etc., produisent des convulsions générales, de la mydriase, de la salivation, de la paralysie, de l'anesthésie locale, etc., ainsi que la théorie le fait prévoir. Le carvacrol est plus actif que le thymol, parce que l'hydroxyle y est en position ortho, tandis que dans le thymol il est en position meta.

La même chose se retrouve dans d'autres composés, où il y a l'hydroxyle phénolique, tels que: naphtol, phénantrol, oxyquinoline, oxypyridine, etc.

La chimie biologique vient nous confirmer cette action de l'hydroxyle phénolique; en effet beaucoup de composés à noyau aromatique seul ou avec des chaînes latérales, avec ou sans azote, et à diverses fonctions chimiques, mais ayant une formule de constitution simplement hydrocarburique, sans aucun hydroxyle ou groupement excitant, comme le toluène $C^6H^5.CH^3$, le xylène $C^6H^4(CH^3)^2$, le mésithylène $C^6H^3(CH^3)^3$, le cymène, etc., se transforment, chez l'organisme, en partie dans les acides correspondants, en partie en phénols, par lesquels ils produisent des actions qui rappellent celle de l'hydroxyle phénolique.

Ainsi le toluène inhalé produit du collapsus, de la prostration, de l'hyperexcitabilité, des convulsions, de la mydriase, une salivation abondante, et chez la grenouille, de l'hypersécrétion cutanée. J'ai démontré qu'il se transforme en partie en acide benzoïque, en partie en p-crésol, qui se trouve dans les urines sous forme d'acide p-benzoïque [1].

---

[1] A. Curci, Azione e trasformazioni del Toluene nell'organismo. Annali di Chimica, ecc. Vol. XIII, Serie IV. Milano, 1891.

Ainsi les xylènes se transforment dans l'organisme en acides toluiques et xylénols $(CH^3)^2C^6H^3.OH$, qui s'éliminent par les urines comme acides oxytoluiques [1] et, en même temps que les phénomènes de narcose et collapsus, produisent ceux de l'hyperxyle phénolique, c'est-à-dire secousses convulsives, mydriase, hypersécrétions, etc.

Le méthylène, qui bout à 164°, ne peut pas être inhalé, mais injecté à la grenouille, à des souris et des chiens, il produit une action paralysante chez les petits animaux; chez les plus gros il est peu actif, parce qu'il se transforme en acide menthylique ainsi qu'il a été vu par L. von Nencki; il produit encore une petite quantité de menthylol $C^6H^2.(CH^3)^2.OH$, qui s'élimine par les urines sous forme d'acide p-oxymenthylique [2].

Le cymène se transforme en oxycymol et, comme l'a démontré Schmiedeberg, le camphre se transforme en camphrol $C^7H^{15}O.OH$, en prenant un hydroxyle phénolique, par lequel on s'explique que le camphre soit convulsivant et hypersécréteur chez les mammifères; et comme par l'hydroxyle il se transforme en acide uroamido-campho-glycuronique, son action dure quelques heures ou un peu plus et se dissipe ensuite, comme si rien n'était; ceci explique la variété d'action et la variabilité de la dose toxique qu'on ne peut pas déterminer pour le camphre.

De tout ce que nous venons de dire il s'ensuit que l'entrée de l'hydroxyle dans un composé aromatique confère à la molécule des propriétés physiologiques excitatrices et modifie ainsi l'action paralysante de la chaîne du carbone.

Il en résulte, en général, que beaucoup de composés à noyau aromatique, s'ils n'ont pas l'hydroxyle auparavant, peuvent le prendre dans l'organisme, et avoir alors une action qui ne correspond pas à la composition antérieure, mais à celle qu'ils ont pris dans l'organisme. Il faut retenir ce fait pour étudier l'action d'une substance par rapport à sa constitution atomique. Il s'ensuit que de l'action et spécialement des phénomènes caractéristiques de groupements atomiques donnés, on peut prévoir la composition approximative de la substance et sa transformation dans l'organisme; nous verrons ceci plus loin.

Je dis, enfin, que si l'hydroxyle alcoolique présente la caractéristique d'exciter les centres cérébraux de la psyche, si l'hydro-

---

[1] A. Cacci. Arsenico e trasformazioni del xilene, ecc. Ibidem, vol. XXI, Serie IV, 1892.
[2] Idem. Azione e trasformazioni del metilene, ecc. Ibidem, vol. XVIII, Serie IV, 1892.

xyle phénolique offre celle d'exciter la substance grise du bulbe et de la moelle, avec l'action stupéfiante et paralysante de l'hydrocarbure, nous pouvons nous imaginer quels merveilleux effets doivent résulter, quand les deux se trouveront dans la même molécule, comme il arrive pour la morphine. Chacun sait qu'en supprimant l'hydroxyle phénolique ou alcoolique, comme dans la codéine et l'apomorphine, on a de la stupéfaction, de l'excitation spinale, mais non pas du cerveau, tandis que les qualités exhilarantes et inébriantes de la morphine se perdent.

Si les phénols mono-atomiques ont, outre l'action paralysante fondamentale sur le système-nerveux central, une action excitante passagère sur le cœur et sur les vaisseaux, par action sur les centres bulbaires, dans les phénols polyatomiques on observe, au fur et à mesure que le nombre des hydroxyles augmente, que d'une part diminuent les manifestations paralysantes, d'autre part sont plus intenses et plus prolongés les phénomènes d'excitation; tandis que le pouvoir toxique diminue, l'action s'étend vers la périphérie.

En effet, les trois dihydroxylbenzols, pirocatéchine, résorcine et hydroquinone, $C^6H^4.(OH)^2$, ont une action semblable à celle du phénol, ils sont moins paralysants et plus convulsivants même chez l'homme, déterminent de l'hypersécrétion, abaissent la température, ont une action anesthésique locale et un pouvoir toxique moins grand. Il est assez important pour nous de relever l'action sur les organes de la circulation, qui est semblable à celle de la digitale, c'est-à-dire que les battements cardiaques se ralentissent et se renforcent, la pression artérielle augmente et les vaisseaux se dilatent, parce qu'ils agissent plus intensivement sur le système nerveux cardio-vasculaire, outre le bulbe, sur les ganglions intra cardiaques. L'orcine ou bioxytoluène $C^6H^3.CH^3.(OH)^2$ agit à doses plus faibles que les crésols, et produit plus facilement des secousses, des crampes et des convulsions et, finalement, de la prostration. Encore la dioxynaphtaline $C^{10}H^6.(OH)^2$, plus active que le naphtol, détermine, chez le cobaye, l'épilepsie qui se termine par la mort.

Il fait suite les trihydroxybenzols, parmi lesquels ont importance pharmacologique le pyrogallol et la phloroglucine. Le premier absorbe de l'oxygène à cause de l'alcalinité du sang, se décompose et altère les globules hématiques; il n'agit pas tel qu'il est et présente de la toxicité. Par contre, la phloroglucine $C^6H^3.(OH)^3$, d'après mes expériences chez le lézard et la grenouille, produit, à la dose de 2 à 3 centigrammes, un peu de collapsus, une augmentation notable des réflexes, des tremblements et des secousses convulsives continuelles, pendant quelques heures, après lesquelles survient de la paralysie généralisée. En réséquant le nerf sciatique, il continue à se produire des contractions fibrillaires des muscles; ceci indique que l'action aussi bien sur les centres que sur les nerfs périphériques, est plus étendue encore que celle des phénols. Chez les mammifères elle a une faible action toxique; injectée à la dose de 1 gramme, sous la peau, elle ralentit les battements du cœur, dilate la pupille et produit de la salivation; rien de plus. Injectée à la dose de 2 grammes, dans la veine, il y a des tremblements et une légère dépression passagère, de la salivation prolongée; en injectant au même animal encore 2 grammes, il survient de la prostration, des convulsions toniques, un grand abaissement de la température, une abondante salivation et retour à l'état normal.

Chez les chiens curarisés, la phloroglucine ralentit le pouls et augmente la pression artérielle et cardiaque; ceci même après la résection du vague. En réséquant le sympatique du cou, la pupille ne se dilate plus.

Chez la grenouille, la phloroglucine détermine une forte action digitalique; le cœur, mis à découvert, ralentit ses battements, se gonfle et exécute une diastole plus prolongée et plus ample, une systole plus énergique; il s'arrête, finalement, en diastole très ample, avec parois musculaires inexcitables.

La phloroglucine, outre qu'elle agit sur la moelle épinière et les nerfs périphériques du système animal, agit aussi sur le sympathique central et les nerfs périphériques cardio-vasculaires et sur la fibre musculaire splanchnique.

Il résulte de ceci que la phloroglucine pourra être employée à la place de la digitale dans les maladies du cœur comme tonique, et dans les fièvres inflammatoires comme antipyrétique, sans être dangereuse.

Les faits nous montrent donc que si le nombre des hydroxyles phénoliques augmente, ils étendent leur action des centres bulbaires et spinaux, sur lesquelles agissent les monoatomiques, aux centres spinaux et autres sur lesquels agissent les biatomiques, et encore aux nerfs périphériques et aux ganglions cardiaques, vasculaires et autres, de même qu'aux muscles splanchniques, sur lesquels agissent les phénols triatomiques.

D'après ceci, il est à prévoir que la digitaline, l'helléborine, la strophantine, l'erythrofléine, la convallarine, etc., doivent être des glucosides qui dans l'organisme doivent engendrer des phénols polyatomiques : il faut rappeler à ce propos que ces substances ont une action anesthésique locale. Il serait intéressant de voir l'action des tetra, penta et hexa-oxybenzols qui, d'après la théorie, doivent avoir une action de plus en plus périphérique.

ALDÉHYDES ET CÉTONES

Le groupement aldéhydique HCO, attaqué par l'hydrocarbure, forme la série des aldéhydes, dont le premier terme est l'aldéhyde formique H^2CO, à laquelle font suite l'éthylique, le propylique, le butylique, l'amylique et ensuite l'acrylique, le chloralique, le bromalique, etc. Mais le groupement aldéhydique peut encore se trouver combiné à d'autres composés et à la série aromatique. Ceci a une influence faible ou même nulle sur la qualité de l'action de l'hydrocarbure auquel il est combiné ; ce n'est qu'en modifiant la densité moléculaire qu'on peut rendre l'action plus facile ou plus difficile.

Mais le groupement aldéhydique, étant facilement oxydable pour former l'acide respectif et en s'hydratant pour reproduire l'alcool dont il dérive, exerce une action chimique irritante et caustique, en enlevant l'eau et en décomposant les tissus. Ce sont pour cela de puissants antiseptiques.

Quelle puisse être l'action générale des aldéhydes, nous pouvons le voir dans les composés typiques suivants.

Le glyoxal $\begin{smallmatrix} HCO \\ HCO \end{smallmatrix}$ produit chez la grenouille (2 à 3 centigram.) une narcose complète, l'abolition des mouvements volontaires, l'immobilité des yeux et l'arrêt des actes volitifs ; les réflexes sont conservés, et, après quelques heures, la grenouille revient à l'état normal ; cependant 2 à 3 jours après elle meurt, parce que le glyoxal se transforme en acide oxalique. À dose plus forte les réflexes sont abolis, tandis que le cœur bat normalement et ne s'arrête que plus tard.

En injectant, chez le chien, 1 gramme sous la peau, sans le moindre phénomène d'excitation il se produit un sommeil plus profond que le normal, sans trouble, pendant plusieurs heures, mais le lendemain l'animal est somnolent et refuse la nourriture. Le glyoxal est donc un hypnotique qui, à plus forte dose, serait dangereux.

Le formaldéhyde a une action irritante locale et antiseptique, mais se transforme, dans l'organisme, en acide formique et n'agit donc pas *per se*. Condensé dans le triométhylène $(H^2CO)^3$ il n'est plus transformable et agit comme hypnotique semblable au glyoxal. A faible dose son action est de courte durée, mais à dose toxique la mort survient chez les mammifères, avec convulsions et paralysie cardiaque et respiratoire (Cappola).

L'éthylaldéhyde $CH^3.HCO$, en inhalations, produit du sommeil et de l'anesthésie avec asphyxie (Albertoni et Lussana), irrite les voies respiratoires. Cette action irritante disparaît dans l'aldéhyde tricondensé ou paraldéhyde $(CH^3.COH)^3$, qui produit un sommeil calme, non précédé d'excitation, diminue un peu la sensibilité cutanée et, à dose mortelle, abolit les réflexes (Cervello).

En montant aux aldéhydes supérieurs, butylique, amylique, etc., etc., et spécialement acrilique, chloralique, outre l'action caustique locale, augmente l'action générale hypnotique, narcotique, anesthésique, paralysante, au fur et à mesure que la quantité de carbone augmente, de la même façon que dans les autres hydrocarbures. Parfois avec ces composés, la dose élevée produit une paralysie rapide des centres cérébraux inhibiteurs, tandis que les centres excito-moteurs sont encore très excitables, ou paralysie de la respiration et du cœur; on a, au milieu de la narcose, des phénomènes convulsifs, qui sont des effets secondaires et ne dépendent pas directement de la substance ainsi que pour les aldéhydes, à moins qu'ils ne se transforment en alcools.

Les aldéhydes simples n'ont pas grande action sur le cœur; mais les chlorés gagnent, par le chlore, une affinité spéciale pour le centre respiratoire et pour le muscle cardiaque, où les anesthésiques et les hypnotiques chlorés, s'ils sont plus énergiques, sont aussi plus toxiques et plus nuisibles.

Il en résulte que les hydrocarbures aldéhydiques ont la même action que les simples; ils agissent comme paralysants par le carbone et la diversité d'action de tant de composés n'est qu'apparente; tandis que la qualité est à peu près la même, l'intensité, la durée et la toxicité dépendent non pas de la constitution atomique mais plutôt du poids moléculaire et de certaines affinités chimiques.

Lorsque le carbone est totalement saturé par l'oxygène, comme dans CO^2, il perd toute action parce qu'alors il fait partie d'un ion complexe électronégatif; mais quand il lui reste deux valences comme dans le carbonyle CO, de façon à ce qu'il puisse faire partie d'une chaîne, il ne manifeste pas son action caractéristique paralysante ni modifie l'action du groupement dont il fait partie-lysante, si on les emploie à doses élevées.

L'oxyde de carbone CO possède seulement une affinité pour l'hémoglobine plus forte que celle de l'oxygène et par conséquent, non par lui-même mais par l'asphyxie qu'il s'en suit, il est toxique. Il ne semble pas avoir d'action sur le système nerveux, ainsi qu'on l'a prétendu, puisque les insectes, qui n'ont pas de sang rouge, ne ressentent aucun effet délétère sous l'influence de ce corps. Il n'a aucune propriété physiologique, parce que l'oxygène combiné avec les deux valences d'un élément, lui fait perdre toute énergie et toute action physiologique[1].

Pour se convaincre de tout ce que je viens de dire, il suffit de jeter un coup d'œil sur l'action de l'acétone $CH^3.CO.CH^3$, de l'hypnone $CH^3.CO.C^6H^5$, et d'autres semblables, qui ont une action hypnotique et une action stupéfiante et finalement paralysante, si on les emploie à doses élevées.

AMINES, AMIDES ET IMIDES

Le radical atomique NH^2 est un groupement excitant de par l'hydrogène et selon la proportion de celui-ci.

Tout le monde connaît que l'ammonium NH^4 excite le système nerveux animal et végétatif entier, depuis leurs centres jusqu'aux extrémités périphériques, ainsi que le prouvent les phénomènes suivants: mydriase, hyperpnée, tremblements, secousses, convulsions, hyperthermie, augmentation de la pression artérielle et cardiaque (action digitalique) et du péristaltisme gastro-entérique, etc.

Le monométhylammonium $CH^3.NH^3$ produit de la mydriase, de l'hyperpnée, du tétanos des muscles cervicaux, thoraciques et des membres antérieurs; tandis que les articles postérieurs restent inertes; il produit aussi une action digitalique, mais pas de convulsions généralisées, autant dire qu'il est un excitateur du cerveau, du bulbe et de la portion supérieure de la moelle épinière, sans action sur sa portion lombaire ni sur les nerfs périphériques.

Le diméthylammonium $(CH^3)^2.NH^2$ produit de la mydriase,

[1] A. Curci, Funzione dell'ossigeno nei composti. Atti dei Accademia Gioenia, Catania, 1905.

de l'hyperpnée et des contractions des muscles cervicaux et de l'épaule seulement; d'après ceci il excite le bulbe et la portion supérieure de la moelle épinière; il est, cependant, un peu narcotique à cause de ses deux radicaux méthyle.

Le triméthylammonium $(CH^3)^3$. NH, tout en étant capable de produire de la narcose et de la paralysie, excite seulement les centres pupillaire, respiratoire et cardiaque, situés dans le bulbe; il produit, donc: mydriase, hyperpnée, action digitalique passagère et, finalment, action curarique.

Le tetraméthylammonium $(CH^3)^4$. N, sans avoir aucune action excitante comme hydrocarbure complexe, paralyse le système nerveux jusqu'aux extrémités motrices périphériques.

On voit donc que l'on a trois groupements: l'amine, l'amide et l'imide, lesquels agissent comme des excitants en rapport avec leur teneur en hydrogène. Or ces groupements peuvent faire partie d'un hydrocarbure quelconque de la série aromatique.

Eh bien: toutes les fois qu'il existe un de ces groupements, à l'action paralysante de l'hydrocarbone il se joint l'action excitante de l'hydrogène et la précède, selon le groupement auquel il appartient et d'après ce que nous avons dit. Nous pouvons donc conclure, après l'examen du nombre de substances qui le contiennent, que le groupement NH^3 agit sur toute l'étendue du système nerveux; le groupement NH^2 n'agit que sur la moitié de la moelle épinière; le groupement NH^1 ne va pas au-delà de la portion cervicale et le groupement NH se restreint au bulbe. Mais comme de tels groupements font partie d'hydrocarbures qui ont une action paralysante, selon que l'un ou l'autre prédomine ou se font équilibre, on observe avec légère variation des symptômes soit de paralysie soit d'excitation. Sur cela influent la grandeur de l'hydrocarbure et la quantité d'hydrogène combinée à l'azote.

En voici quelques exemples:

La butylamine C^4H^9. NH^2, l'isoamylamine C^5H^6. NH^2, l'hexylamine C^6H^{13}. NH^2 sont des alcaloïdes qui produisent de la stupeur et des convulsions (Gautier et Morgues).

L'aniline C^6H^5. NH^2 produit de l'hyperpnée, mydriase, convulsions, narcose et hypersécrétion (celle-ci due à l'acquisition d'un hydroxyle phénolique).

La phénylènediamine C^6H^4. $(NH^2)^2$, la toluidine C^6H^4. CH^3. NH^2, la xylidine C^6H^3. $(CH^3)^2$. NH^2, la cumidine C^6H^2. $(CH^3)^3$. NH^2, le diamidodiphényle $C^{12}H^8$ $(NH^2)^2$ et d'autres semblables produisent des phénomènes de paralysie et des phénomènes convulsifs moins

marqués que pour l'aniline. L'action excitante devient plus intense
si l'amide est en position ortho, ou si le groupement amidé est
double.

Plusieurs de ces amides à noyau aromatique acquièrent leur
hydroxyle phénolique au sein de l'organisme, et alors se joignent
les actions convulsivante et hypersécrétoire de celui-ci.

Aussi, les acides dont l'hydroxyle a été remplacé par NH^2
acquièrent des propriétés excitantes; tels sont la formamide
$H.C^2 NH^2$, l'acétamide $CH^3.CO.NH^2$, la lactamide $C^3H^5.OH.CO.NH^2$,
l'oxamide $(CO.NH^2)^2$, etc.

L'action excitante est bien due à l'hydrogène amidique, car elle
diminue et finit même par disparaître si on le remplace par d'autres groupements. En voici la preuve: la méthylaniline $C^6H^5 NH CH^3$,
l'éthyle et l'amylaniline ont une action stupéfiante; l'acétanilide
$C^6H^5. NH. CO. CH^3$ est stupéfiante et analgésique, tout comme
la p. acétophénétidine $C^6H^5. OCH.NH. CO. CH^3$; la formanide
$C^6H^5 NH. CHO$; la lactophénine et d'autres. Ces composés qui se
décomposent plus ou moins et peuvent même acquérir un hydroxyle phénolique, tout en étant doués d'une action paralysante,
peuvent aussi avoir celle d'exciter, quoique très faiblement, les
centres bulbaires par leur hydrogène imidique résiduel.

En remplaçant tout l'hydrogène, comme dans la méthylfor-
manilide $C^6 H^5. NCHO. CH^3$, on obtient un composé paralysant
d'abord les centres, ensuite les nerfs périphériques, sans être un
modificateur de la pression sanguine ni des battements cardiaques. Mais elle aussi se phénolyse et forme avec les acides
sulfurique et glycéronique des acides copules, qui attaquent l'hémoglobine et déterminent de la salivation et des secousses (Binet).

Il en est de même de la méthylacétanilide $C^6H^5N. CH^3$;
celle-cien, se transformant en paramidophénol et en orthoxycarba-
mide produit des convulsions épileptiformes (Jaffä et Hubert).

On peut ranger dans cette série beaucoup de produits pharmaceutiques nouveaux tels que la chloramide, la glucosamide, etc,
qui ne jouissent pas des vertus médicamenteuses qu'on leur a
attribuées.

Les groupements NH^2 que nous venons d'étudier se trouvent
dans beaucoup de produits artificiels et naturels, tels que les alcaloïdes. Si l'on examine attentivement les symptômes auxquels ils
donnent origine, on y trouve la confirmation de nos conclusions,
rapport aux phénomènes caractéristiques de chaque groupement,
parmi les effets paralysants dus au complexus hydrocarbure azoté

OXIMES

Toutes les fois qu'un hydroxyle se combine à l'azote, on a des oximes, NOH. La présence de ce groupement donne au composé, quel qu'il soit, des propriétés physiologiques excitantes et hypersécrétoires tout comme celles de l'hydroxyle phénolique.

Tous les ammoniums simples et composés de la série grasse et de la série aromatique et toutes les cétones et aldéhydes peuvent acquérir le groupement et alors, s'ils étaient déjà des excitants, ils deviennent des convulsivants plus énergiques et des hypersécréteurs; s'ils sont paralysants, ils acquièrent les deux sortes de propriétés.

De toutes mes études faites sur beaucoup de ces produits j'ai pu déduire que l'hydrogène de l'oxime excite la moelle épinière, d'où les convulsions; qu'il excite en même temps le système nerveux glandulaire, ce qui explique l'hypersécrétion, et encore il est un excitant du système nerveux cardio-vaso-moteur et pour cela il produit une action digitalique. Voilà les caractéristiques physiologiques de l'oxime.

En effet, l'hydroxylammonium $HO.NH^3$, l'hydroxylmonométhylammonium $HO.NH^2.CH^3$, l'hydroxyldiméthylammonium $HO.NH^2.(CH^3)^2$, l'hydroxytriméthylammonium $HO.NH.(CH^3)^3$ et l'hydroxytétraméthylammonium $HO.N.(CH^3)^4$, d'après mes expériences, produisent, chez les grenouilles de l'hypersécrétion cutanée et des phénomènes légers d'excitation générale; chez les chiens ils déterminent le larmoiement, la sécrétion d'humeurs nasales, de la salivation et sécrétion de suc gastrique, auquel sont dus les vomissements, et de suc intestinal d'où la diarrhée; la sécrétion des bronches et l'œdème pulmonaire apparaissent aussi; on ne constate pas augmentation de l'urine. Concurremment ils produisent des phénomènes convulsifs plus ou moins généralisés, outre l'action digitalique.

La névrine $(O.(CH^2)^2.C^3H^2)$ agit tout comme l'hydroxylétraméthylammonium.

La furfuroldoxime, la salicylaldoxime sont aussi des convulsivants et excitent les sécrétions. Et encore l'hydroxyltriméthylsulfine $HO.S.(CH^3)^3$ produit de l'hypersécrétion. [1]

---

[1] A. Curci. L'azione biologica secondo la costituzione atomica dell'acido e della idros-trimetilsolfina. Archivio di farmacologia. Palermo, 1895.

L'oxime peut être renforcée par d'autres hydroxyles, soit alcooliques soit phénoliques, voire la choline ou hydroxyltriméthyl-oxyéthylammonium $HO . N . (CH^3)^3 . C^2 H^4 OH$ qui est doué d'une action plus excitante et hypersécrétoire que les précédents composés (Cervello, Brieger, Moriggio). La muscarine a une action très intense et très étendue sur tout le système nerveux animal végétatif et glandulaire et une toxicité très commune, parce qu'elle possède deux hydroxyles alcooliques, comme on peut le voir dans sa formule $HO . N . (CH^3)^3 . C^2 H^3 (OH)^2$. Avec la muscarine les phénomènes d'excitation prédominent sur ceux de paralysie. Il est aussi connu que la muscarine a une action excitante sur le cerveau et est un inébriant; outre cela elle produit de l'excitation psychique, de l'ivresse, du délire et des accès de manie avec perte de connaissance. D'après ce que nous venons de voir cette action est caractéristique de l'hydroxyle alcoolique. La pilocarpine qui serait une bétaïne de l'acide β-piridino-x-lactique est un anhydride; alors elle se transforme dans le sang en pilocarpinate; mais comme la pilocarpine que l'on extrait des urines, après acidulation, donne une coloration rouge-brun avec la liqueur de Millon, il faut en conclure qu'elle fixe un hydroxyle phénolique à son groupement piridique et un groupement oxime.

$$HO . C^5 H^3 . N . C \big\langle {{CO . O Na} \atop {N . (CH^3)^3 . OH} } \big\rangle CH^3$$

Son action s'explique alors par l'existence des deux hydroxyles excitateurs des sécrétions [1].

De la même façon, d'autres alcaloïdes, qui excitent les sécrétions et produisent des convulsions, doivent fixer au sein de l'organisme un ou plusieurs hydroxyles, s'ils n'en sont pas pourvus. Il est probable que cela arrive avec la narcotine qui n'en a pas.

Les alcaloïdes de la noix vomique et les alcaloïdes convulsivants de l'opium agissent tout comme les amines avec ou sans hydroxyle. Nous avons déjà parlé de la morphine.

---

[1] A. Curci. Trasformazioni e meccanismo di azione della pilocarpina nell'organismo. Annali di Chimica, ecc. Vol. XVIII, Serie IV, Milano, 1893.

ACIDES

Les acides sont des hydrocarbures tantôt simples tantôt avec, de l'azote, de l'oxygène, du soufre ou tout autre élément compris dans la molécule d'un groupement quelconque, auquel un ou plusieurs carboxyles CO.OH sont unis.

Quelles que soient la constitution atomique et la fonction chimique, neutre, basique, alcoolique, phénolique, aldéhydique, etc., la présence du carboxyle détermine la propriété acide, mais il y a perte des propriétés physiologiques caractéristiques du groupement complexe qui le porte.

Le premier groupement méthylique, oxydé et transformé en carboxyle, perd son action comme hydrocarbure et acquiert celle d'un acide quelconque. Ce fait peut être observé avec l'acide formique et ces congénères.

L'action d'un acide peut être résumée comme suit: l'acide n'est absorbé par aucun tissu, le nerveux non plus; s'il est en excès dans le sang, le stimulus manque à chaque cellule et toutes les fonctions végétatives languissent; les oxydations, la thermogénèse, l'excitabilité et la contractilité du cœur et des autres muscles s'affaiblissent et la vie tend vers l'anéantissement en raison d'un manque de production d'énergie. Voilà l'action spéciale et propre à tout les acides — action négative, action d'affaiblissement, opposée à l'action hautement vivifiante et excitante des alcalins [1].

L'organisme, et spécialement le système nerveux, ne supportent pas les acides qui s'éliminent soit à l'état de sels par les urines et autres sécrétions, soit libres, notamment par la peau en produisant des dermatites et des éruptions.

Ils n'arrivent jamais à faire perdre au sang son alcalinité, quoique ils la diminuent un peu et seulement quand ils sont en excès ou à des doses mortelles; peut-être se combinent-ils aux albuminoïdes, à l'état d'acidalbumines, jusqu'à ce qu'ils soient éliminés, si l'organisme ne meurt pas. Le protoplasma des cellules, spécialement celui des cellules nerveuses, est acide, électronégatif, et pour cela il repousse les acides électronégatifs, tandis qu'il attire les électropositifs (neutres et basiques).

Si, par un effet de masse, les acides pénètrent et mortifient

---

[1] A. Carci. Importanza fisiologica e terapeutica degli alcalini ed alcalino-terrosi. Giornale internazionale di Scienze mediche. Napoli, 1900.

les protoplasmas des parenchymes, ceux-ci après la mort subissent la nécrose; les acides gras inférieurs et les acides amidés solubles et autres sont éliminés, tandis que restent les acides gras supérieurs insolubles, représentants de la dégénérescence grasse qui se produit toutes les fois que la mort n'est pas survenue soudainement et il y a assez de temps pour la décomposition. C'est ce qui arrive dans l'empoisonnement par le phosphore, l'arsénic, etc.

On sait que dans le carboxyle, le carbone a perdu toute son action à cause de l'oxygène qui fait perdre l'énergie que les éléments atomiques possèdent comme charge électrique en fait d'ion? mais c'est un fait remarquable que le carboxyle anéantit l'action propre à tout les composés auxquels il est uni, cette action qu'il a quand il n'est pas carboxylé et sans que les groupements hydrocarbures soient oxydés.

L'ensemble, la molécule entière, en un mot, devient un acide à propriété négative et mortifiante, incompatible avec la vie s'il est libre; s'est-il salifié au contact des bases alcalines, alors il forme des sels très oxydables sous l'influence de la cellule vivante, et tant de composés doués d'une action qui peut être variable à l'infini et parfois toxique se changent en des substances alimentaires et nutritives.

Tout le monde peut aisément constater que le carboxyle, tout en imprimant un caractère acide, fait perdre au groupement fondamental son action caractéristique paralysante ou excitatrice et maintes fois son action toxique, quoiqu'il n'y ait pas de changement de constitution atomique.

Le méthyle et ses multiples, métène, etc. qui tous possèdent en général une action anesthésique, hypothermique et paralysante, donnent, par l'acquisition d'un carboxyle, les acides gras; ces acides, tout en gardant les propriétés ci-dessus, ne possèdent plus celle de l'hydrocarbure fondamental.

Les alcools ont le pouvoir d'exciter le système nerveux: s'ils s'unissent à un carboxyle ils donnent des acides doués d'une action commune à tous les autres, mais différente de celle des alcools: p. ex.: les acides glycocolique ou oxyacétique $C_2H_3 <^{OH}_{CO.OH}$, les acides lactiques ou oxypropioniques $C_3H_5 <^{OH}_{CO.OH}$, l'acide oxybutyrique $C_4H_7 <^{OH}_{CO.OH}$, oxyvalérianique $C_5H_9 <^{OH}_{CO.H}$, oxymalonique et dioxymalonique, malique, tartrique et d'autres acides du vin, citrique et bien d'autres, qui contiennent dans leur molécule un ou deux hydroxyles alcooliques.

Les acides peuvent aussi contenir un ou plusieurs radicaux amidés NH^2 et alors on a les nombreux acides amidés, tels que l'acide amido-acétique $CH^2 . NH^2 . CO^2H$, l'acide amidopropionique, $C^2H^4 NH^2 CO^2H$, desquels on peut monter jusqu'aux albuminoïdes, qui sont des complexes acides amidés bibasiques.

Dans tous, presque sans exception, il n'existe plus l'action du groupement fondamental; ils sont devenus des composés alimentaires et nutritifs.

Il en est de même de la série aromatique; le benzène a une action stupéfiante et convulsivante, parce qu'il se transforme en phénol et en hydroquinone; s'il vient à être combiné à un carboxyle, on a l'acide benzoïque où l'on ne trouve plus l'action du phényle; de même pour les acides phtaliques qui possèdent deux hydroxyles attachés à leur radical phényle et ainsi de suite.

Le carboxyle, en s'unissant au phénol, donne les trois acides oxybenzoïques et l'action du phénol disparaît, voire les acides crésotoniques, pyrocatéchiques $C^6H^3 (OH)^2 CO^2H$ et gallique $C^6H^2 (oH)^3 CO^2H$ où l'action du crésol, de la pirocatéchine et du trihydroxybenzol n'existe plus.

Il est inutile d'insister sur les exemples; seulement avant de terminer je dois dire que quand il s'agit d'anhydrides, d'aldéhydes ou d'hydrocarbures aromatiques possédant des radicaux aldéhydiques, l'anhydride s'hydrate au sein de l'organisme, et les groupements aldéhydique et méthylique attachés au noyau aromatique se transforment, par oxydation, en carboxyles, de sorte que les composés qui étaient neutres deviennent acides. Alors ces mêmes composés qui devraient être doués d'une action caractéristique dépendant de leur constitution atomique, restent absolument inertes vis-à-vis de cette action; l'esculine, par exemple, est inactive parce que l'esculétine, étant un anhydride se transforme dans l'organisme en acide esculétinique; le toluène en acide benzoïque et p-oxybenzoïque; les xylènes en acides toluidiques et oxytiques etc; de cette façon leur action ne se produit pas ou s'arrête.

Je suis le premier qui, en 1890, ait fait connaître l'influence du carboxyle sur l'action physiologique des diverses substances, mais on en a attribué à tort la priorité à d'autres.

L'action primitive se perd aussi, quand d'autres acides s'accouplent aux hydrocarbures, p. ex: les acides amidacétique, glycoronique et sulfurique. De cette façon, l'organisme rend inoffensives beaucoup de substances toxiques qui peuvent pénétrer jusqu'à l'intestin et épargne les alcalis qu'il devrait employer à la neutralisation inévitable des acides dans le sang; il fait des deux acides un couple monobasique, comme par exemple les acides hippurique, phénylsulfurique, indoxylsulfurique, scanthoglycuronique, etc.

Il nous reste à étudier les modifications que l'action des acides subit au fur et à mesure que le nombre des carboxyles s'accroît, car il y en a qui en possèdent plusieurs.

Nous n'avons pas pu continuer cette étude, mais d'après ce que nous avons vu il paraît que l'action devient de plus en plus intense et toxique à mesure que le nombre de ces radicaux augmente. Les acides à trois et à deux carboxyles ont une action plus intense que ceux qui n'en possèdent qu'un seul. Ex: l'acide mellique $C^6 (CO^2H)^6$ a une action toxique assez marquée, presque pareille à celle de l'acide oxalique avec production de dépression générale, hypothermie et mort accompagnée de quelques phénomènes convulsifs [1].

PYRIDINES

Si dans un noyau aromatique on substitue un azote à un carbone, on obtient des hydrocarbures azotés à fonction basique: pyridines, choline, etc. Le composé garde cependant son action d'hydrocarbure car la nouvelle fonction chimique n'y exerce pas d'influence. La raison en est que l'azote a une action pareille à celle du carbone, quoique un peu plus faible, ainsi que nous l'avons déjà vu et a été confirmé principalement au moyen du triazobenzène, $C^6 H^5 CN^3$, paralysant et hypothermique.

La pyridine $C^5 NH^5$ paralyse le cerveau et les centres bulbaires, respiratoire, du vague et vaso-moteur, sans amener des convulsions, ni aller jusqu'à la complète abolition des réflexes; elle produit de la mydriase en vertu d'une paralysie du centre de la 3ème paire et l'insensibilité de la face, en raison de la paralysie centrale de la 5ème paire.

C'est une action paralysante avec prédominance sur les centres moteurs, parce qu'il s'agit ici d'un hydrocarbure à chaîne fermée.

En remplaçant à l'hydrogène du noyau pyridique un radical alcoolique, on obtiendra la longue série des bases pyridiques: la picoline $C^5 N^4 CH^2$; la lutidine $C^5 NH^3 (CH^3)^2$; la collidine $C^5 NH^2 (CH^3)^3$; la parvoline $C^5 NH (CH^3)^4$; la coridine $C^5 N (CH^3)^5$;

[1] A. Curci, L'azione biologica dell'azoto motore. Atti dell'Academia Gioenia, Vol. 5, serie 4.

la rubidine $C^5 N (CH^3)^3 C^2 H^3$, etc., et d'autres encore plus complexes qui toutes sont des paralysants de la motricité et des curarisants.

A la pyridine se rattachent plusieurs alcaloïdes, dont voici quelques exemples: La pipéridine ou hexahydropyridine $C^5 HN . H^{10}$ chez laquelle à l'action paralysante de la pyridine s'ajoutent quelques phénomènes d'excitation dus à l'imide: action digitalique passagère, mydriase et hyperpnée liées à une excitation des centres bulbaires.

La conine qui, d'après la formule de Hoffmann, serait de la pipéridine possédant un radical propyle en plus, a aussi une action pareille: elle est un narcotique pour les mammifères et donne lieu encore à des convulsions par son action sur les centres inhibiteurs.

La nicotine qui, d'après Pinner, serait un produit de condensation de la pyridine avec la méthylpyrolidine, est un agent narcotique, déprimant, hypothermique; à côté de l'action paralysante sur les centres modérateurs cérébraux, elle a celle d'exciter la moelle épinière et le grand sympathique par une action de contact, d'où les phénomènes connus du narcotisme aigu, tandis que dans le narcotisme chronique on note seulement des phénomènes de paralysie.

La spartéine, qui peut-être contient un noyau dipicolineméthane agit tout comme la nicotine. Nous ne savons pas encore quelles sont les transformations qu'elle subit dans l'organisme, moyennant lesquelles elle pourrait prendre un hydroxyle, et passer à l'état d'oxyspartéine, excitant encore plus énergique que la spartéine. Son action sur le cœur n'est pas assez connue non plus.

La cocaïne, l'éther méthylique de la benzoïlecgonine, celle-ci étant elle-même un dérivé de la pyridine, se scinde, au contact des cellules, spécialement des nerveuses, en alcool méthylique, et en benzoïlecgonine; l'alcool produit une action excitante merveilleuse, la benzoïlecgonine se phénolise et produit une action anesthésique locale. La benzoïlecgonine et l'ecgonine elles-mêmes possèdent un groupement carboxyle; étant des acides elles n'ont pas d'action sur le système nerveux et restent inactives.

Les autres termes analogues à la cocaïne, l'eucaïne par ex., agissent dans le même sens.

Nous avons déjà envisagé les quinoléines; si l'on passe à l'examen des différentes quinoléines, on voit que leur noyau se

conduit toujours comme un hydrocarbure à chaîne fermée; il est
paralyso-moteur; et selon les diverses chaînes latérales, on a des
effets correspondants. Ex.: les caïrolines $C^9 H^{12}. N. CH^3$, qui étant
tout simplement douées d'une action paralysante, après qu'elles
ont acquis, un hydroxyle donnent les caïrines $C^9 H^9. OH. N. CH^3$,
des corps à action paralysante moins marquée et qui à de fortes
doses excitent les sécrétions et produisent le collapsus. Substitue-
t-on un méthyle à l'hydrogène de l'hydroxyle, comme dans la tha-
line $C^9 H^9 O. CH^3. NH$, ou un éthyle, l'action hypersécrétoire disparaît et l'on voit reparaître l'action de l'ethoxyquinoléine et de
la caïrine.

La quinine, qui probablement est une diquinoléine possédant
un hydroxyle phénolique, a des actions doubles qui se combattent:
celle paralysante de son noyau double et celle excitante de
l'hydroxyle.

Dans les éthers de la quinine, tels que l'euquinine, l'acétyl-
quinine, la salicylquinine, etc., toute action physiologique dépen-
dante de l'hydroxyle est perdue: le composé n'est plus excitant,
ni soporifère, ni irritant et son action est moins perturbatrice:
ainsi ces produits son préférés à la quinine. Je dois, cependant,
vous avertir qu'il faut se mettre en garde, car je crains que, une
fois éloigné cet hydroxyle phénolique, la quinine n'ait plus cette
action spéciale toxique sur les plasmodies de la malaria et sur
d'autres microbes, ainsi qu'il arrive pour le phénétol et d'autres
éthers phénoliques.

Quel vaste champ d'étude, hérissé de nombreuses difficultés,
nous offrent les alcaloïdes naturels et artificiels! Je dois malheureusement m'arrêter là, réservant pour une autre occasion ce
travail difficile, si mes forces m'y aident.

Avant de terminer je dois rappeler que les alcaloïdes qui sont ou
se transforment en acides, ne manifestent pas d'action en rapport
avec leur constitution atomique. Par contre, s'ils s'attachent des
hydroxyles soit alcooliques, soit phénoliques, soit oximiques, leur
action devient excitante et merveilleuse. On ne doit pourtant pas
juger de leur action en se basant sur leur constitution assignée
par les chimistes, avant leur introduction dans l'organisme; elle
pourrait ne pas être vraie. Il faut, par dessus tout, connaître les
transformations qu'ils subissent et les produits au moyen desquels ils agissent. C'est seulement alors qu'on a le droit d'établir un rapport entre leur action et leur composition chimique.
Il résulte de nos travaux que nous pouvons prévoir leurs trans-

formations probables, d'après la connaissance des phénomènes physiologiques correspondant à chaque groupement atomique; c'est justement cette connaissance qui doit nous servir de guide dans nos recherches, en les rendant plus aisées, plus praticables. Et je répète ce que tout le monde sait déjà : l'action des alcaloïdes ne dépend pas de leur fonction basique; ils agissent en hydrocarbures simples ou en complexes hydroxylés, souvent amidés.

NITRILES

Les nitriles sont des composés très peu stables et leur action consiste en ce que le noyau cyanique CN se scinde très facilement en donnant origine à du formiate et à du carbonate d'ammonium. On peut se figurer quels effets surprenants doivent suivre l'apparition d'un tel composé dans la cellule nerveuse ou autre! Tout le monde connaît l'action rapide et foudroyante de l'acide cyanhydrique et des cyanures : trouble profond du cerveau et convulsions intenses suivies de mort. Le gaz cyanogène $(CN)^2$ agit à peu près comme l'acide cyanhydrique, parce qu'il subit les mêmes transformations. Il en est de même de l'iodure et sulfure de cyanogène.

Tous les composés de la série cyanique, dont le noyau peut souffrir cette transformation, ont l'action excitante de l'ammonium et celle du radical hydrocarbure paralysant, qui lui est combiné. C'est ce qui arrive avec les nitriles chez lesquels un hydrogène a été remplacé par un radical alcoolique : l'acétonitrile $CN.CH^3$, le propionitrile $CN.C^2H^5$, le butyronitrile $CN.C^3H^7$, le valéronitrile $CN.C^4H^9$ le benzonitrile $CN.C^6H^5$, le phénylacétonitrile $CN.C^6H^5.C^2H^2$, etc. Eux tous, d'après les recherches de Politran, Rossbach, Giacosa et autres, produisent de la narcose, anesthésie, abolition des réflexes, paralysie générale et mort, phénomènes que nous devons attribuer à l'hydrocarbure; ils déterminent aussi des convulsions et d'autres phénomènes d'excitation que nous devons rattacher aux produits ammoniacaux qui proviennent de la scission du noyau cyané.

Cette transformation si facile du noyau cyanique confère à ses dérivés un action locale irritante caustique, révulsive, outre celle plus ou moins toxique générale.

C'est justement à cause de cela que l'on trouve des essences, telles que l'essence d'ail, d'oignon, de moutarde et diverses crucifères, qui jouissent d'une action locale révulsive, excitante et antiseptique. Leur noyau cyanique se décompose et ses produits ainsi que l'hydrocarbure agissent sur place.

Les nitriles, en effet, se décomposent dans l'organisme en produisant de l'ammoniaque et parfois aussi de l'urée (Nencki, Giacosa).

L'acide sulfocyanique est décomposé très facilement et possède une notable action locale, mais il devient inactif, combiné aux métaux — C N S K —. Il fait partie des essences des crucifères, parmi lesquelles il faut mentionner l'isosulfocyanate allylique C. N. S. C³ H⁵ ou essence de sinapis nigra.

L'action générale de tous ces composés est à peu près pareille car elle est due aux mêmes produits, amines et hydrocarbures, qui déterminent aussi l'effet révulsif.

L'acide cyanique produit, en contact avec la peau, de la vésication, parce qu'il se transforme en carbonate d'ammonium; son action générale dérive aussi du même produit. Dans l'acide cyanurique et dans la cyamélide, où il ne peut plus se décomposer, il devient inactif; ces deux polymères se décomposent très lentement en carbonate d'ammonium qui se change en urée.

Quand le noyau cyanique ne peut pas se décomposer comme dans les ferro et ferricyanures, il devient inactif, ce qui confirme l'opinion d'après laquelle l'action des composés cyaniques est due à la décomposition de leur noyau cyanique.

La série cyanique, ainsi que la série isocyanique, subissent, au fond, les mêmes réactions chimiques et ont la même action physiologique. Leurs actions locale et générale sont en rapport avec leur décomposition et les produits formés.

Les éthers de l'acide cyanurique C NO. C H³)³, qui ne se décomposent pas, ont une action tout simplement narcotique, tandis que ceux de la carbamide CO. NH, tels que l'isocyanate méthylique CO N. C H³, triméthylique et éthylique, qui se décomposent, produisent de la paralysie et des convulsions.

On pourrait écrire là-dessus des volumes entiers, mais il faudrait avoir du temps, être assez habile et posséder du savoir pour le faire; je n'ai pas la fortune de pouvoir affirmer que j'ai ces conditions. Je passerai à d'autres questions plus générales, que l'on ne peut pas oublier sans nuire au complet développement du thème.

VARIABILITÉ D'ACTION

De tout ce que nous venons de passer en revue, il résulte que
la qualité de l'action physiologique consiste en deux phénomènes :
paralysie due principalement au carbone, et excitation dépendant
exclusivement de l'hydrogène, alors que la constitution atomique
et la fonction chimique se montrent si variables et diverses.

Mais si la qualité de l'action reste la même, elle varie de
siège, d'intensité, de durée et de toxicité.

SIÈGE DE L'ACTION

En disant que le siège de l'action n'est pas le même pour les
substances douées d'une action égale, vous voulons dire qu'elles
agissent sur les tissus selon leur ordre hiérarchique : centres nerveux sensitifs, centres moteurs, nerfs périphériques, muscles, tissus
parenchymateux et végétatifs, peau et muqueuses. Il faut distinguer pourtant une action centrale et une action périphérique.

Mes observations m'ont permis d'établir la règle suivante :
toutes les fois qu'il y a un seul groupement atomique, celui-ci a
une action centrale ; lorsqu'il y a plusieurs groupements atomiques, disposés autour d'un qui leur sert de noyau, leur action
s'étend et devient de plus en plus périphérique au fur et à mesure
qu'augmente le nombre des groupements qui forment la molécule
complexe.

Les ammoniums composés, p. ex., quand ils ont un seul hydrocarbure, ont une action stupéfiante et paralysante nettement
centrale ; au cas où ils en ont deux, l'action s'étend à la moelle
épinière ; avec trois aux nerfs périphériques ; avec quatre, aux
extrémités motrices des nerfs, c'est-à-dire que l'action curarisante
apparaît avec un groupement triple et devient plus évidente avec
un groupement quadruple. Cette loi se trouve confirmée et démontrée avec exubérance dans les nombreuses séries aromatiques,
neutres et basiques. La pyridine a une action centrale, mais les
pyridines composées, celles qui portent deux hydrocarbures latéraux, en haut, produisent une action qui s'étend jusqu'à la périphérie, et on a des composés curarisants.

Le toluène a une action centrale, mais le camphre et le mé-
thylpropyl-benzine et d'autres ont une action curarisante.

Il suffit de considérer la constitution atomique pour voir que cette règle est générale, sans exceptions; elle va nous servir à expliquer des faits très importants.

La tropine, aussi, n'est pas un mydriatique, c'est-à-dire n'a pas d'action périphérique, parce qu'elle est un composé très simple: C^8H^7. OH. C^5H^1. N. CH^3; mais si elle se trouve combinée à l'acide tropique, toluique, phénylglycolique, etc., comme il arrive pour l'atropine, l'omatropine, l'alkamine et l'euphtalmine, alors la molécule se complique de chaînes grasses et phényliques, son action va jusqu'à la périphérie et on a une action mydriatique, outre l'action curarique propre à de tels alcaloïdes. L'isocyanine, l'hyoscine, la scopolamine, la duboïsine agissent dans le même sens et par la même raison.

La curarine correspond à un ammonium ou à une pyridine à quatre groupements hydrocarbures. Beaucoup de néo-pharmaciens s'entêtent à ne pas reconnaître les théories, que j'ai publiées dès 1890, tout comme si elles n'eussent jamais existé. Plus ils perdent du temps à la recherche du groupement mydriatique, plus ils seront forcés de se soumettre et de considérer mes travaux.

Si les groupements actifs sont excitants, on observe encore le même fait: l'action centrale d'un seul devient périphérique s'ils sont plusieurs dans le rapport direct du nombre.

Nous avons vu, par exemple, que l'ammonium NH^4 a une action générale, depuis les centres jusqu'aux extrémités périphériques des nerfs: toutes les fois que l'on remplace un hydrogène par un radical ou que l'on en diminue le nombre, l'action se limite à la moelle épinière pour le groupement NH^2 et à la moelle allongée pour le groupement NH.

Avec les alcools on a tout-à-fait la même chose: les monoatomiques ont une action qui est limitée au cerveau; dans les termes bi et triatomiques elle s'étend jusqu'à la moelle épinière; dans les supérieurs, elle va jusqu'aux nerfs périphériques.

Pareillement, les phénols monoatomiques agissent en excitant les centres spinaux; les triatomiques agissent sur les nerfs périphériques et ont une prédilection pour les nerfs du sympathique cardiaque et vaso-moteur, de façon qu'ils produisent une action digitalique et vont jusqu'à agir sur la fibre musculaire.

Entre les uns et les autres se placent les biatomiques.

Si l'on pouvait avoir des phénols à 4, 5 et 6 hydroxyles, on pourrait prévoir dès à présent qu'ils seraient doués d'une action sur les muscles, sur les parenchymes et encore plus étendue.

C'est parmi ceux-ci que l'on devrait avoir des médicaments

utiles. Alors la vératrine et d'autres congénères, qui sont des poisons musculaires excitants, doivent probablement, je dirais même assurément, posséder plusieurs hydroxyles, et il en serait de même de la picrotoxine, la digitaline, etc.

Pour les processus morbides à siège périphérique on devrait choisir parmi les médicaments doués d'une action phériphérique c'est-à-dire ceux d'une constitution atomique complexe; par contre dans les processus à siège central on devrait employer ceux qui sont les plus simples et que nous connaissons un peu mieux.

L'industrie chimique et pharmaceutique procède toujours au hasard et aveuglément dans la recherche des médicaments utiles; elle n'a guère de critérium et finit toujours par manquer le but.

D'après ce que je viens de dire, la lumière se fera petit à petit et peut-être réussira-t-on; avis aux intéressés.

Dans la lutte entre la santé et la maladie, le système nerveux a contre lui l'action meurtrière des agents extérieurs (traumatismes, microbes, poisons, etc.), lesquels agissent sur les parenchymes et les tissus périphériques. On doit alors adopter et faire usage des armes qui agissent sur ces parties et sur ces agents pathogènes. Néanmoins l'arsenal pharmaceutique se compose de médicaments qui, pour la plupart, agissent sur le système nerveux soit en le paralysant, soit en l'excitant hors besoin et parfois hors place, sans qu'ils influent sur les parties périphériques où se trouve le siège du mal; il en résulte que nous faisons plutôt du mal que du bien et parfois rien du tout.

La plasmodie de la malaria qui représente une amibe, une cellule vulgaire, est susceptible de subir l'action de la quinine où l'on trouve un noyau diquinoléique hydroxylé. Pour les microbes on a donc besoin de substances phénoliques à plusieurs groupements; ceux-ci agissent sur eux sans toucher aux tissus, spécialement aux nerfs.

On devrait faire une étude approfondie des substances résineuses et des principes actifs des plantes, un peu méprisés par la spéculation chimique et pharmaceutique; on les considère comme des agents inactifs ou indifférents vis-à-vis du système nerveux; ils ont, pourtant, une action phériphérique, relativement peu toxique, et voilà justement une raison pour qu'ils soient bien étudiés, car on doit trouver parmi eux des médicaments utiles.

La plus grande difficulté consiste à épargner l'action sur le système nerveux. Et les acides qui sont repoussés ou fuient ce système qui sait s'ils ne seront pas utiles dans les infections, spécialement les polycarbonés. Aux générations futures, la résolution du problème !

Il est fort curieux qu'une molécule simple et petite soit attirée par le système nerveux, tandis qu'une molécule complexe et grande soit repoussée ; celle-ci ne produit alors qu'une action locale, toute action générale disparaissant. Les résineux, par exemple, convolvulines, aloïne, alizarine (dérivés de l'anthracène), la phénolphtaléine, les anilines composées, bleu de méthylène, safranine, etc., sont purgatifs et drastiques.

Ne s'agira-t-il pas ici d'un phénomène d'électrophysique ? Est-ce qu'il y aurait un rapport entre la multiplicité polaire des molécules complexes et le pouvoir électro-moteur du système nerveux ?

Du siège de l'action dérivent les actions électives, subordonnées en partie à la complexité de la molécule, en partie à des affinités chimiques spéciales. Il y en est, p. ex., les substances qui attaquent les globules sanguins : les hydrazines et beaucoup d'autres ; celles qui attaquent et mortifient les parenchymes et les muscles (acides en général et les polycarbonés spécialement).

La cantharidine, dans le torrent circulatoire, agit seulement sur le globule sanguin et se retrouve à l'état de cantharidate ; aux reins, elle est mise en liberté et alors exerce son action locale que tout le monde connaît.

De tout ceci je conclus que, dans les inflammations aiguës, on pourrait avoir recours aux composés doués d'une action très périphérique (acide salicylique, phénols polyatomiques et acides polycarbonés [?]), qui agissent de préférence sur les cellules communes non nerveuses.

La présence du chlore dans beaucoup d'hydrocarbures les rend aptes à attaquer le centre respiratoire et le muscle cardiaque, sur lequel le chlore a une action élective due à une affinité chimique spéciale.

On peut faire encore une autre distinction de siège, selon qu'il s'agit de nerfs sensitifs ou de nerfs moteurs. En général, les hydrocarbures de la série grasse préfèrent les premiers, d'autant plus que la molécule est plus simple et légère, tandis que ceux à noyau aromatique choisissent les derniers, en conformité avec cette loi que l'action devient de plus en plus périphérique à mesure qu'augmentent la complexité et le poids de la molécule.

Nous devons cependant faire remarquer que l'on ne peut pas toujours séparer l'action centrale de la périphérique.

Ainsi les ammoniums et les pyridines composés, tout comme les nombreuses quinolines et ses dérivés, à côté de l'action caractéristique des groupements latéraux, exercent une action paralysante, de préférence sur les nerfs moteurs, sur les centres ou sur la périphérie selon la complexité de leur molécule.

INTENSITÉ ET DURÉE DE L'ACTION

Les autres caractères de l'action sont: l'intensité, la durée et la rapidité, toutes en rapport avec les propriétés physiques.

Plus il est volatil, plus il est léger, plus vite le composé se répand et agit et avec la même rapidité il se dissipe; ex.: les premiers hydrocarbures de la série du méthane, l'acide cyanhydrique, etc.

Réciproquement, plus le poids moléculaire est grand, moindre est la volatilité. Un composé liquide se répand et agit d'une façon plus lente et pour cela il exerce une action locale et générale plus marquée; comme il s'élimine plus lentement, son action a plus de durée; ex.: la benzine, la ligroïne, le pétrole, les alcools et beaucoup d'autres.

Si la substance s'arrête longtemps dans l'organisme, ses effets sont d'autant plus stables et la mort peut bien plus facilement se produire; la toxicité augmente dans un même rapport, mais ici tout devient plus relatif, car elle dépend de l'importance de l'organe atteint et de différentes circonstances physiques et chimiques.

PROPRIÉTÉS THÉRAPEUTIQUES

Des propriétés physiologiques dérivent les propriétés thérapeutiques. Les actions anesthésique, analgésique, narcotique, calmante, antispasmodique, tonique, antipyrétique, antiphlogistique, antiseptique, etc., sont les échelons, les gradations de l'action paralysante.

L'action anesthésique générale dépend de ce que les hydrocarbures paralysent les centres sensitifs cérébraux et spinaux. L'action analgésique est une légère anesthésie générale, centrale ou périphérique.

L'action hypnotique est une action légèrement paralysante des centres excito-moteurs cérébraux; l'action narcotique est de la même nature, seulement plus intensivement marquée sur les centres cérébraux de la conscience et de la sensibilité, tandis que restent excitables les autres centres placés au-dessous; ceux-ci libres de toute inhibition peuvent produire des phénomènes convulsifs, se montrant pendant la narcose. L'action calmante et sédative est un des premiers temps de l'action paralysante motrice; la moindre dispersion d'énergie permet d'obtenir un effet tonique.

C'est pour cela que l'action spasmodique de l'essence de la valériane et d'asa fœtida est due à ce que ces essences modèrent l'excitabilité morbide, origine du spasme.

Les actions antipyrétique, hypothermique, antifébrile, communes à tous les hydrocarbures qui ont une action paralysante, n'importe leur constitution, dépendent de cette même action.

J'ai démontré que toute fièvre est de nature nerveuse, parce que, quelle que soit son origine, elle irrite toujours soit les centres, soit la périphérie du système nerveux. Toutes les fois que le système nerveux se calme ou ne répond plus à la cause hyperthermogène, la production anormale de la chaleur diminue (1).

Les nombreuses substances ou agents qui enlèvent ou empêchent cette irritation du système nerveux, deviennent, par ce fait, des antipyrétiques s'attachant à la cause et pourtant de véritables antifébriles. Mais les substances chimiques n'agissent pas sur la cause, elles s'exercent sur le système nerveux qu'elles rendent inexcitable et insensible vis-à-vis de la cause irritante, ils sont donc des antipyrétiques symptomatiques; leur action épuisée, l'hyperthermie reparaîtra, car la cause est demeurée intacte. Il est inutile de chercher de nouveaux composés antifébriles, car tous abaissent la température en rendant le système nerveux moins irritable.

La quinine et l'arsénic réussissent dans la malaria, parce qu'ils tuent la plasmodie; par contre ils ne réussissent pas dans les autres fièvres. Dans les fièvres infectieuses ils abaissent tous la température, mais aucun ne guérit la maladie, aucun n'agit sur les microbes ou sur les toxines.

L'action antiseptique est donc une exaltation des actions physiques et chimiques sur les agents infectieux et reste entièrement locale et immédiate. S'agit-il du sang ou des tissus, cette action devient inexplicable, parce que les substances antiseptiques se trouvent masquées dans le sang, sont absorbées par le système ner-

---

(1) A. Curci, Meccanismo della termogenesi animale e natura delle febbre. Atti dell'Accademia Givenia.

veux et ne peuvent plus agir sur les microbes et les toxines ; elles deviennent tout simplement des antiseptiques indirects, jamais des antiseptiques intraorganiques. Ils peuvent tous tuer l'organisme infecté, jamais les microbes infectants. Voilà pourquoi l'humanité n'a rien à gagner avec ces antiseptiques.

L'action antiphlogistique se présente sous un meilleur jour.

L'inflammation consistant en une irritation anormale des cellules, il s'ensuit que si un hydrocarbure paralysant vient à pénétrer jusqu'aux cellules enflammées et en abolit la production exagérée d'énergie bioélectrique [1], le processus inflammatoire doit cesser. En théorie c'est bien, mais dans la pratique les choses ne se passent pas comme cela. Il est difficile de trouver des hydrocarbures à action paralysante, qui soient électivement absorbés par les tissus enflammés et qui, en paralysant l'excitabilité phlogistique, produisent l'effet antiphlogistique. Malheureusement nous ne connaissons que très peu de ces substances.

Pour le système nerveux, dont les tissus absorbent un grand nombre de substances, nous avons l'antipyrine, la quinine et d'autres qui réussissent très bien dans les névrites et les névralgies ; pour les autres tissus, exception faite de la vératrine pour les muscles, on n'en connaît aucune.

Finalement, je dois dire pourquoi les composés du carbone, qui à une dose paralysante et presque toxique diminuent la thermogénèse, n'agissent pas sur la température normale à dose thérapeutique, et influent sur la température fébrile en ce sens qu'ils la font baisser.

L'explication en est que les tissus chauds, comme le sont les nerfs irrités ou enflammés, absorbent plus abondamment lors de l'accès fébrile que lorqu'il sont à la température normale.

Les petites doses sont attirées plutôt par les nerfs réchauffés et agissent sur eux, abolissant la superexcitabilité et produisant la chute de la température fébrile et la cessation de la névrite ou de la névralgie.

Donc, des doses thérapeutiques qui seraient insuffisantes pour faire baisser la température normale produisent des effets antipyrétiques et antiphlogistiques.

Pour cette même raison, l'acide salicylique, qui est un médicament héroïque contre l'arthrite aiguë, se trouve être médiocre dans

---

[1] A. Corci, Meccanismo della infiammazione. *Gazzetta degli ospedali*, N.º 112, 1904. Milano.

l'arthrite subaiguë et ne réussit pas dans l'arthrite chronique. Le salicylate de soude est absorbé par les tissus dans le rapport direct de la phlogose et du réchauffement.

Je n'abuserai pas plus de votre obligeance, illustres confrères, et vous m'excuserez si je n'ai pu mieux faire.

Autres travaux non cités dans ce mémoire:

1 — Rudiments de la nouvelle Pharmacologie rationnelle. Catania, 1890.

2 — Sur l'action biologique du Monochlorecamphre. *Annali di Chimica*, etc., vol. IV, série IV, 1886.

3 — Recherches expérimentales sur l'action biologique de la Berbérine, *idem*, vol. IV, 1886.

4 — L'action biologique de l'hydrogène et du carbone selon les fonctions chimiques. *Bollettino delle Scienze Mediche*. Bologne, série VII, vol. I, 1896.

5 — Rapport entre l'action biologique. *Il Progresso Medico*, Napoli, 1890.

6 — L'action en rapport avec la constitution atomique de la Salicénine, Salicyline, Populine et Elicine. *Annali di Chimica*, vol. XVI, série IV, Milano 1891.

7 — Recherches pharmacologiques sur la série furfurique. *La Terapia Moderna*. Roma, 1891.

8 — L'action biologique de l'azote selon les fonctions chimiques. *La Terapia Moderna* Feltre, 1891.

9 — L'action biologique de l'acide oxalique et dérivés en rapport avec la constitution atomique. *Idem*, Feltre, 1893.

Comptes rendus des séances

Présidence: M. J. MAUPERRIN SANTOS

Mes très honorés Confrères:

Je suis désolé que le président et le premier vice-président de notre section, MM. les docteurs Raymundo Motta et Lucio Rocha, tous deux professeurs à l'Université de Coïmbre, ne puissent venir, bien malgré eux, diriger en personne nos travaux ; mais si je le regrette de tout mon cœur, je me sens heureux cependant d'avoir le plaisir et l'honneur de les remplacer.

Permettez-moi donc, Messieurs, que je commence par vous présenter, au nom du Comité central du Congrès, ses hommages et ses remerciments pour le gracieux accueil que son invitation a trouvé chez vous tous.

C'est un véritable honneur pour notre pays, le petit Portugal, que d'avoir été choisi comme rendez-vous d'une si remarquable assemblée de savants de tous les pays du monde, et ce sera, certes, pour son histoire, déjà si noble par ses traditions, une de ses plus brillantes pages.

Vous êtes, je vous l'affirme, Messieurs, les bienvenus, et toute la ville de Lisbonne reconnaissante de votre aimable appel est en fête pour vous recevoir.

La section de Thérapeutique est sans doute une des plus importantes du Congrès, et celle dont les conclusions profiteront le plus à l'humanité, vu que toutes les études médicales ont le même but : celui de découvrir le chemin le plus sûr et le plus rapide de guérir les malades.

La thérapeutique a subi de nos jours une transformation complète, et toutes les découvertes médicales modernes en décèlent chaque jour un nouveau filon.

La thérapeutique basée sur la pharmacopée empirique a

fait son temps ; aujourd'hui personne n'ose prescrire des drogues dont l'action ne soit pas en rapport avec la pathogénie des maladies, à moins qu'elles n'aient pour but de soulager des symptômes.

La thérapeutique pathogénétique est aujourd'hui le mot d'ordre dans cette branche de la médecine.

Les sublimes découvertes de ce grand génie qui se nommait Pasteur, et les théories microbiennes qui s'ensuivirent, bouleversèrent de fond en comble la thérapeutique, et son essor fut si grand qu'on ne sait pas encore où il nous conduira.

Qui pourra nous prédire l'avenir réservé à la sérumthérapie si remarquablement établie par les savants travaux de Roux et Yersin ? Elle sera assurément une source inépuisable de succès dans le traitement des maladies infectieuses.

Les superbes résultats obtenus déjà par la physiothérapie ne nous montrent-ils pas le chemin à suivre dans la thérapeutique ?

L'hydrothérapie, la kinésithérapie, la mécanothérapie, la gymnastique médicale et l'électricité médicale ne sont-elles pas déjà aujourd'hui le vrai socle de la thérapeutique moderne ? Et que dirai-je de la radiographie dont l'influence sur la thérapeutique est à peine esquissée ?

Comme nous venons de le voir, les multiples questions de la thérapeutique, leurs beaux résultats et leurs applications au bien-être de l'humanité portent au plus haut degré l'intérêt que notre section éveille dans le Congrès de Médecine ; et le grand nombre de communications annoncées ainsi que les noms illustres des rapporteurs officiels nous donnent lieu d'attendre les conclusions les plus brillantes, et de croire à l'efficacité de cette savante réunion.

Enfin, Messieurs, je tiens à vous exprimer mes sentiments personnels comme confrère et comme portugais, en vous saluant avec tout l'enthousiasme que vous rencontrerez partout dans ce petit pays que vous honorez de votre visite.

Je fais des vœux sincères pour que notre hospitalité modeste mais loyale puisse graver dans vos cœurs un souvenir à jamais inoubliable de votre séjour sur les rives du Tage ; et je serai heureux d'apprendre que vous emportez du Portugal, de sa belle nature, de son excellent climat et de son peuple bon et honnête, la certitude que nous sommes vos frères dans le travail et dans la civilisation.

Sont nommés présidents d'honneur de la section : MM. Bouchard (Paris), Charrin, (Paris), Bergonié (Bordeaux), Curci (Catane), Tomotaro Ishizaka (Kioto), Bókay (Budapest), Doyen (Paris), Laveran (Paris).

Le Président annonce qu'on avait eu l'intention de faire une sous-division, dans la quatrième section, pour l'électrologie médicale, mais qu'en vue du petit nombre de travaux annoncés il croyait mieux de réserver une séance spéciale pour les sujets d'électrologie.

Vorlaufige Mitteilung über das Habuschlangengift

(Trimeresurus riukiuanus Hilgendorfi)

Par M. Tomotaro Ishizaka, Kioto

Zu den folgenden Versuchen wurde ausschliesslich das getrocknete Gift der auf *Riukiu*-inseln etc. von *Japan* einheimischen *Habuschlangen* gebraucht.

Die Winterfrösche vertragen verhältnissmässig grosse Mengen dieses Giftes. Bei mittelgrossen Exemplaren von Rana esculenta (ca. 40 gr.) ist die minimale letale Dosis 10 mgr. subcutan injicirt. Die Zeitdauer von der Injektion bis zum Tode schwankt zwischen 10 bis 22 Stunden. Nach der Injektion tritt allmählich Trägheit der willkürlichen Bewegungen ein, bis endlich eine anscheinend totale Lähmung stattfindet. Die bei der Vergiftung mit Cobragift frühzeitig eintretende kurareartige Lähmung der motorischen Endapparate kommt nie vor. *Die wichtigsten Erscheinungen sind die lokalen Veränderungen :* die injicirten und benachbarten Limphsäcke füllen sich mit *serös-blutigem Exsudate*, die Capillaren der Haut sind stark injicirt und von zahlreichen *punktförmiger oder fleckigen Blutungen* durchsetzt. In der Regel verdicken sich die Muskeln an der Injektionsstelle, werden starr, zeigen diffuse bräunliche Verfärbung, ausserdem finden sich ebenfalls starke *punkt- oder streifenförmige Blutungen* in denselben, und solche Muskelbündel verlieren total die Erregbarkeit gegen den elektrischen Reiz. *Auf die motorischen Apparate des Herzens wirkt das Gift lähmend.*

Bei Säugetieren treten, nach subkutaner Injektion, auch *starke Blutungen* an der Hautpartie, den Muskeln, und *heftige haemorrhagische Oedeme* des Unterhautzellgewebes an der Applikationsstelle ein. Die tiefer liegenden Körperteile werden am heftigsten afficirt, und *das Tier geht infolge des Respirationsstill-*

standes zu Grunde, wobei Nn. phrenici und Nn. ishiadici nicht gelähmt sind. Bei subkutaner Injektion beträgt die minimale letale Dosis bei Kaninchen 18 mgr. pro kgr. Körpergewicht und bei Mäusen von 13—16 gr. 0.3 mgr.

Wenn man in die Gehirnsubstanz des Kaninchens 1 mgr. Gift injicirt, kommen starke Injektion und Oedem der Conjunctivae bulbi et palpebrarum, gesteigerte Reflexerregbarkeit, und manchmal spontane ausbrechende klonische Krämpfe zum Vorschein, welche auf der heftigen Blutung auf der ganzen Gehirn- und Rückenmarksoberfläche, an den Scheiden der Nn. optici beruhen. Auch bei der Injektion in der Scheide des N. ishiadicus findet man fast gleiche Symptome. In beiden Fällen sterben die Tiere wegen des Respirationsstillstandes binnen einigen Stunden.

Bei intravenöser Anwendung sinkt der Blutdruck ziemlich rasch, was durch eine Lähmung der motorischen Apparate des Herzens bedingt zu sein scheint, weil dabei das vasomotorische Centrum und die peripherischen Gefässe keine Lähmung zeigen. *In allen Fällen kommt immer erst die Athmung zum Stillstande infolge Lähmung des Respirationscentrums, während das Herz noch einige Zeit fortschlägt.*

Habugift hat auf das Hundeblut äusserst starke haemolytische Wirkungen. Um 0.05 cc. unverdünnten Hundeblutes komplett zu lösen, genügt eine Menge von 0.07—0.08 mgr. des Giftes, während die gleiche Blutmenge durch 0.004—0.006 mgr. nur spurweise gelöst wird. *Vom Serum befreite rote Blutkörperchen werden nur unvollkommen resp. gar nicht gelöst,* weil das Habugift kein haemolytisches Complement enthält; *dagegen tritt dabei Agglutination ein.* Der Zusatz von Lecithin zum Gifte ruft momentan Haemolyse auf die wiederholt gewaschenen roten Blutkörperchen hervor.

Habugift allein hat selbst in grossen Mengen (20 mgr.) auf 0.05 cc. Kaninchen-, Rinder- und Mäuseblut gar keine haemolytische Wirkung, sondern bloss eine deutliche agglutinierende Wirkung. Auch bei diesen gegen das Habuhaemolysin unempfindlichen Blutarten ist Lecithin im Stande, den Habugift-Amboceptor zu activiren.

Bei Erhitzung scheiden sich aus der Giftlösung reichliche Coagula aus. *Die auf 73° 15 Minuten lang erhitzte Giftlösung verliert die haemorrhagische Kraft total,* während das Haemolysin unbeschädigt bleibt, und es scheint dabei ein Teil des Neurotoxins zerstört worden zu sein. Eine Menge dieser modificirten

Giftlösung, welche dem ca. 27 fachen der minimalen letalen Dosis der ursprünglichen Giftlösung entspricht, ist im Stande, eine Maus von 15 gr. in 8—15 Stunden zu töten.

Das Haemolysin des Habugiftes ist gegen die Einwirkungen der Hitze weit widerstandsfähiger als das Haemorrhagin. Die Giftlösung verliert durch ½ stündiges Erwärmen auf 80° ca. 33 %, der haemolytischen Kraft; auf 85° ca. 50 %; und auf 90° ca. 66 %. *Wenn die Giftlösung auf 90° 30 Minuten ausgesetzt wird, verliert dieselbe fast komplett ihre haemolytische Fähigkeit.*

Durch starkes Schütteln der Giftlösung mit Chloroform entsteht eine dicke, weisse Emulsion. Es werden z. B. 10 cc. einer 1 proz. Lösung des Giftes in physiologischer Kochsalzlösung mit der gleichen Menge Chloroform in Zentrifugenröhrchen 15 Minuten lang mit den Händen fortwährend kräftig geschüttelt, und darauf abcentrifugirt. Nun wird der obere wässrige Teil mit Hilfe einer feinen Pipette vorsichtig abgesaugt, und in ein anderes Röhrchen gegossen. Wenn man diesen Vorgang im Ganzen 2 oder 3 mal wiederholt, findet man, dass die ursprünglich trübe, schwach gelbliche Giftlösung nun farblos und durchsichtig geworden ist. *Die so gewonnene Giftlösung hat keine haemorrhagische Kraft mehr; dagegen besitzt sie gleiche haemolytische Fähigkeit wie die originale Giftlösung.* Eine Menge dieser mit Chloroform behandelten Lösung, welche dem Zehnfachen der minimalen letalen Dosis des originalen Giftes entspricht, tötet eine Maus von 19 gr. im 7—18 Stunden, was höchstwahrscheinlich auf einer Wirkung des unbeschädigt bleibenden Neurotoxins beruht. Der aus Chloroformemulsion gewonnene Rückstand ist in Wasser unlöslich, in Alkalien aber etwas löslich, und übt keine haemorrhagische Wirkung mehr aus.

0.5 mgr. Cholesterin in alkoholischer Lösung hemmt vollständig die haemolytische Wirkung einer Dosis von 0.1 mgr. Gift welche gerade 0.071 cc. Hundeblut komplett löst.

Durch Aceton werden alle wirksamen Bestandteile aus der Giftlösung gefällt. Wenn eine gewisse Menge der 1 proz. wässerigen Giftlösung mit dem doppelten Volumen Aceton geschüttelt wird, entsteht sofort ein gelblich weisser Niederschlag, welcher in Wasser schwer, aber in verdünnten Alkalien leicht löslich ist. Das Filtrat hat keine giftige Wirkung.

Wenn die Giftlösung mit Petrolaether oder Schwefelkohlenstoff kräftig geschüttelt wird, entsteht gleichfalls eine reichliche Emulsion, die Giftlösung wird ganz klar, und hat an Wirksamkeit nichts eingebüsst. *Daraus kann man schliessen, dass durch diese Reagentien bloss unwirksame Bestandteile aus des Giftlösung entfernt werden.*

DISCUSSION

M. KACZYNSKI : Je désire savoir si l'action du venin du serpent "Habu" sur l'organisme humain est la même que sur l'organisme des animaux.

M. ISHIZAKA : Es ist schon bekannt, dass beim Menschen nach Habuschlangenbiss auch schwere lokale Erscheinungen an der Bissstelle und deren Umgebung eintreten; tödlich verlaufende Fälle sind nicht selten. Sonst fehlt jede genaue klinische Beschreibung; wenigstens ist mir nichts davon bekannt.

La chaleur envisagée comme agent physicothérapique

Par M. J. A. RIVIÈRE, Paris

La chaleur est une force vive qui résulte des vibrations ténués et insensibles émanant des dernières particules de la matière. L'influence dépressive du froid sur le physique et le moral, l'action favorable de la chaleur sur les faibles, les anémiques, les nerveux, sont, pour ainsi dire, des axiomes de climatologie; mais il est fort difficile, en matière solaire, de séparer la chaleur de la luminosité. On accorde même, aujourd'hui, a la lumière la majeure partie des avantages inhérents aux stations méridionales. Ces dernières revendiquent, d'ailleurs, non seulement la clientèle des invalides des poumons, mais la légion des surmenés, des demi-malades, des neurasthéniques et hypochondriaques, des enfants délicats et des vieillards. Le midi est surtout précieux en hiver, parce qu'il permet à tous la continuation de la vie et de l'exercice en plein air, impossibles dans les climats septentrionaux.

En ce qui concerne la médecine pratique et la physicothérapie journalière, les agents thermiques jouissent du crédit le plus ancien et le plus mérité. Mais leurs applications techniques ont été précisées et améliorées singulièrement, en ces dernières années, sous l'impulsion de maîtres éminents, au premier rang desquels nous nous plaisons à placer le professeur Hayem.

La chaleur est, à n'en pas douter, l'un des meilleurs, l'un des plus fidèles stimulants physiques des cellules vivantes et l'un des plus sûrs agents de la contractilité du protoplasma. En excitant également les mouvements amiboïdes spéciaux des leucocytes, la chaleur aussi contribue, pour une large part, aux phénomènes chimico-biologiques de la phagocytose, si importants pour le maintien et le rétablissement de la santé.

D'autre part, si nous considérons la peau comme une vaste surface nerveuse, nous comprendrons pourquoi ses expansions sensibles sont si largement impressionnées par les applications thermothérapiques. Bien des réflexes utiles en dérivent, variables selon le cas. Mais l'on peut émettre ce principe que toute balnéothérapie chaude est révulsive, jusqu'à un certain point, c'est-à-dire provocatrice de réactions vaso-motrices, sans préjudice des phénomènes hydriques d'osmose et de l'impression modificatrice de la chaleur sur le liquide sanguin et sur les diverses sécrétions.

L'action dynamogène de la chaleur se traduit, en majeure partie, par la mise en œuvre des processus physiologiques destinés au maintien de la constance thermique, dont la loi est indispensable pour notre animalité. Cet effort réactionnel nous rend compte également du profond retentissement des cures caloriques sur l'ensemble des centres nerveux.

L'air et l'eau nous représentent les intermédiaires calorifiques le plus habituellement utilisés en physicothérapie. Toutefois, les applications aqueuses sont plus énergiques au point de vue vasodilatateur, lorsqu'il s'agit de diminuer la tension sanguine, d'accélérer le fonctionnement du cœur et des poumons, d'accroître la température centrale du corps et d'exciter la diaphorèse.

Au sujet de cette dernière, son rôle d'évaporation est bien plus marqué dans un milieu aérien. Rappelons qu'un gramme de sueur exige, pour s'évaporer, 580 calories, c'est-à-dire la quantité de chaleur nécessaire pour élever d'un degré 580 gr. d'eau. On conçoit pourquoi la sécrétion sudorale peut aider à supporter, principalement dans les étuves sèches, les températures les plus élevées. Par elle, l'action thermique se régularise et il y a longtemps qu'on a pu comparer le corps humain à un véritable alcarraza. La soustraction des liquides organiques permet d'arriver à un certain degré de déshydratation organique. Mais la sueur renferme aussi des chlorures et l'on sait, d'après les théories récentes, l'utilité de la cure hypochlorurique contre les œdèmes, les cardiopathies, le brightisme, etc... Il faut songer, enfin, que la constipation peut devenir la résultante des sudations thermothérapiques et l'on devra remédier à cet inconvénient en restituant, par les boissons aqueuses, du liquide à l'organisme anhydrique et donner, en même temps, le calomel ou le sulfate de soude, pour remédier à la dessiccation des résidus et favoriser les éliminations indispensables.

Lorsqu'on veut faire tolérer, sans péril, de hautes tempéra-

tures, il faut avoir soin de graduer les degrés d'applications calorifiques: c'est ainsi que l'on fera passer de l'inertie à l'activité le
jeu amoindri des forces sensitives et des fonctions motrices. Il
faut se méfier des exagérations phlegmasiques qui suivent parfois les applications d'un calorique trop brutal ou trop violent. Il
est rare que le physicothérapeute ait à rechercher ces brusques
mouvements fluxionnaires, qui augmentent toujours l'irritation
morbide et aggravent trop souvent le mal que l'on se propose d'enrayer.

Lorsqu'une révulsion est absolument nécessaire en une lo-
calité pathologique, le cautère actuel (thermo ou galvano) est toujours là, pour être appliqué sans danger.

*

Le bain chaud est l'agent de thermothérapie le plus vulgaire,
au point de faire partie de la médecine domestique. Il ne manque
pas pourtant d'efficacité hygiénique et curative. Il débarrasse admirablement la peau de toutes ses souillures, la rougit, lui restitue
sa souplesse et son activité, fait transpirer la tête, augmente la
fréquence du pouls, la soif, le taux des urines, excite l'appétit et
la bonne digestion et procure des tendances au sommeil répara-
teur.

Le bien-être qui vient du bain chaud (37° — 39°) est dû à
l'augmentation des fonctions exhalantes de la peau, à l'harmoni-
sation du système nerveux, à la stimulation circulatoire, et, bien
souvent aussi, à la révulsion des organes splanchniques engorgés
ou atoniques. Le bain chaud tempère l'activité cérébro-spinale,
rafraîchit la musculature, calme l'irritabilité générale, repose et
répare les membres fatigués. Il est excellent contre les dermatoses aiguës et sub-aiguës, les tendances fébriles (sans hyperther-
mies caractérisées), la syphilis, les metropathies, les varices, phlé-
bites et hémorrhoïdes, la neurasthénie, l'hypochondrie, la convulsi-
bilité, les entérites, les entéralgies (coliques nerveuses), la dysménorrhée, la diarrhée habituelle, le rhumatisme articulaire chronique, noueux ou déformant.

Les contre-indications sont: la pléthore sanguine, les tendances hyperémiques des centres nerveux et la tuberculose avancée
(à cause des hémorrhagies possibles).

La thermothérapie aqueuse partielle est un bon moyen con-
gestif régional, surtout lorsqu'on l'applique sur des tissus lâches
et vasculaires. Qui ne connaît les merveilleux résultats obtenus

en chirurgie par Langenbeck, pour apaiser la douleur, assouplir les parties malades, diminuer leur tension et leur engorgement, calmer les nerfs irrités, supprimer les inflammations locales et activer les cicatrisations régulières, en empêchant toute complication pyémique, en dissipant les lymphangites et les tendances aux mortifications? Deux affections fréquentes, dans lesquelles la thermothérapie aqueuse locale donne, constamment, les meilleurs et les plus prompts effets curatifs sont aussi le panaris et l'entorse.

Hebra (et beaucoup d'autres auteurs après lui) a préconisé les immersions chaudes prolongées comme le traitement le plus rationnel des brûlures, des éruptions varioliques, du pemphigus, du prurigo, etc..

Les bains de siège chauds sont précieux pour rappeler les règles, le flux hémorrhoïdal et les lochies; les pédiluves chauds pour décongestionner la tête, la gorge et les poumons, pour rappeler la goutte articulaire dévoyée. Les manuluves chauds ont aussi d'excellents effets dérivatifs que l'on méprise à tort dans la pratique usuelle.

La douche générale chaude, de 36° à 46° graduellement, est un remarquable moyen pour attirer le sang du centre à la périphérie, accélérer la circulation, amplifier le jeu respiratoire. Elle s'administre, d'ordinaire, en jet brisé, et l'on voit à son pouvoir tonique et excitant succéder un état de sédation souvent remarquable. Comme elle procure, à un haut degré, le resserrement réflexe des vaisseaux, elle pourra être conseillée contre les congestions et les hemorrhagies, les contractures musculaires.

Les affusions chaudes, tout aussi décongestives, sont plus directement sédatives que les douches. Elles stimulent la circulation capillaire languissante, calment l'éréthisme, apaisent l'irritabilité du système nerveux en état de faiblesse et retrempent les tissus et les cellules vivantes.

Il faut aussi songer aux bains et applications de sable chaud (arénation générale ou locale), puissant moyen antiphlogistique, révulsif et dérivatif.

La douche de vapeur, si la chaleur est modérée (35°—37°), possède des effets émollients et calmants. De 40 à 55°, elle est excitante, rubéfiante et sudorifique. On l'emploie avec succès pour combattre les engorgements articulaires, ankyloses, raideurs, parésies, amyosthénies, névralgies, dermatoses et surtout les accidents qui ressortissent au rhumatisme et à la goutte rebelle. Je la con-

seille aussi dans le traitement de certaines névroses viscérales
spasmodiques: gastralgies, entéralgies, hépatalgies, hystéralgies,
reconnues fréquemment aussi d'origine arthritique. La chaleur,
dans ce cas, sera d'autant plus poussée que les manifestations
rhumatismales seront moins mobiles, plus fixes et s'accompagne-
ront davantage d'impuissance motrice et de dystrophie localisée.

La fumigation diffère de la douche de vapeur en ce qu'elle
ne jouit d'aucune force propulsive. Elle enveloppe sans frapper.
Tout le monde connaît ses heureuses applications aux diverses
affections des voies aériennes (laryngo-bronchites à la période de
crudité, asthme sec, etc.)

*

Rien n'est plus détersif que le bain de vapeur humide, puisqu'il nettoie les pores de dedans en dehors, par hypersécrétion
expulsive; il fait suer la crasse, ce qui est infiniment plus actif
que de la laver ou de la faire macérer. De plus, il excite la circulation cutanée dans son ensemble, réveille sa fonction respiratoire et accentue son activité glandulaire déparative, si capitale
pour effectuer la chasse aux toxines et aux produits microbiens.
Cette dérivation révulsive décongestionne activement les viscères,
supplée à l'insuffisance des reins, du foie et des autres émonctoi-
res et assure souvent la déplétion vasculaire, dans les obstructions
du système porte, et les états de pléthore veineuse abdominale.
De plus, le bain de vapeur humide provoque l'azoturie physiologique, élimine l'urée et l'acide urique, stimulant activement les
échanges nutritifs, en dépit de son pouvoir hyposthénisant sur le
système nerveux. Ces effets nous expliquent le sentiment de bien-
être, d'agilité, d'activité, d'alacrité, résultant du bain de vapeur.
Souvent, après les perturbations spoliatrices qu'entraîne cette application thermothérapique, on constate, graduellement, une moindre impressionnabilité de l'économie aux variations atmosphériques. C'est que la plupart des maladies proviennent d'éliminations
insuffisantes. En dépurant le sang de ses éléments nocifs, le bain
de vapeur humide permet à l'organisme ultérieurement de supporter, sans danger, les vicissitudes des météores.

Le bain de vapeur est à conseiller dans les manifestations
arthritiques torpides, où l'on obtient d'excellents résultats de son
pouvoir thermique humide pénétrant. L'addition d'essence de thé-
rébenthine ou de pin mugho (bain de vapeur thérébenthiné) est
parfois utile dans les sciatiques, principalement; mais elle agit

surtout, à mon avis, par inhalation respiratoire et absorption des vapeurs balsamiques essentielles des conifères.

On fait disparaître facilement, par le bain de vapeur, certaines éruptions liées à l'arthritisme, érythèmes noueux, exanthèmes orties, principalement; il n'est pas rare, à la suite de ces disparitions, de voir apparaître dans les urines une notable décharge d'acide urique. C'est la signature étiologique du symptôme.

Dans les bronchites chroniques, les néphrites, l'obésité, le diabète, l'eczéma, le psoriasis, les diverses manifestations de la diathèse goutteuse et du rhumatisme chronique, les migraines tenaces et les névralgies, le bain de vapeur, bien manié, rendra les plus importants effets thérapeutiques. On fera bien d'y avoir recours chaque fois qu'il y aura nécessité d'activer les combustions, de brûler ou d'éliminer les résidus hétérogènes, d'obtenir des effets dérivatifs, révulsifs et résolutifs. Ce programme curatif marque bien toute l'étendue de la médication et nous explique, avec sa popularité, l'enthousiasme prosélytique de ses adeptes.

Les bains d'étuve sèche ont comme supériorité celle de pouvoir fournir une chaleur beaucoup plus forte (jusqu'à 75°) tout danger se trouvant conjuré par une évaporation sudorale parfaite (l'air n'étant pas, comme précédemment, saturé d'humidité). Toutefois, lorsqu'on l'exagère comme température et comme durée, le bain de vapeur sèche stimule, d'une manière excessive, la circulation et le système nerveux, augmente les battements du cœur et des artères, rend la respiration fréquente et oppressée, et cela souvent avec de l'angoisse précordiale, une soif vive, des vertiges, éblouissements et bourdonnements d'oreilles. Il s'agit donc d'un moyen physicothérapique à surveiller de près, surtout pour le mettre en harmonie avec l'état de la circulation du sujet traité.

Cela dit, on s'en sert avec succès contre l'arthritisme, la polysarcie, les affections thoraco-abdominales, certaines congestions hépato-spléniques, le brightisme, le saturnisme, l'hydrargyrisme, les épanchements séreux anciens et rebelles.

Quant à l'incubation partielle que nous manœuvrons aujourd'hui d'une façon si aisée, par le moyen des lampes électriques, on en tire grand profit dans les phlegmasies rhumatismales, les tuberculoses localisées, les névralgies rebelles, etc.

*

Les bains de chaleur radiante (dont le meilleur type est le naturiste bain de soleil) se réalisent artificiellement par les lampes à incandescence combinées. Ce mode de thermalité thérapeutique (que nous avons compendieusement exposé en 1903 dans nos *Annales de Physicothérapie*) détermine, avec l'action diaphorétique la plus soutenue, des phénomènes intimes d'échanges moléculaires assurément plus profonds que ceux engendrés par la chaleur obscure.

Le pouvoir refocilant des bains de lumière sur les hématies, leur influence certaine sur la prolifération des hématoblastes et sur la genèse chimique de l'hémoglobine, constituent également des points de théorie et de pratique extrèmement remarquables. Enfin, leur pouvoir sédatif (qui touche presque à l'analgésie) est des plus précieux contre certains épisodes rhumatoïdes ou névralgiques, dans lesquels l'élément douleur occupe une importance primordiale. Les arthritiques, les obèses, les herpétiques, les intoxiqués bénéficient grandement de la radiothérapie générale. Certaines algies ou rhumatismes localisés requièrent de très hautes températures locales (jusqu'à 150° et plus), seules capables de provoquer de profondes mutations dans la nutrition de certains tissus; sous l'influence de ces températures (que l'on produit aisément à l'aide de divers appareils), une congestion intense envahit les parties malades, et l'on voit alors les cellules vivantes dépouiller leur passé pathologique le plus chargé, pour manifester de nouveau une physiologie normale.

Dans les diverses phlegorrasies de la peau et des muqueuses chez les lymphatiques, dont la chaleur vitale est affaiblie et la sensibilité musculaire abaissée, on a raison ainsi des surcharges graisseuses, humorales et cellulo-conjonctives, principalement chez les sujets de complexion molle et torpide.

*

Le rôle de la chaleur dans les maladies aiguës a été, depuis longtemps déjà, exposé par nous. Voir: Traitement abortif et curatif des maladies aiguës, de la typhoïde et de l'appendicite, en particulier, par le calomel, les purgations, l'eau et la chaleur donnés d'une façon judicieuse (*Annales de Physicothérapie*, janvier 1901, et communication faite au British Medical Association, juillet 1901). Dans ces travaux, nous faisons ressortir pour la première fois que les trois facteurs: purgations, chaleur et eau étaient indispensables à la cure des maladies aiguës. Tous ceux de nos confrères qui ont mis en pratique cette méthode ont pu en vérifier l'efficacité. Les résultats négatifs tiennent à ce qu'un des facteurs a été négligé et c'est généralement la chaleur qui a fait défaut au malade.

Les applications de glace, comme les bains froids, expliquent la grande mortalité des fébricitants. La chaleur, qui est une des formes de l'énergie, contribue au travail organique en même temps qu'elle est nécessaire à la vie cellulaire.

Nous comprenons combien il est important chez les malades, non seulement de diminuer le rayonnement calorifique, mais encore de pourvoir à la chaleur animale. Ces deux procédés équivalent à un défaut de déperdition et à une restitution d'énergie.

La chaleur périphérique est le meilleur obstacle aux congestions viscérales et aux complications splanchniques des états aigus. Veillons donc toujours à ce que nos malades soient bien couverts et ne se découvrent pas! Ainsi, nous obvierons aux métastases et aux rechutes pathologiques. C'est pour une raison analogue que la chaleur du ventre représente l'un des meilleurs agents curatifs des entérites et des appendicites. Les bains froids comme les applications de glace ont tué de nombreux fébricitants, par la réfrigération inopportune de la peau, la lutte inconsidérée contre une hyperthermie souvent providentielle. Les anciens n'avaient pas méconnu ces vérités lorsqu'ils enseignaient que le médecin doit savoir respecter la fièvre comme un auxiliaire naturel du traitement. Le système nerveux est le régulateur de la chaleur animale, dont la peau est le modérateur, par ses fonctions exhalantes. Pasteur a ingénieusement prouvé l'influence dépressive et léthifère du froid: une poule, normalement réfractaire à la bactéridie charbonneuse, finit pourtant par prendre le charbon, lorsqu'on la fixe sur une planche et qu'on la refroidit avec de l'eau. La vitalité naturelle s'abaissant, l'infection s'en donne à cœur joie.....

Les enfants surtout se refroidissent aisément et l'on sait quel nombre de petits "prématurés" la couveuse artificielle a arrachés à la tombe! Les affections qui ont le plus besoin de chaleur pour guérir sont: les affections rhumatismales avec leurs diverses localisations, les inflammations viscérales, celles des poumons et de l'intestin en particulier, les néphrites et toutes les maladies infantiles.

RÉSUMÉ ET CONCLUSIONS

1° La chaleur est un emblème de vitalité comme le froid est l'image de la mort. C'est pour sa chaleur solaire (inséparabled'ailleurs de sa luminosité) que nous observons les bienfaits du climat méridional, si favorable aux chroniques (tuberculeux, anémiques, neurasthéniques).

2° La chaleur est le stimulant fidèle des cellules vivantes, le meilleur agent de la contractilité du protoplasma et de la mobilité amiboïde des leucocytes.

3.° La chaleur est, avec l'eau et les évacuants, facteur indispensable dans le traitement des maladies aiguës.

4.° Les applications thermiques sur la peau, vaste surface nerveuse, agissent comme révulsives, vaso-motrices et osmotiques. Elles mettent en jeu le dynamisme physiologique réactionnel dans les maladies, en facilitant la dilatation vasculaire et en sollicitant la diaphorèse régularisatrice.

5° La thermothérapie doit toujours être graduée et dosée comme tous les agents physicothérapiques d'ailleurs, qu'il s'agisse de bains, immersions, douches ou d'affusions, de bains de vapeur humide ou d'étuves sèches.

6° Il faut veiller, dans les maladies, à la parfaite conservation de la thermalité périphérique, si l'on veut éviter les métastases congestives et l'abaissement implacable de la vitalité naturelle.

7° Les diverses applications de la chaleur et celles de la radiothérapie (qui datent de quelques années seulement) peuvent être délimitées, cliniquement, dans leurs variantes curatives; en dépit de certaines actions communes, leurs indications varient beaucoup, suivant les cas morbides. Par exemple, on se méfiera de la chaleur humide chez les sujets dont le système vasculaire est suspect.

Arteriosclerose und Gymnastik

Par M. K. Hasebroek, Hambourg

In neueren Arbeiten erscheint hinsichtlich der Therapie der Arteriosclerose die Empfehlung der Gymnastik. Jedoch wird diese mit erheblichen Einschränkungen versehen, besonders in der Verwendung der activen belasteten Bewegung. Diese Einschränkungen sind zurückzuführen auf Anschauungen, welche einerseits im Kreislauf zu sehr die Propulsivkräfte des Systems berücksichtigen, andererseits von unrichtigen Vorstellungen über die Technik und Wirkung der activen Gymnastik ausgehen: so fürchtet man die Ueberanstrengung des Herzens und die weitere Erhöhung des Blutdruckes.

Der Zweck meiner Ausführungen ist, auf dem Boden einer klinischen Physiologie und Pathologie Argumente vorzuführen, welche von der hohen Bedeutung der Gymnastik überzeugen sollen.

Zu Grunde lege ich bei der Definition der Sclerose diejenige Störung, welche zu einer Schädigung und zu einem Ausfall der den Gefässen eigentümlichen Leistungen für den Kreislauf führt. Hinsichtlich der normalen Function der Gefässe kann uns die Physiologie zur Zeit noch nicht die volle Aufklärung geben; ich bin vielmehr auf Ueberlegungen angewiesen, wie sie seit langem sich mir aus der Gymnastik heraus entwickelt haben.

Ich habe vor einigen Jahren in einer Studie meine Auffassung über den Kreislauf dargelegt [1].

Die Aehnlichkeit derselben mit den von Rosenbach seit Jahren aufgestellten Theorien hat mir von diesem den Vorwurf eines unbewussten Plagiates eingetragen. Ich habe diesen Vorwurf zurückgewiesen mit dem Nachweis, dass meine Auffassung unabhängig von Rosenbach entstanden ist [2].

Das Resultat meiner Untersuchung bestand hinsichtlich der Gefässe in der Aufstellung folgender Theorie: Die normale Function der Gefässe besteht nicht nur in einer tonischen Anpassung und Lieferung hochvollkommener Elasticität, sondern in activer Thätigkeit im Sinne einer Diastole-Systole. Die Peripherie entfaltet vorwiegend selbständigen Saugbetrieb. Je weiter wir zum Herzen aufsteigen, umsomehr überwiegt, functionell für die Gesammtcirculation betrachtet, das propulsive Moment über das ansaugende, bis am Herzen selbst das propulsive zum höchsten Ausdruck gelangt.

In der Arteriosclerose nun handelt es sich um Involutionszustände des Alters, mit welchen, durch gleichzeitiges Altern der Organe selbst, für den Gesammtkreislauf die Energie der peripheren Ansaugung zurückgeht. Je mehr dies geschieht, umsomehr sucht sich die Natur durch compensatorische Steigerung des Propulsivbetriebes weiter centralwärts zu helfen; so erklärt sich der erhöhte Blutdruck des Arteriosclerotikers als *Compensationserscheinung* [3].

---

[1] Deutsches Archiv für klin. Medizin, LXXVII Bd.

[2] Berliner klin. Wochenschr., N° 51, 1905.

[3] Vergleiche hierzu Rosenbach, Herzkrankheiten, p. 561, und aus neuester Zeit: Krehl, Deutsche medizin. Wochenschr., 1905, N° 47.

Die Annahme eines Rückganges der Ansaugung beim Altern wird gestützt durch den experimentellen Beweis durch Bier, dass die Ansaugung eines Gewebsbezirkes mit der *Vitalität* desselben im engen Zusammenhange steht.

Die Compensation durch Erhöhung des Propulsivbetriebes kann ohne Zweifel schon an den Gefässen erfolgen; je weniger sie hier ausreicht, umsomehr muss die Mehrarbeit des Herzens einsetzen.

Diesen rein functionellen Anschauungen entsprechen durchaus die wechselnden *anatomischen* Bilder der Sclerose: Atrophie und Hypertrophie der Gefässmuskulatur nebeneinander, Bindegewebe- und Kalkablagerung als Ausdruck erfolgter Insufficienz (Rosenbach), Betheiligung des Herzens am anatomischen Befund neben Fehlen eines solchen. In letzterer Beziehung ist die Arbeit Hasenfeld's [1] vielleicht von Bedeutung, welcher fand, dass Herzhypertrophie besonders vorkommt bei Sclerose im Gebiet des N. splanchnicus; hier haben wir gerade den doppelten Capillarkreislauf und wenn irgendwo, so muss hier besonders früh die Nothwendigkeit, vom Centrum her Hülfe durch erhöhten Druck zu schaffen, eintreten. Auch die Herzhypertrophie bei Schrumpfniere will mir unter ähnlichem Gesichtspunkt erklärlich erscheinen, da die Niere ebenfalls ein doppeltes und besonders langes Capillarsystem hat.

Einen fast absoluten Beweis für die functionellen Beziehungen der Peripherie im Sinne der Ansaugung zum Blutdruck liefern die Beobachtungen Masing's [2]. Dieser fand, dass bei älteren Leuten z. B. körperliche Arbeit mit einem Bein meistens bedeutendere Steigerung des Blutdruckes hervorrief als wenn mit beiden abwechselnd dieselbe, ja die doppelte Arbeit bisweilen gemacht wurde. Je mehr Organgewebe also eingeschaltet wird, je grösser ist der periphere Eigenbetrieb und je weniger ist Steigerung der Propulsivarbeit von centralwärts her erforderlich.

Ich wende mich nunmehr zur gymnastischen Behandlung.

Das Altern äussert sich in den Functionen des Körpers durch Herabsetzung der Ausdauer und im Auftreten von Ermüdungserscheinungen. Ein gewisser Schutz vor Ermüdung ist in erfahrungsgemäss vernünftiger Uebung möglich. Diser Schutz ist um so wirksamer, je mehr es sich um ein Organ handelt, bei welchem

[1] Ueber Herzhypertrophie und Arteriosclerose. Münch. medic. Wochenschr., 1897-98.
[2] Deutsch. Archiv f. klin. Medizin. 1902, Bd. 74.

es an Anregung fehlt. Der periphere Kreislauf ist ein solches Organ, welches in seiner Selbständigkeit nur zu oft durch Vernachlässigung leidet. In älteren Jahren führen äussere Umstände im Verein mit Bequemlichkeit und Trägheit zu Mangel an körperlichen Bethätigung: das grosse Gebiet der Körpermuskulatur liegt brach für den Kreislauf.

Man fasst die Rolle der quergestreiften Muskeln für den Kreislauf lange nicht activ genug auf. Man betont zu wenig, dass der Muskel bis zu einer gewissen Höhe seiner Leistung das Blut sich selbst heranholt. Ich gehe so weit, nach meiner gymnastischen Erfahrung, zu sagen, dass jeder Muskel in einer ihm angepassten Thätigkeit ein actives Glied ist im Gesammtsystem des Kreislaufes.

Ebenso gut, wie der Muskel als Locomotionsorgan notorisch geübt werden kann, kann er als Circulationsorgan geübt werden, indem mit der Uebung der Muskelsubstanz gleichzeitig eine Uebung der glatten Gefässmuskeln statthaben kann. Gerade für die glatten Muskeln scheint eine fortdauernde ununterbrochene Thätigkeit von Wichtigkeit zur Erhaltung ihrer Leistungsfähigkeit zu sein.

In einem Training des peripheren Kreislaufsapparates liegt die eminente Wirkung unserer Gymnastik, und besonders der activen, bei Arteriosclerose.

Dass in der That ein solches Training der Peripherie möglich ist, geht aus dem Verhalten des Blutdrukes unter Arbeit hervor: die Zahlen Masing's [1] beweisen es direct, dass die anfängliche Blutdrucksteigerung bei häufiger Wiederholung der Arbeit geringer ausfällt. Dasselbe finden wir bei Oertel [2]. Selbst maximale Kraftleistungen rufen bei trainirten Sportsleuten keine Steigerung des Blutdruckes mehr hervor.

Die Bedeutung eines solchen Trainings der Peripherie besteht für den Arteriosclerotiker in folgendem: *Wir befähigen ihn, seine körperliche Leistungsfähigkeit zu erhöhen ohne Steigerung des Blutdruckes. Wir machen ihn frei von einer Blutdrucksteigerung und so geht allmählich die constante Blutdrucksteigerung zurück und es stellt sich das Aortensystem auf einen niedrigeren Blutdruck dauernd ein.*

Es bleibt nun der Einwand berechtigt, für denjenigen, welcher

<hr>

[1] a. a. O.
[2] Therapie der Kreislaufstörung, Leipzig, 1885, p. 216.

in jedweder Steigerung des Blutdruckes für den Arteriosclerotiker eine Gefahr sieht; dass zu Beginn des Training eine Steigerung nicht zu vermeiden ist. In dieser Beziehung wende ich mich zu der hohen Bedeutung der *Zander'schen activen Gymnastik*.

Die Blutdrucksteigerung richtet sich ohne Zweifel nach dem Verhältniss des *Arbeitspensums* zur *Toleranz* des Individuums.

Dem Arbeitspensum trägt der Zander-Apparat Rechnung durch seine *Dosirbarkeit*, welche den Uebergang von der unbelasteten zur belasteten Bewegung gestattet. Hinsichtlich der Toleranz hat der Zander-Apparat äusserst günstige innere Bedingungen: das Arbeiten an ihm lässt durch die ideale Gleichmässigkeit des Ein- und Ausschleichens des Widerstandes jede Ermüdung vermeiden. Weder die manuelle noch die Selbsthemmungsgymnastik erfüllen diese Forderung im gleichen Maasse, weil sie ein *automatisches* Arbeiten nicht gestatten. Die möglichste Ausschaltung bewusster Nervenarbeit, bewusster Willensimpulse erhöht die Toleranz gegenüber dem Blutdruck, wie experimentell durch O. Moritz [1] und Masing [2] festgestellt ist.

So wird es möglich dass wir dem Arteriosclerotiker in der Zandergymnastik nicht unbeträchtliche belastete active Uebungen geben können, zum Zwecke des Training, ohne die Gefahren eines gesteigerten Blutdruckes zu bieten.

Die Praxis hat diese theoretischen Schlüsse bestätigt. Ich habe nachweisen können, dass selbst bei schwerster anatomischer Sclerose sowohl an der Aorta als an den Coronararterien, Patienten nicht allein ohne Schaden bei uns haben Gymnastik treiben können, sondern sich jedesmal erleichtert fühlten nach den Uebungen [3]. Niemals sind mir in 16 jähriger Thätigkeit bei der Behandlung von Hunderten Arteriosclerotiker, bis zum 80ten Lebensjahr, irgendwelche bedrohliche Zufälle vorgekommen.

Unsere Therapie ist zunächst prophylactisch: durch die Anregung zur Bethätigung der Peripherie wollen wir den functionellen Folgestörungen der Altersinvolutions vorbeugen. Ich vindicire den Zanderinstituten in dieser Beziehung geradezu eine hygienische Bedeutung für die Grossstädte. Es ist sicher kein Zufall, dass wir in diesen Instituten z. B. die Neurasthenie so glänzend

---

[1] Der Blutdruck bei Körperarbeit Gesunder und Herzkranker, Referat: Münchner med. Wochenschr., 1905 N° 43.

[2] Masing, a. a. O.

[3] Ueber die gymnastische Behandlung der Angina pectoris, Vortrag auf dem I. Congress für Physiotherapie, Zürich 1905.

behandeln: der ältere Neurastheniker ist in vielen Fällen weiter nichts als ein Arteriosclerotiker, dem wir seinen Kreislauf mächtig aufbessern.

Auf die Herabsetzung eines dauernd erhöhten Blutdruckes ist vielleicht mit zurückzuführen, wenn wir die Symptome der *Angina pectoris* zurückgehen sehen. Ich habe hinsichtlich der leichteren anginösen Beschwerden im Lauf der Jahre den Eindruck gewonnen, dass dieselben bei Männern eine kritische Uebergangszeit auf der Grenze des Alters bedeuten. Ich habe aus den Fällen mit erzieltem Erfolge persönlich die Ueberzeugung gewonnen, dass eine regelmässige tägliche Gymnastik eines der besten Mittel ist, um über das gefährliche Stadium der Arteriosclerose hinüberzukommen. Man wird mir beistimmen, dass in dieser Beziehung mindestens die *Erhöhung der Toleranz des Arteriosclerotikers gegen Blutdrucksteigerungen* eine Rolle wird spielen können.

Bei der compensatorischen Bedeutung einer guten peripheren Gefässfunction für eine primäre Schädigung des Herzens fällt unsere gymnastische Behandlung der Arteriosclerose zusammen mit der Abwendung beginnender Compensationsstörungen. Gerade die Altersinvolution liefert oft den Beginn eines Circulus vitiosus durch primäre Herabsetzung der Stromgeschwindigkeit durch Trägheit der selbständigen Gefässarbeit in der Peripherie.

Erinnern wir uns hierzu noch dessen, von welcher eminenten Bedeutung in unserer heutigen Lebensweise der Factor der Luxusconsumption von Nahrungs- und Genussmittel ist und wie in der Adipositas des beginnenden Alters weitere Complicationen für das gesammte Gefässsystem geschaffen werden! Kein Wunder, dass solche Zustände es waren, bei denen man zuerst die glänzenden Erfolge der gymnastischen Therapie constatirte: sie fallen in das Gebiet der Arteriosclerose hinein und erklären sich nicht durch die vielfach angenommene Wirkung auf das Herz, sondern auf den peripheren Kreislauf durch ein *Training der Gefässe*.

DISCUSSION

M. KACZYNSKI Jobjecte que la méthode du training ne peut pas être appliquée à tous les individus affectés d'arteriosclérose. C'est à dire que les individus qui travaillent physiquement n'ont pas besoin d'être traités par le training, et dans ma pratique j'ai vu des cas, parmi les classes travaillant physiquement, très mal influencés par les efforts physiques.

Seulement les individus relativement jeunes et qui possèdent assez de forces, peuvent être traités par la méthode du training.

M. PAUL SCHELLER) Auch in vorgerückten Alter sind passive Uebungen
und systematische Drainirungen des Herznerves von vorzüglicher Wirkung. Man
muss allerdings unterscheiden zwischen Drainirung und Struppirung der Gefässnerven, was nicht leicht ist, da die Reize der Gefässnerven nicht immer parallel
gehen mit den Wirkungen.

M. HASKENBEK ist der Meinung dass das Training der Peripherie sehr wohl
durch Vermittlung des Sympathicus vor sich gehen kann.

Physicothérapie et physiothérapie

Par M. J. A. RIVIÈRE, Paris.

Les deux vocables «Physicothérapie» et «Physiothérapie»
sont-ils deux synonymes ou désignent-ils deux ordres d'idées différents?

Nous sommes assez à l'aise (en dépit de nos faibles préten-
tions linguistiques) pour le mot «Physicothérapie», puisque nous
l'avons créé et fait vivre, en le vulgarisant et en lui conférant
une acception parfaitement déterminée en science médicale (Voir
nos *Annales de Physicothérapie*).

La Physicothérapie est la méthode curative basée sur l'emploi combiné des agents physiques : ces agents sont appliqués à
leur état naturel (air, eau, lumière, etc.) ou bien domestiqués dans
un établissement médical muni d'appareils conçus et groupés
pour des applications successives ou synergiques extrêmement
nombreuses (¹).

Physiothérapie (de φύσις nature) est un terme étymologique
beaucoup plus étendu, tellement étendu qu'il en est vague. C'est
la mise en œuvre de la médecine naturelle ou naturisme. Or, tous
les agents curatifs sont des agents naturels. La Physiothérapie
implique aussi bien l'ipéca, le séné, que tout traitement physiologique.

Ce qui caractérise notre méthode physicothérapique, c'est la
juste combinaison que nous faisons de nos appareils multiples
dans le traitement des maladies chroniques.

Pour cela, nous disposons d'une gamme complète d'appareils
permettant d'utiliser tous les agents physiques, sous leurs formes
les plus complexes et les plus variées.

Dans notre thérapeutique rationnelle nous tenons à faire

(¹) La Physicothérapie, ses indications, ses avantages (communication faite au XIV Congrès
International de Médecine de Madrid, 1903. Dr. J. Rivière).

La Physicothérapie considérée dans ses rapports avec la Médecine générale (Communication
faite au 1 Congrès International de Physicothérapie — Liège 12-15 Août 1905 — Dr. J. Rivière).

passer le malade avant la maladie et l'état constitutionnel avant le symptôme.

L'étiquette nosologique ne servant le plus souvent qu'à indiquer des symptômes dominants, pour nous, la maladie ne se manifeste que lorsque la machine humaine est encrassée. L'auto-intoxication relève des toxines humaines avant de relever des toxines microbiennes.

A côté de ces auto-intoxications, il y a aussi celles qui proviennent d'un défaut d'utilisation de matériaux nutritifs absorbés en trop grande abondance.

Les perturbations de l'économie reconnaissent deux causes principales: les influences ambiantes (morales ou physiques qui agissent par l'intermédiaire du système nerveux et les intoxications de toutes sortes, alimentaires et autres, qui se rattachent aux humeurs).

Cette conception générale réconcilie les solidistes et les humoristes anciens.

La Physicothérapie, par ses agents multiples, en même temps qu'elle stimule et redresse la fonction nerveuse, épure l'organisme entier, un des points de concentration de l'ambiance.

Notre méthode consiste à user largement de l'électricité, de l'eau, de la chaleur, de la lumière et du mouvement pour activer les oxydations, favoriser les échanges et les éliminations de toutes sortes et accroître les énergies vitales après avoir donné une bonne orientation aux neurones. (Elle vient légitimer l'humorisme ancien que nous avons d'ailleurs réhabilité cliniquement dans: Traitement abortif et curatif des maladies aiguës, de la typhoïde et de l'appendicite en particulier, par le calomel, l'huile de ricin, l'eau et la chaleur donnés d'une façon judicieuse (Communication faite à la British Medical Association, Juillet 1903).)

Elle est préventive et curative. Pour nous, comme nous l'avons toujours dit, le trouble fonctionnel précède la lésion. La cellule nerveuse, plus résistante, est la dernière à s'altérer et à se restaurer.

La médecine expectante qui, dans les maladies aiguës, grâce à l'anorexie et au régime hydrique, permet au malade de se libérer de ses poisons, est insuffisante chez les chroniques qui ont besoin de puissants secours pour les aider à redresser leurs déviations fonctionnelles.

La Physicothérapie est la meilleure méthode pour seconder, par un outillage complet et nuancé de ressources multiples em-

pruntées à la physique, le soulagement naturel que la physiatrie
jointe à la pharmacothérapie est souvent impuissante à lui assurer.

En d'autres termes, le cadre de la Physicothérapie est beaucoup mieux délimité que celui de la Physiothérapie; ses actions
bien comprises sont directrices et jamais perturbatrices du potentiel vital. Elle exclut la violence et recherche l'équilibre, en
s'appuyant principalement sur la régulation harmonique du ner-
visme et sur le redressement de la fonction trophique, plus ou
moins déviée dans les divers états morbides. La Physicothérapie
consolide la nutrition des éléments cellulaires de nos tissus, rectifie
la névrarchie et s'oppose aux états dystrophiques, par le seul moyen
des forces naturelles :

1° Eau (hydrothérapie, balnéothérapie, vapeurs).
2° Mouvement (kinésithérapie, orthopédie, massage).
3° Électricité (ses diverses modalités).
4° Luminosité (photothérapie, radio et actinothérapie).
5° Chaleur (thermothérapie).
6° Air (aéro et pneumothérapie, etc.).

Ces six agents (il n'y en a pas sept) peuvent être combinés
(hydro-électro-thérapie, hydro-masso-thérapie, hydro-thermo- ou
sudo-thérapie, par exemple) ou associés (gymnastique active et
passive, vibrothérapie électrique) pour le plus grand bénéfice des
malades... Mais il faut, pour obtenir tous les résultats curatifs
possibles ne pas se contenter des vagues aspirations physiothéra-
piques. Il faut posséder, à portée de la main et prête à l'application
opportune, la centaine (je n'exagère en rien) la centaine d'appareils ou de procédés, constituant le jeu complet du physicothérapeute.

En résumé, notre terme Physicothérapie est plus définitif,
mieux adapté à la méthode scientifique, qui utilise les agents physiques en médecine que le presque homonyme, beaucoup trop
large, de Physiothérapie.

SÉANCE DU 21 AVRIL

Présidence : MM. MAUPERRIN SANTOS, EDUARDO MOTTA et ANTÓNIO CIPAR.

M. PONTE E SOUSA propose un vœu de regrets pour la mort
du prof. Curie, proposition qui est acceptée.

Rapports entre la constitution moléculaire des corps organiques et leur action physiologique et thérapeutique

Par M. ANTONIO CIRICI (v. page 49).

L'Injection hypodermique d'oxygène (oxygénothérapie)

Par MM. J. J. DÓMINE et J. CHABÁS, Valence.

Nous ignorons si quelqu'un avait pratiqué l'injection hypodermique d'oxygène à la date où l'un de nous (Dómine) l'employa pour la première fois en 1900, à Valence (Espagne).

Sans mentionner les diverses notes cliniques publiées à cette époque, ce procédé fut exposé alors, officiellement, dans la thèse de doctorat de Chabás (Madrid 1902), ainsi que dans notre communication au dernier Congrès international de Madrid (1903).

Postérieurement, Cordier (1902) et d'autres praticiens en France, de même que Codina (Madrid) au dit Congrès, se sont occupés de l'injection hypodermique d'oxygène, mais en se référant seulement à son pouvoir analgésique dans la sciatique.

En 1900, un heureux fait inespéré attira notre attention sur la possibilité de l'application hypodermique d'oxygène avec les grands avantages de forme, temps et utilité sur l'inhalation classique, si coûteuse et de résultats très limités.

Il s'agissait d'un cas de fièvre typhoïde dans lequel, par suite d'un défaut d'appareil improvisé, l'aide injecta de l'air au lieu de sérum physiologique. Les effets obtenus furent si surprenants qu'ils nous amenèrent à réitérer, dans ce cas et dans plusieurs autres, cette injection, non pas d'air, mais bien d'oxygène pour supposer que le bon résultat obtenu était dû à l'activité de ce gaz.

Depuis lors, en innombrables occasions nous avons pu nous rendre compte de la grande importance de ce procédé hypodermique.

Les cas sont si nombreux et les déductions qui peuvent s'extraire de la théorie sont si nouvelles et variées, qu'il n'est pas maintenant l'occasion de développer de longues réflexions, à cause de la brièveté du temps accordé, et nous nous limiterons actuellement à présenter quelques notes succinctes que nous développerons dans un prochain livre.

Tout ce que nous allons affirmer est en résumé la phénoménologie que l'on peut observer dans n'importe quel cas d'anémie grave, de typhoïde, de tuberculose, de rougeole, etc., c'est-à-dire lorsque des produits toxiques de réduction circulent dans le sang, lorsqu'il existe la toxémie. Il est évident que la quantité, étiologie, ou localisation de la catégorie morbide font varier considérablement cette phénoménologie, que nous reproduisons ci-après dans ses points principaux et dans la plupart des cas.

Si, *au moyen de l'appareil que nous décrirons plus loin avec sa technique*, nous injectons quelques centaines de centimètres cubes d'oxygène jusqu'à trois ou quatre litres à la fois la plus grande dose que nous avons employée, on remarque par exemple dans un cas ordinaire de typhoïde et dans la période d'aggravation:

1° Soulèvement sans douleur des tissus sous-cutanés.

2° Augmentation locale de température, qui dérive sans doute de l'absorption indéniable de l'oxygène, et changement de couleur de la peau et, comme nous verrons, des muqueuses.

3.° Cessation de la douleur, s'il s'agit par exemple de sciatique et névralgies de diverses espèces.

4.° Effets de généralisation. Si la clinique avec ses éloquentes objectivités n'extériorisait pas sous forme catégorique la réalité de l'absorption de l'oxygène approvisionné entre les fibres du tissu conjonctif hypodermique, le grand champ que nous offre la chimie nous donnerait des raisons suffisantes et pratiques pour l'affirmer, ce que nous allons indiquer sommairement.

Les dits effets de généralisation se présentent principalement de la façon suivante:

a) Diminution de l'accélération respiratoire et circulatoire.

b) Les muqueuses, des yeux, des lèvres, de la vagin, etc., s'hématosent rapidement.

c) Sédation générale et douce démontrée par la sensation de bien être que le malade exprime, et par la cessation des phénomènes convulsifs, éclamptiques, neuritiques, etc., ou par l'apparition du sommeil après l'agitation.

d) L'urine est augmentée de suite.

e) Diminution ou cessation de la gamme symptomatique reliée à la réduction hémique et par conséquent des tissus; c'est de cela et sous formes très variées que bénéficie un nombre considérable de maladies.

f) Arrêt rapide et très visible de l'invasion, streptococcique localisée ou staphylococcique érysipèle, panaris, anthrax, métrite, infection puerpérale, etc.) ainsi que d'une façon générale dans la péritonite, etc.

Voilà, en résumé, les faits, les phénomènes indéniables, bien évidents et vérifiés par plusieurs collègues de la ville, en outre de la véracité des affirmations se référant seulement à leur effet local analgésique, apportées par le dr. Codina, dans son étude précitée.

Nous avons pratiqué déjà des centaines d'injections, plus souvent pour obtenir les bénéfices dérivés de leur action générale que pour rechercher les effets locaux.

Dans plusieurs états phymiques, typhiques, anémiques, chlorotiques, colibacillaires, arthritiques, etc., soit dans le terrain superficiel rongé par l'abcès, l'anthrax ou la gangrène, soit dans les profondes réactions de l'éclampsie ou de la méningite, c'est-à-dire dans tous les cas où l'oxygénation que nous supposons forcée ou favorisée nous paraît bénéficieuse pour neutraliser le pouvoir réducteur de l'action morbide ou pour arrêter ou détruire l'action septique au moyen d'un agent microbicide si puissant, c'est là que nous avons apporté l'oxygène avec plus ou moins de succès, mais toujours avec bénéfice, sans remarquer des inconvénients de douleur ou d'aggravation.

L'on comprendra facilement qu'un procédé si nouveau et d'applications si variées a besoin d'une série immense de recherches démonstratives, lesquelles, comme chimiques, sont très délicates.

Et nous disons chimiques, car nous croyons indéniable que son absorption, et par conséquent la neutralisation de procés réducteurs ou fixation dans les éléments qui ont besoin d'oxygène et dans lesquels ce facteur chimique est amoindri, est synthétiquement la rationnelle génératrice de la dite phénoménologie, aussi importante que bénéficieuse.

Mais de telles recherches, si variées et si délicates que nous pratiquons, ne sont pas encore suffisamment précises, nombreuses et définitives pour qu'elles soient déjà exposées ici comme fondement de l'explication que nous présentons à titre provisoire à la haute considération du Congrés.

La clinique nous démontre que par injection hypodermique l'oxygène est absorbé, et tout d'abord il produit son action sur le tissu qui l'emprisonne: il oxygène ce terrain en accélérant sa respiration. Pendant peu de temps il y reste de l'acide carbonique et de l'oxygène.

Comment est-il absorbé? Quelles sortes de transformations, dissociations, phénomènes catalytiques ou diastasiques ont lieu, c'est-à-dire, quels sont les éléments qui sont mis en jeu?

Les études modernes de la physico-chimie, les subtilités de la recherche de la catalysie moderne et des oxyréductases, etc., étant encore en embryon et nos expériences analytiques étant insuffisantes, nous empêchent d'exposer une hypothèse explicative de cette absorption que l'on ne peut nier en voyant à l'endroit où l'on a injecté l'oxygène la rougeur, ainsi que bientôt et plus loin l'on remarque que les muqueuses sont hématosées, et avec tout ceci, le bénéfice visible, plus ou moins important, sur les phénomènes toxémiques, sur la réduction caractéristique de la maladie.

En présence des études modernes de la catalysie et des ferments, nous croyons sans force la considération dédaigneuse qui indique que la quantité d'oxygène injecté est petite, comparée à la consommation journalière, car étant donné qu'il y a une grande différence entre l'injection hypodermique et l'inhalation, à laquelle on se réfère, nous devons tenir en compte la valeur, plus importante qu'on ne pense, qui doit être assignée à l'addition subite, à l'entrée *forcée* d'oxygène dans un terrain réduit, qui n'en renfermait pas suffisamment ou qui l'absorbait lentement.

En résumé: apport d'oxygène qui modifie d'une façon directe ou indirecte le titre chimique d'une quantité considérable de sang qu'il enrichit, soit en lui rendant sa *réaction* ou en vivifiant sa pureté, soit en favorisant son métabolisme.

Nos analyses de comprobation dont le caractère est, nous l'avouons, incomplet, nous ont montré, après avoir pratiqué les injections, la polyurie, l'augmentation d'acide urique et le coefficient azoturique, la diminution du coefficient toxique démontre les derniers effets d'utilisation de l'oxygène injecté, de même que d'autres preuves chimiques.

D'un autre côté, le microscope démontre la suractivité leucocytaire, l'augmentation d'hématies que nous explique la réaviration du terrain réduit de l'anthrax ou gangrène ou tubercule, de même que la notion urologique nous rend compte de la chute du processus morbide réducteur.

Nous laissons à la haute considération du Congrés et à des recherches ultérieures le raisonnement que méritent les faits que nous décrivons synthétiquement, et nous allons exposer avec la brièveté qu'exige l'actuelle circonstance plusieurs histoires cliniques nous concernant, d'autres appartenant à nos collègues de la ville, dont nous offrons la vérification.

Beaucoup de celles qui se réfèrent aux actions locales ont des analogies avec celles qui ont été décrites par Codina, Kahane, Renard, Cordier, Mongour, et plusieurs autres praticiens.

Nous les divisons en deux catégories :

ACTION LOCALE

a) **Sciatique.** —Pour éviter les répétitions, nous résumerons le très grand nombre de cas (quelle que soit leur étiologie) en disant que si l'on injecte dans le trajet du nerf un ou deux litres d'oxygène qui s'étendent avec un léger massage, on remarque que la douleur cesse presque instantanément; il y a eu même des cas où de la plus grande impossibilité de marcher nous sommes arrivés à obtenir une complète liberté de mouvement.

Nous avouons cependant que, dans certains terrains très arthritiques et de sciatique très ancienne, nous avons dû pratiquer jusqu'à quatre applications, non consécutives, et avons observé également que la douleur résistant le plus au traitement est celle qui reste au pied.

Il est certain qu'il n'y a pas de moyen qui puisse être comparé à celui que nous employons contre cette maladie.

b) **Névralgie brachiale.** — F. M. C. (1902), de Valencia, âgé de 50 ans, poids 110 kilogr., obèse, très arthritique, ayant épuisé sans succès tous les recours des salicylates, iodure, quinine, électricité, bains, massage, etc. et l'action topique de toutes sortes de pommades et frictions, se trouva presque libre de douleur lorsqu'il reçut la première injection de 500 cc. d'oxygène au bras; le lendemain, après la deuxième injection, la douleur disparut complètement. Actuellement il est encore sans douleur.

Nous avons enregistré beaucoup de cas analogues à ce dernier qui démontrent, comme dans ceux qui suivent, que l'origine et la topographie du nerf douloureux sont indifférentes.

c) **Névralgie superciliaire.** —C. A., Valencia, âgé de 45 ans, bradytrophique, d'urine très acide, et souffrant pendant plusieurs jours de cette névralgie qu'elle calmait momentanément par une injection de dérivés d'opium; elle se trouva libre de douleur au moyen d'une injection de 5 cc. d'oxygène loco dolenti.

d) **Névralgie maxillaire.** —Trois cas dans la clinique particulière avec grand soulagement ou guérison complète.

e) **Eczéma humide.** —J. H. G. (Jativa), âgé de 35 ans; il épuisa toute la liste des modificateurs de la nutrition, agents topiques, balnéaires, etc., contre son eczéma humide des aines, face intérieure des cuisses et scrotum, et il ne put arriver à la guérison que lorsque nous lui appliquâmes plusieurs injections de deux litres d'oxygène.

f) **Gangrène humide de la jambe.** —J. M. âgé de 72 ans, artério-sclérotique, obèse, avec plaques gangréneuses à la jambe droite, dont la grande douleur nous amena à pratiquer l'injection qui non seulement la calma de suite, mais qui détermina l'arrêt nécrobiotique. Décédée 11 mois plus tard de la grippe.

g) **Anthrax.** — R. S. de Valencia (1902), âgé de 48 ans, arthritique, avec un thorax à la partie postérieure du cou. Sa fièvre et son délire furent bientôt calmés par l'injection. Pendant qu'il suivait la médication appropriée à son fond arthritique, nous lui pratiquâmes plusieurs injections qui sûrement furent le motif de l'avortement du procès qui guérit bientôt.

h) **Suppurations articulaires osseuses et cutanées.**—Dans quelques cas de ces affections nous avons attiré de grands bénéfices en employant soit des courants, soit des injections d'oxygène.

i) **Infections puerpérales.**—Plusieurs collègues de cette ville, homologues très renommés, entre eux les professeurs Candela, López, Navarro, ont remarqué de grands avantages en traitant plusieurs malades au moyen de courants continuels d'oxygène prolongés pendant plusieurs heures.

j) **Ozène.**—Nous ne pûmes pratiquer que deux courants, d'une heure par jour, à une jeune fille, en diminuant de beaucoup son odeur.

ACTION GÉNÉRALE

Parmi les divers procès infectieux, nous citerons:

a) **Infections d'origine gastro-intestinale.**—J. G. M. âgé de 19 ans, (Valencia), étudiant, souffrant de colibacillose typique; fièvre de 40°, vomissements, délire, pouls 110, sursaut de tendons, urines rares, symptômes qui cessèrent à mesure que nous pratiquâmes plusieurs injections de deux à quatre litres chaque fois, jusqu'à la guérison. Pendant ce temps le malade suivait la médication classique.

b) **Fièvre typhoïde.**—Dans plusieurs cas et en diverses périodes nous avons employé cette médication, et entre autres bénéfices que nous a rapportés son application, nous devons citer sa puissance incomparable sur la fièvre, surtout sur les symptômes adynamiques et même ataxoadynamiques qui sont calmés d'une façon aussi rapide qu'étonnante. Nous avons eu des cas où, en n'employant que cet agent médicamenteux, nous avons obtenu ce résultat, auquel a succédé la cessation des vomissements, la diminution ou disparition de la fièvre, augmentation des urines, régularisation du pouls, etc.

c) **Méningites.**—Dans plusieurs cas de si mortelle affection nous avons injecté l'oxygène en obtenant tout au moins le grand calme de sa période d'excitation et d'autres bénéfices. Les pseudo-méningites, spécialement par coli-bacilles, sont surtout celles qui nous ont permis d'obtenir les meilleurs effets.

d) **Tuberculose pulmonaire.**—**Anémies.**—Non seulement pour enrayer les myalgies typiques de la poitrine, mais pour amoindrir la dyspnée et attirer plusieurs bénéfices sur l'état général, l'injection hypodermique d'oxygène nous a donné de très bons services.

Il va sans dire que le soi-disant rhumatisme tuberculeux, ainsi que la tumeur blanche, trouvent également des avantages dans l'injection d'oxygène.

Peut-être bien que ces avantages dans cette maladie ou dans plusieurs autres qui supposent un grand trouble dans l'alimentation s'expliquent en admettant avec le savant professeur espagnol Carracido que «beaucoup de maladies comprises par Bouchard sous le titre de ralentissements de la nutrition peuvent être nommées insuffisance de l'oxydation.»

e) **Éclampsie.**—A. F. (Valencia), âgée de 32 ans, de bonne santé, sans antécédents morbides. Au huitième mois de grossesse elle présenta une attaque d'éclampsie, considérée comme mortelle, et ayant convenu l'accouchement forcé on lui pratiqua une injection de trois litres d'oxygène qui fit cesser l'attaque en permettant de pratiquer cette opération dans un état très satisfaisant.

CONCLUSIONS

1.º L'injection hypodermique d'oxygène fut pratiquée pour la première fois par l'un de nous (Dómine) à Valencia (Espagne) en 1900, et sa théorie et sa technique furent exposées officiellement dans la thèse d'un autre (Chahas 1902) et par ce dernier au Congrès international de Madrid (1903).

2.º L'absorption de l'oxygène injecté dans le tissu cellulaire sous-cutané est très rapide et ses effets très immédiats. Ces derniers correspondent à la double action mécanique (locale) et chimique (générale). Nous n'avons jamais eu à regretter un seul accident; ils sont sans danger.

3.º Tout état asphytique ou neuritique local ou général est justiciable de son application; de l'anthrax ou la sciatique à l'anoxhémie la plus grave.

4.º La méthode de son application est très simple.

5.º L'appareil injecteur-extracteur de liquides et gaz, brevet Dómine, réunit toutes les exigences de son application.

APPAREIL ET TECHNIQUE

Notre appareil se compose d'un flacon laveur gradué (qui se remplit à moitié d'eau avec quelques gouttes d'une essence thérébentinée), fermé par un bouchon métallique traversé par deux tubes de même matière recourbés en angle droit; l'un d'eux qui apporte l'oxygène renfermé dans un ballon se prolonge près du fond du flacon, l'autre s'engage dans un simple jeu de clefs qui établit le courant. Un système de deux poires dilatables pourvues de valves brevetées se termine dans la pièce de la bride de l'aiguille canulée.

Après avoir stérilisé, etc., l'appareil, et en y faisant passer un courant d'oxygène qui le remplit en remplacement de l'air, on enfonce d'un seul coup l'aiguille canulée dans le pli cutané préalablement stérilisé.

Grâce à l'action du dit jeu de pinces, la première de dépôt et la seconde pourvue de valves aspirante et foulante, l'oxygène est conduit à la région choisie, et au moyen d'un simple massage on arrive à disséminer plusieurs litres de ce gaz.

Quoique cet appareil soit improvisé, nous nous en servons de préférence parce qu'il peut être destiné à d'autres applications, car au moyen des diverses combinaisons de ses pièces démontables *il se change en appareil injecteur* non *seulement de gaz mais de liquides, sérums*, etc., *et en même temps en aspirateur des exsudats.* Sa manipulation et sa désinfection sont faciles.

DISCUSSION

M. KOLBE: Tout en admettant, théoriquement et même dans beaucoup de cas pratiques, l'utilité de la méthode expliquée, je me permets d'appeler l'attention de l'auditoire sur le danger qu'il y aurait d'appliquer ce procédé dans les cas de charbon (conclusion 3); on perdrait du temps utile pour la guérison sûre et rapide par le sérum antitoxique, anticharbonneux, etc. (Mendez, de Buenos Aires, Tavel, de Berne, etc., etc.). Encore dernièrement j'ai observé un cas très net à l'Hôpital cantonal de Lausanne, service du prof. Roux) en confirmation de ce fait, très fréquent dans la République Argentine, où la méthode du sérum a fait ses épreuves répétées.

Quant à l'observation du rapporteur qu'il soutient sa méthode comme inoffensive, elle ne l'est pas, car elle fait perdre du temps utile.

M. CHABAS: Dans le cas d'anthrax (charbon) j'ai employé l'injection d'oxygène dans le but d'enrayer l'action réductrice qui domine dans le terrain malade. Je n'ai pas dit dans ma communication que la méthode des injections d'oxygène soit la meilleure, j'ai dit seulement qu'elle a été employée par moi dans un cas avec de bons résultats. Je crois, sûrement, qu'on ne perd pas du temps en modifiant le terrain avec ces injections.

Einfluss der Lebernucleine auf Alcaloïde und Glycoside

Travail de M. Z. v. VÁMOSSY, Budapest,

présenté par M. A. v. BOKAY, Budapest

In einer früheren Arbeit (erschienen in den *Archives internat. de Pharmacodyn. et de Thér.* 1901) hatte Herr v. Vámossy die interessante Thatsache mitgetheilt, dass derjenige Antheil der Leber, welcher bei der künstlichen Magenverdauung unangegriffen bleibt und welcher zum grössten Theil aus den Nucleïnen der Leber besteht, ungefähr die Hälfte (50 °/o) des Chinins und des Strychnins zurückhält und in sich aufspeichert, wenn diese Alcaloïde in wässeriger Lösung durch den erwähnten Verdauungsrückstand filtrirt werden.

Versuche, die er seither mit Atropin, Morphin, Nicotin, Conïn, Codeïn und Pilocarpin ausgeführt hatte, ergaben ganz ähnliche Resultate.

Diese so reichliche und so feste Bindung der Alcaloïde ist kein rein mechanischer Vorgang, sie beruht vielmehr auf einer chemischen Vereinigung der genannten Substanzen mit den Nucleïnen. Werden diese Alcaloïdhältige Nucleïne in Kalilauge gelöst und mit Essigsäure gefällt, so sind in dem Filtrate höchstens Spuren der Alcaloïde nachzuweisen — ein Umstand, welcher für eine ziemlich feste chemische Bindung spricht.

Man könnte sich den Vorgang so vorstellen, dass es sich hier um chemische Verbindungen der Basen mit den Nucleïnen handelt — wobei letztere die Rolle einer Säure spielen — und die neuentstandenen Körper in Wasser schwer löslich sind. Es würde hiefür

auch die Thatsache sprechen, dass das Picrotain und das Digita-
lin—also Substanzen nicht basischer Natur—nur in ganz geringer Menge zurückgehalten werden.

Im Falle einer einfachen chemischen Bindung müssten wir
aber denjenigen Antheil der zugefügten Alcaloidmengen, welche
im Filtrate vermisst wurde, in den Nucleinen auffinden können:
dies gelingt jedoch nicht.

Herr v. Vámossy hat zu diesen Versuchen diejenigen Alcaloide gewählt, welche am schwersten zerstörbar sind: Strychnin
und Chinin. Wenn die Alcaloide längere Zeit (1-2 Wochen) mit
den Nucleinen in Berührung waren, so konnte er durch 3-4 mali-
ges Ausziehen mit saurem Alcohol nur noch 1-5 centigm. anstatt
der sicher zurückgehaltenen 0.24—0.38 gm. wiederfinden. Hebt man
das Alcaloid-Nuclein-Gemisch Monate lang unter Alcohol auf, so
verschwinden die Alcaloide vollkommen und die gehärteten Stü-
cke erweisen sich auch im Thierversuche als unwirksam. Bei nur
6-16 stündiger Einwirkung der Nucleine auf die Alcaloide können
wir noch ca. 50 % der zurückgehaltenen Menge durch Alcohol-
extraction wiedergewinnen, wobei bemerkt sein soll, dass in diesen Fällen die Nucleine auf dem Filter mit Wasser nicht ausge-
waschen, sondern gleich nach Abtropfen der eigenen Feuchtigkeit
mit Alcohol erschöpft wurden.

Die erwähnten Thatsachen können nur so erklärt werden, *dass
die Alcaloide durch die Nucleine der Leber zunächst chemisch ge-
bunden, dann aber zerstört werden.*

Gegenüber der Annahme, dass das beobachtete Verschwinden
der Alcaloide nur scheinbar und durch die Entstehung von in saurem Alcohol unlöslichen Verbindungen bedingt wäre, verweist
Herr v. Vámossy auf solche Versuche, in denen die Nucleine —um
die Alcaloide frei zu machen —zunächst mit Kalkmilch eingedampft
und dann erst mit Alcohol ausgezogen wurden; das Resultat war
dasselbe, wie früher.

Die Untersuchungen werden fortgesetzt.

Pharmacologische Studien über die biochemischen Synthesen

Travail de M. B. v. Fenyvessy, Budapest,

présenté par M. A. v. Bókay, Budapest.

Herr Dr. v. Fenyvessy beschäftigte sich mit der Glukuronsäu-
re- und der Schwefelsäure-Synthese und suchte die physiologischen

Bedingungen derselben festzustellen, resp. die Menge der im Thierkörper entstehenden gepaarten Verbindungen künstlich zu beeinflussen.

Die Versuche wurden an Kaninchen und Hunden ausgeführt, denen zum Studium der Glukuronsäure-Synthese meistens Kamfer oder Chloralhydrat, zu dem der Schwefelsäure-Synthese Phenol verabreicht wurden.

Die wichtigsten Ergebnisse der Untersuchungen sind folgende:

Die Menge der im Thierkörper gebildeten *gepaarten Glukuronsäuren* wird lediglich von der Menge der paarungsfähigen Substanzen, hingegen nicht von dem Kohlehydratbestand des Körpers bestimmt. So lässt sich die Menge der gepaarten Glukuronsäuren durch vermehrte Zufuhr paarungsfähiger Substanzen praktisch unendlich, d. h. soweit das Thier der Vergiftung nicht erliegt, erhöhen; hingegen kann die Glukuronsäurebildung bei gleichen Kamfer etc. Dosen weder durch Glycogenmangel herabgesetzt, noch durch übermässige Zuckerzufuhr über die normale Grenze' hinaus gesteigert werden. Somit bieten die Thierversuche keine Stütze für die Annahme, dass die Glukuronsäure als normales, intermediäres Oxydationsprodukt des Traubenzuckers entstünde, vielmehr scheint die Glukuronsäure unter dem Einfluss der paarungsfähigen Substanzen, resp. des synthetischen Prozesses zu entstehen.

Die Menge der nach Phenolvergiftung entstehenden *Aetherschwefelsäure* ist eine geringe, dieser Wert ist für dasselbe Thier ein ziemlich constanter und wird auch durch verschieden grosse Phenolgaben nicht mehr gesteigert. Dieser Grenzwert wird durch Nahrungsentziehung — wenn auch nicht in allen Versuchen — herabgesetzt, durch Zufuhr von schwefelsaurem Natron aber in der Regel bedeutend erhöht. Es lässt sich hieraus schliessen, dass zur Bildung der Phenolswchefelsäure im Thierkörper die präformirte Schwefelsäure herangezogen wird.

Zwischen den beiden genannten Formen der Synthese besteht bei Phenolvergiftung ein derartiges Verhältniss, dass das Gift zunächst an Schwefelsäure sich anlagert und erst derjenige Antheil des Phenols mit Glukuronsäure gepaart wird, zu dessen Bindung die Schwefelsäure nicht mehr ausreicht.

Inanition und Narcose

Travail de M. G. Mansfeld, Budapest,

présenté par M. A. v. Bókay, Budapest.

Es wurde die Wirkungsintensität einiger Narcotica einerseits beim gut ernährten, andererseits beim hungernden Kaninchen verglichen. Hierbei stellte es sich heraus, dass die hungernden Thiere nicht wie man es voraussetzen würde gegen alle Mittel eine gesteigerte Empfindlichkeit besitzen. Denn von den sechs untersuchten Substanzen führten Morphin, Paraldehyd und Chloralhydrat zum Tode der 5-6 Tage lang hungernden Thiere schon in solchen Mengen, welche bei normalen Kaninchen nur eine ganz schwache Narcose zur Folge hatten. Hingegen konnte bei Aethylurethan, Aethylalkohol und Amylenhydrat kein Unterschied in der Wirkung festgestellt werden.

Diese Versuchsergebnisse konnten mit Hilfe der Meyer-Overton'schen Narcosetheorie einheitlich erklärt werden. Da nachweislich während des Hungerns das Körperfett verbraucht wird, die Hirnlipoide aber an Menge nicht abnehmen, ja sogar zunehmen, so muss sich für diejenigen Stoffe, welche eine hohe Fettlöslichkeit besitzen, die Toxicität während des Hungerns erhöhen, da ja nur Hirnlipoide noch vorhanden sind um die Narcotica zu binden, die anderen Fettsubstanzen des Körpers aber geschwunden sind.

Die Thatsache, dass die Versuchsergebnisse mit Hilfe der Meyer-Overton'schen Theorie ungezwungen erklärt werden konnten, verleihte derselben immerhin eine Stütze für ihre Giltigkeit bei Thieren mit centralem Nervensystem, wenn auch keinen einwandfreien Beweis. Hievon könnte erst dann die Rede sein, wenn experimentell nachzuweisen wäre, dass die beim Hunger beobachtete Wirkungssteigerung wahrhaftig in einer gesteigerten Bindungsfähigkeit des Hirns, für Stoffe mit höher Fettlöslichkeit seine Ursache hat.

Es liegen nun derzeit die Ergebnisse einer grossen Anzahl diesbezüglicher Versuche vor. Dieselben wurden mit Alkohol und Chloralhydrat in der Weise ausgeführt, dass sowohl bei normalen, wie bei hungernden Thieren der Giftgehalt des Gehirns von der 15ten Minute bis zur 8ten Stunde der Vergiftung in den verschiedensten Zeitpunkten einer quantitativen Prüfung unterworfen wurde. In der Weise konnte der ganze Verlauf der Vergiftungen quantitativ verfolgt und bei den verschiedenartig ernährten Thieren mit einander verglichen werden. — Es ergab sich hieraus thatsächlich, dass während die Bindungsfähigkeit des Hirns für Alkohol bei Hungernden bloss eine sehr geringe Steigerung erfährt, das Chloralhydrat, welches eben bei Hungernden eine Wirkungssteigerung zeigte, stets in bedeutend grösseren Mengen im Hirn hungernder Kaninchen vorgefunden wird, als im Hirn gut ernährter Thiere.

Versuche mit activer und passiver Immunisirung bei Tuberculose
Par M. Hermann Frey, Davos-Dorf.

(Sera publié à la fin du volume, si l'auteur nous l'envoie à temps, ainsi que nous le lui avons demandé depuis la clôture du Congrès).

SÉANCE DU 23 AVRIL.

Présidence: MM. Macpherson Santos et Tomotaro Ishizara

Azione fisiologica del sodio, del litio e del potassio
(Sur l'action physiologique du sodium, du lithium et du potassium)
Par M. Antonio Curci, Catane

Il sodio ed il litio eccitano il sistema nervoso generale, della vita animale e della vita vegetativa, producendo convulsioni e ipertermia. Il sodio, che è componente normale degli umori nutritivi, serve ad eccitare il sistema nervoso e tenerlo sotto una continua stimolazione.

Il potassio non agisce sul sistema nervoso degli animali a sangue caldo, ma invece agisce sulla fibra muscolare splancnica, quale quella del cuore e dei vasi, per cui rallenta e rinforza il polso, aumenta enormemente la pressione sanguigna. Il potassio serve ad eccitare il cuore ed i vasi direttamente, onde mantenere la funzionalità di questi organi anche quando viene a fare difetto l'eccitazione nervosa.

Le protéol, combinaison de la caséine et de l'aldéhyde formique. — Son action bactéricide
Par M. Doyen, Paris

Beaucoup de chirurgiens ont abandonné les poudres antiseptiques parce qu'elles n'avaient aucune action microbicide réelle

et se montraient souvent irritantes. Seul peut-être l'iodoforme a
conservé des défenseurs, en dépit de son odeur désagréable, qui
s'ajoute, sans y remédier, à l'odeur fétide de certaines plaies.

L'iodoforme a été longtemps considéré comme un antiseptique parfait et il a fallu des expériences répétées et indiscutables
pour démontrer que ce corps était suffisamment insoluble dans
les bouillons de culture pour ne s'opposer aucunement au développement des bactéries.

Absence d'action microbicide, odeur désagréable et persistante, voici plus de défauts qu'il n'aurait dû falloir pour faire rejeter par tous les médecins ce produit jadis tellement en faveur.

Lorsqu'après avoir expérimenté de nombreux succédanés de
l'iodoforme, pour la plupart aussi peu microbicides tout en se
montrant moins odorants, j'ai découvert un procédé chimique
capable de fixer l'aldéhyde formique sur la caséine dans des proportions inusitées, j'ai constaté immédiatement que le nouveau
produit possédait, sans être irritant et sans avoir aucune odeur
appréciable, un pouvoir microbicide considérable.

L'épreuve du pouvoir bactéricide du Protéol est facile à
faire. Les deux poudres antiseptiques les plus employées en clinique sont le salol et l'iodoforme.

Prenez trois tubes à essai de 15 centimètres de hauteur environ, versez dans chacun d'eux, jusqu'au tiers de leur hauteur,
du bouillon de culture neutre ou légèrement alcalin et ajoutez à
volume égal, soit un centimètre cube environ, du Protéol dans le
premier, de l'iodoforme dans le deuxième, du salol dans le troisième; agitez et laissez déposer. Vous ensemencerez ensuite
chacun des trois tubes avec une même quantité de culture mixte
contenant les bactéries les plus virulentes et les plus résistantes :
streptocoques et staphylocoques, bacterium coli, bacilles saprophytes, bacillus subtilis, etc., ou simplement avec une petite quantité de liquide fécal : les tubes 2 et 3, qui contiennent l'iodoforme
et le salol, donneront une culture abondante au bout de douze à
vingt-quatre heures; seul, le tube n° 1, qui contient le Protéol,
restera stérile.

Or, le tube 2, qui contient l'iodoforme, renferme un poids de
ce produit près de 4 fois supérieur au poids du Protéol contenu
dans le tube n° 1, le Protéol étant d'une densité trois fois et
demie à quatre fois moindre que celle de l'iodoforme.

Cette expérience, qui est à la portée de tous, est concluante.

Au point de vue chimique, le *Protéol* est une nouvelle combinaison de la caséine et de l'aldéhyde formique, qui présente les particularités suivantes:

Le *Protéol* renferme à l'état de combinaison chimique une quantité de *formaldéhyde régénérable* de 2,6 %, tandis que les combinaisons antérieurement connues de caséine et d'aldéhyde formique n'en contenaient qu'une moyenne de *0,81 %*.

Il en est de même de la teneur en azote; le *Protéol* contient *14,4 %* d'azote dosable par la méthode de Kjédahl, tandis que les autres caséines formiques analysées n'en contiennent que *5,8 %*.

Ces particularités tiennent au procédé de préparation du *Protéol*, où la combinaison de la caséine et de l'aldéhyde formique se fait à froid et selon leurs affinités chimiques, tandis que, dans les produits obtenus par les méthodes de Schering et de Classen, on fait agir le formaldéhyde sur la caséine dans un autoclave, à la température de 100°, pendant 4 à 5 heures, pour le second, à 130° pendant 24 heures.

Or, à ces températures élevées, le formaldéhyde se polymérise presque entièrement en présence des sels minéraux contenus dans la caséine et devient inactive; d'autre part, la caséine est elle-même décomposée.

Le *Protéol* se distingue donc très nettement des caséines formiques antérieurement préparées par les particularités suivantes:

1° — Le *Protéol* est le résultat de l'action directe du formaldéhyde sur la caséine naturelle, et la soude n'a aucune action de décomposition sur cette caséine déjà *formolée*.

2° — Le *Protéol* contient une proportion de formaldéhyde régénérable de 2,6 %, c'est-à-dire plus de trois fois supérieure à la proportion contenue dans d'autres caséines formiques (0, 81 %).

3° — Les propriétés physiques et bactéricides du Protéol classent ce produit au premier rang de toutes les poudres antiseptiques insolubles déjà connues.

En effet, un des grands inconvénients de l'emploi dans la chirurgie des combinaisons de l'aldéhyde formique soit avec la gélatine, soit avec l'albumine de l'œuf ou la caséine, est le gonflement de ces substances en présence de la sérosité des plaies, où elles adhèrent comme un empois d'amidon à demi desséché.

Le *Protéol* ne contient pas de formaldéhyde à l'état libre; il

demeure pulvérulent au contact des liquides des plaies et jouit
d'un pouvoir microbicide réel comme il a été démontré ci-dessus.

Le *Protéol* ne conserve toutefois son pouvoir antiseptique
qu'à la condition d'être conservé à l'abri de l'humidité et à une
température inférieure à 60° centigrades.

Cette poudre est donc, parmi les poudres dites antiseptiques,
la seule qui jouisse d'un pouvoir microbicide réel et indiscutable.

Le *Protéol* a des usages multiples :

1° — *Lavage des mains*. — Le Protéol nous sert en premier
lieu au *lavage des mains*. Si on n'a pas à sa disposition une *crème
de savon au Protéol*, il suffit, après s'être bien savonné les deux
mains, de les saupoudrer de Protéol. Cette poudre, mêlée à la
mousse de savon, nettoie et aseptise l'épiderme sans le blesser.

On sait combien les savons mêlés de sable sont précieux
pour décaper l'épiderme maculé d'un enduit gras et noirâtre par
exemple. La crème de savon au Protéol agit à peu près aussi
rapidement, mais avec cette supériorité considérable sur les
savons à la poudre de grès, qu'elle purifie et aseptise en même
temps l'épiderme sans le blesser, tandis que le savon au sable
agit en usant l'épiderme à la manière de la pierre ponce.

2° — *Désodorisation de la peau*. — L'usage du Protéol en
poudre et de la crème de savon au Protéol est également un des
seuls moyens pratiques de désodoriser les mains, quand on n'a
pu éviter, par exemple, le contact de liquides fétides, dont l'odeur
désagréable est d'habitude si tenace et résiste à de nombreux lavages à l'eau pure et même au savon siliceux.

3° — *Désinfection du champ opératoire*. — Le Protéol présente
les mêmes avantages pour la désinfection du champ opératoire.
La région est savonnée au savon gras dissous dans une solution
d'aldéhyde formique à 1 ‰ et saupoudrée, alors qu'elle est cou-
verte de mousse de savon, avec du Protéol en poudre. On peut
aussi faire un premier lavage avec le savon noir formolé, puis
un second avec la brosse et la crème de savon au Protéol. On
lave ensuite au sublimé à 1 ‰, à l'eau phéniquée et boratée à
2 ‰, ou bien à l'eau stérilisée, et le champ opératoire est prêt
pour l'incision.

4° — *Pansement de la ligne de réunion*. — L'opération terminée,
que la suture ait été faite avec les agrafes, ou bien dans les régions où les agrafes ne peuvent pas être employées, à la soie, au
crin de Florence ou au catgut, la ligne de réunion est recouverte
de poudre de Protéol, puis d'une compresse stérilisée longuette,

que l'on fixe avec une pièce de sparadrap Vigier à l'oxyde de zinc.
S'il doit y avoir un certain écoulement de liquide par les drains,
on dispose au niveau de chacun d'eux une bandelette de gaze stérilisée, qui conduira la sérosité hors des limites de l'emplâtre adhésif.

5° — *Tamponnement des plaies*. — Une des constatations les
plus intéressantes que j'ai faites lorsque j'étudiais l'action de divers topiques sur les foyers tuberculeux traités par le curettage,
c'est que la gaze iodoformée n'avait pas une action différente de la
simple gaze aseptique. La gaze iodoformée est même, le plus souvent,
souillée de microbes, et si l'odeur pénétrante de ce corps n'avait
pas illusionné la plupart des médecins sur son prétendu pouvoir
bactéricide, il y a longtemps qu'il serait abandonné définitivement.
Ce qui agit, c'est le contact de la plaie avec la gaze aseptique,
qui pénètre dans toutes les anfractuosités et prévient la stagna-
tion des liquides organiques où se développeraient des bactéries
septiques. La gaze stérilisée est donc le meilleur agent pour le
tamponnement des plaies aseptiques. S'agit-il d'une plaie infectée,
il suffit de saupoudrer largement de la gaze stérilisée avec la
poudre de Protéol et l'on sera certain d'obtenir des résultats les
plus satisfaisants.

Certains sujets présentent à l'égard du Protéol une susceptibilité particulière et accusent au contact de cet antiseptique
une cuisson assez vive. Cette contre-indication est exceptionnelle.

6° — *Traitement des plaies ulcéreuses*. — Le Protéol est encore
le meilleur topique pour le pansement des grands ulcères de jambe, si difficiles à cicatriser. Le malade doit conserver pendant
tout le temps nécessaire le décubitus dorsal. L'ulcère est largement recouvert de Protéol, puis d'un emplâtre adhésif Vigier à
l'oxyde de zinc. On peut aussi, s'il y a indication, employer par
dessus le Protéol un pansement humide chaud, ou bien des cata-
plasmes d'amidon renouvelés matin et soir.

Nous avons vu se cicatriser en quelques semaines, sous l'action
du Protéol, sans curettage et sans greffes, d'énormes ulcères variqueux rebelles depuis de longues années à tous les traitements.

Avantages du Protéol. — Le Protéol présente donc, sur toutes
les autres poudres antiseptiques connues, la double supériorité
de n'avoir pas d'odeur et de jouir d'un pouvoir antiseptique
indiscutable. Cette poudre est la seule poudre antiseptique qui
soit employée à ma clinique depuis plusieurs années. Les résultats obtenus sont d'une constance et d'une régularité parfaites.

Châtel-Guyon;
ses agents thérapeutiques, ses indications, ses contre-indications

Par M. Robert S. Kolbe, Châtel-Guyon

Introduction.

Grâce aux progrès que l'hydrologie fait à grands pas, son étude devient tous les jours plus intéressante.

L'analyse des sources ne nous suffit plus pour expliquer les effets des eaux minérales, et nous attachons aujourd'hui une très grande importance à la combinaison de leurs éléments entre eux et à la force vivante qui s'en dégage.

Déjà, dans les temps les plus réculés, nos pères nous avaient tracé la route, et avec une observation et un jugement profond savaient tirer un parti merveilleux des eaux thermales sous des formes variées. On en retrouve des vestiges dans les stations balnéaires les plus réputées aujourd'hui et particulièrement en Auvergne. Le temps nous manque ici, Messieurs et chers confrères, pour entrer dans des détails, qui pourtant sont des plus suggestifs, mais m'entraîneraient trop loin. Du reste nous les connaissons tous en général.

Enfin, puisque nous jetons un regard rétrospectif, laissez-moi vous citer à nouveau la phrase si connue d'Hippocrate qui, dans sa simplicité apparente, jetait la lumière sur le puissant principe vital des sources minérales. Voici cette phrase :

«L'eau et le feu maintiennent continuellement la matière dans ses transformations constantes ; aussi rien ne meurt et rien ne naît.»

C'est là qu'apparaît la relation étroite de ces deux éléments: l'eau et le feu avec ses sources minérales, dont nous connaissons l'origine volcanique. C'est lorsque les volcans sont éteints qu'ils veulent, pour se faire pardonner leur barbarie passée, nous laisser des eaux réparatrices des maux de l'humanité; leur débris, minerais de toute richesse, communiquent leurs propriétés bienfaisantes aux eaux qui les traversent et les malades n'ont plus alors qu'à se rendre pleins de foi à la source de la vie.

Généralités

Châtel-Guyon est situé dans le département du Puy-de-Dôme, presqu'au centre de la France.

Pour le public médical un point d'arrêt facile à retenir est que *Ch. G.* n'est pas loin de Vichy, car par une journée très claire on peut apercevoir au loin dans la vallée la célèbre ville de Vichy.

Ch. G. se trouve à 20 kilomètres de *Clermont-Ferrand* et à 5 km. de *Riom*, qui est la gare la plus proche. Elle s'étend dans un repli des premiers contreforts de la chaîne pittoresque des *Monts Dômes*, aux confins de la luxuriante Limagne. Cette ville d'eaux tire son nom d'une forteresse élevée jadis sur la colline du «*Calaire*» par Guy II, comte d'Auvergne. Des fouilles faites en 1858 par *Brosson* ont fait découvrir des constructions et des piscines de l'époque romaine.

Climat. — Nous jouissons ici du climat de la *petite montagne* (400 mètres d'altitude) avec un air sec et une *pression barométrique* moyenne de 727 mm.; la température y est exempte de brusques variations. Le *thermomètre* oscille entre 12 et 28° en été. L'altitude est de 400 m. au-dessus du niveau de la mer. — Le sol est très perméable; le soleil sèche en peu de temps les plus violentes pluies d'orage. — L'épaisseur annuelle des pluies, du reste, est de 0,53 à 0,55; il n'y a en France que sur le littoral méditerranéen et dans la région de Montpellier que la quantité d'eau tombée par an soit moindre.

Cet ensemble de conditions climatériques donne à Ch. G., en dehors de toute autre considération, la valeur d'un vaste et merveilleux sanatorium, dans lequel l'aération, réalisée aussi parfaitement et aussi complètement qu'il est possible de la concevoir, constitue déjà par elle-même un puissant facteur de réfection, de revivification pour les baigneurs qui, d'année en année, viennent de plus en plus nombreux y retrouver la santé. Voilà donc «La Mecque» indiquée pour ces pèlerins qui, fatigués des grands centres, sont forcés de prendre des vacances thérapeutiques hydrominérales.

Géologie, captation, thermalité, etc., des sources de Ch. G. — Nous serons parcimonieux pour la géologie, captation, etc., des sources. Ces études sont très intéressantes, mais elles n'ont pas d'application particulière ici.

Il vous suffira de savoir que Ch. G. a de nombreuses sources (27), d'un débit extraordinaire (3 millions de litres par jour), dont la captation est intelligemment faite pour garantir le liquide contre toutes les pollutions possibles et lui assurer une pureté et une asepsie absolues.

Nous étudierons maintenant les *agents thérapeutiques* dont

dispose la station elle-même et sur place et à distance par l'eau
en bouteille et les dérivés (pastilles, comprimés, concentrés, etc.).

Sur place, nous avons, hors du climat dont nous avons déjà
parlé, l'eau prise en boisson, l'eau des cinq buvettes et, pour le
traitement sous forme de bains, irrigations locales, etc., l'eau des
établissements.

*Les eaux sont polymétalliques; il y a absence complète de
soufre et d'arsénique.*

Nous n'insistons pas sur les nombreuses analyses faites par
Magnier de la source Carnot, etc., car nous savons aujourd'hui
que *l'analyse des éléments* et la *méthode des synthèses hypothétiques* sont forcément incomplètes et par cela même inexactes; elles
ne peuvent fournir la formule chimique de l'individualité des
eaux, qui dépend uniquement de la fusion intime et intraduisible
de tous leurs éléments combinés.

Le Puy-de-Dôme a une gamme très riche de sources, mais
avec un trait caractéristique d'association, qui est le suivant:
l'acide carbonique et le chlore à bases de soude et de chaux.

La physionomie propre, la personnalité des eaux de Ch. G.
est le *chlorure de magnésium*, non quantitatif, mais plutôt quali-
tatif et physiologique *(biochimique)*: 1,56 anhydre par litre, ce
qui équivaut à 5 à 6 grammes de chlorure de magnésium cristal-
lisé.

Il faut ici, comme toujours, envisager dans l'étude rationnelle
d'une eau minérale le *coefficient chimique, la propriété physiologique* et enfin le *potentiel thérapeutique.*

*Les eaux de Châtel-Guyon sont des eaux chaudes, carbo-ga-
zeuses, chlorurées sodiques et magnésiennes, bicarbonatées mixtes,
silicées, lithinées et ferrugineuses.*

En résumant, nous les *classerons ainsi au* POINT DE VUE BIO-
CHIMIQUE: EAUX CHAUDES, CARBO-GAZEUSES, CHLORURÉES MAGNÉ-
SIENNES FORTES.

C'est surtout par le chlorure de magnésium, qui a été étudié
par Laborde et autres, que *les eaux de Ch. G. agissent sur les fibres musculaires de tout l'organisme.* La dominante physiologique
est donc un pouvoir incitateur spécial sur la fibre lisse en général. Le tube digestif est le prototype de cet élément.

Sans être purgatives (à moins de doses énormes non thérapeutiques), les eaux de Ch. G. exonèrent le tube digestif par une
action mécanique plutôt que chimique et qui a surtout le caractère
cumulatif. L'eau lave le tube digestif, fait travailler ses glandes

annexes, draine les vaisseaux, régularise tout le système des fibres lisses, désinfecte par ses silicates et l'acide carbonique le contenu gastro-intestinal, stimule et tonifie par ses sels de fer, ses carbonates et chlorures, l'organisme entier, exerçant une action très favorable sur la nutrition.

C'est en s'inspirant de ces caractères d'association et dissociation biochimiques que le prof. Gubler a pu dire des eaux de Ch. G. qu'elles représentent une VÉRITABLE LYMPHE MINÉRALE.

On observe, après l'emploi des eaux de Ch. G., une diminution des toxines, des phénols, d'indican principalement et l'élimination des déchets par l'action diurétique et sudorifique.

C'est ainsi que certaines dermatoses et certaines intoxications du système nerveux disparaissent plus ou moins rapidement.

Si nous résumons l'action totale des eaux de Ch. G., prises en boissons, nous constaterons: une augmentation de la tension artérielle chez les hypotoniques, une plus grande activité sécrétoire des reins, parfois dissimulée par une transpiration manifeste. Il y a:

une activité plus considérable des échanges azotés dans les oxydations;
une assimilation plus grande du calcium et du magnésium;
une action d'épargne sur les éléments riches en phosphore;
l'acide urique préformé est éliminé très rapidement et sa formation est notablement diminuée.

Finalement il y a:

une régénération des éléments figurés du sang (par la présence du bicarbonate de fer, etc].

Les eaux de Châtel-Guyon se distinguent des autres eaux par la qualité et la quantité de leurs électrolytes, et encore par celles de leurs éléments électronégatifs; parmi ces derniers le magnésium est l'un des plus importants.

En dehors de l'action sur les fibres musculaires lisses (Laborde et autres), le magnésium agit sur l'état général de l'individu en facilitant et en augmentant la désintégration de deux éléments principaux de la constitution des lécithines et des nucléines (Gaube de Gers, *Cours de minéralogie biologique*, 1905). En effet, une molécule de magnésium remplace deux atomes d'hydrogène des bases ammoniées, qui entrent dans la constitution des lécithines et des nucléines, pour former un phosphate double de choline et de protamine, etc., ainsi que de l'oxyde de magnésium.

Nous savons que les nucléines ou acides nucléiniques sont

des corps chimiquement définis, que l'on rencontre dans le nu-
cléole des cellules; ces acides paraissent jouer un rôle prépondé-
rant dans le chimisme cellulaire; et, par les réactions que nous
venons de rappeler ci-dessus, le magnésium est le facteur principal de leur activité.

Voici donc une indication toute spéciale pour les maladies par
ralentissement de la nutrition, et pour l'arthritisme dans sa conception la plus vaste.

Sans purger, l'eau de Ch. G. est dépurative, reconstituante et
tonique. C'est un tonique général, reminéralisateur.

Passons maintenant au deuxième facteur curatif à la source:

LES BAINS D'EAU COURANTE CARBO-GAZEUX. Comme son nom
l'indique, ce bain est administré à *l'eau courante*. L'eau entre directement du griffon par le fond de la baignoire sans avoir passé
par aucun réservoir pour être refroidie ou réchauffée et s'échappe
continuellement par un système de dégagement. La thermalité naturelle est de 28 à 34°. Ces bains remplacent avantageusement les
anciennes piscines communes.

La baignoire est animée par un courant d'eau thermale à
température invariable et avec une minéralisation constante, car
dans une baignoire de 300 litres l'eau se renouvelle environ trois
fois pendant les 25 minutes que dure le bain; pendant ce laps de
temps passent 6 kilos de sels. L'eau est très riche en acide carbonique; on se croirait dans un bain de vin de Champagne.

La malade éprouve, en entrant dans le bain, une sensation
de fraîcheur; la peau devient rouge, il ressent un prurit plus ou
moins prononcé et sort du bain avec la sensation d'un bien être
général.

L'action du bain est la suivante: Il réveille la fonction de la
peau, stimule les nerfs périphériques et décongestionne les organes internes. — Il est très utile dans les cardiopathies, dans les
pléthores des viscères, etc., etc. La tension artérielle baisse après
le bain et la température elle-même descend de 1 à 5 dixièmes
de degré.

Le bain à eau courante de Ch. G. aide donc l'action de l'eau
prise en boisson; il augmente la diurèse, les échanges azotés, les
oxydations azotées et l'oxydation du soufre de l'organisme et diminue la production de l'acide urique.

*Les irrigations locales affectées plus particulièrement à l'in-
testin par l'intermédiaire des sondes Ch. G. sont un adjuvant précieux du traitement.*

Ces sondes sont simples et inaltérables, susceptibles par conséquent de supporter sans détérioration les hautes températures, ou les contacts de solutions antiseptiques. Il y en a de trois espèces: n.° I, longueur 0^m40; II, 1^m20; n.° III S. bi-courante. Elles conviennent à tous les âges, se prêtent à toutes les indications et permettent de porter le liquide modificateur à l'endroit précis qu'on veut atteindre. La sonde n.° 3, destinée aux entéroclyses à courant continu, constitue, par son assemblage à l'une des deux premières, un procédé simple et pratique, pour faire passer dans l'intestin aussi longtemps qu'on le désire une quantité d'eau considérable sous une pression déterminée. Les irrigations intestinales sont évacuantes mécaniquement, détersives, aseptisantes, et cicatrisent les muqueuses parfois ulcérées; de plus, elles interviennent par le contact direct de l'eau, pour impressionner la musculature et les glandes, renforçant et complétant ainsi les effets de l'eau prise en boisson. En général, on prescrit une irrigation tous les 2 jours avec 1 ¹⁄₂ litre de liquide à 38° administré en deux parties, le premier demi litre, dit d'évacuation, rendu sur le champ, le litre final, dit de pansement, devant être gardé aussi longtemps que possible. C'est encore ici, que l'intervention directe du médecin expérimenté et prudent saura «individualiser» avec discernement; c'est alors que les critiques de distension et dilatation n'auront plus de raison d'être.

Comme adjuvances thérapeutiques nous avons ici l'*hydrothérapie* avec tous ses éléments modernes *pour l'application de l'eau douce et minérale*, et la *physicothérapie* sous forme d'électrothérapie, mécanothérapie, massage, vie au grand air, jeux de tennis, etc., etc.

AGENTS THÉRAPEUTIQUES *de Ch. G.* à DISTANCE *pour la cure à domicile.*

L'eau en bouteille ne peut pas remplacer la cure à la source, mais elle peut être utile comme *cure préparatoire et complémentaire.*

INDICATIONS THÉRAPEUTIQUES

Il est évident que les indications logiques pour le traitement des maladies *doivent découler de l'action physiologique de l'agent thérapeutique.* C'est ainsi que, à priori, les eaux de Ch. G. doivent être des plus indiquées pour les troubles des organes contenant beaucoup de fibres musculaires lisses. Nous savons que le tube digestif est le prototype de richesse en fibres musculaires lisses. Et il est aussi vrai que ce sont le tube digestif et ses annexes, qui sont le plus justiciables de la cure de Ch. G. *L'intestin et ses maladies sont le vrai terrain d'élection, le triomphe de Ch. G.*

Une indication très nette pour Ch. G. est la *constipation*. Constatons qu'il y a deux formes de constipation chronique; une forme atone, hyposthénique sans douleur avec ventre mou, et une autre forme spasmodique, hypersthénique, douloureuse.

Depuis longtemps, les médecins ont observé des guérisons et des améliorations très nettes de la constipation habituelle des atones et jugeaient la station de Ch. G. comme une *indication directe des atonies du ventre.*

Cette constatation semblerait une contre-indication pour la constipation spasmodique. Cependant, le tableau clinique des spasmodiques, mieux étudié, mieux compris, nous montre que le spasme n'est qu'une phase intermédiaire de la parésie ou paralysie de la fibre musculaire lisse, soit qu'il s'agisse d'un trouble dans le nerf moteur sensitif, sécrétoire ou sympathique, soit qu'il s'agisse d'une lésion directe sur la fibre lisse. Il y a donc toujours des périodes de spasme et des périodes d'atonie, et c'est même un bon signe quand le médecin arrive à provoquer par sa médication le *spasme curateur* dans le cas d'atonie.

Châtel Guyon, comme la clinique le démontre journellement, fait crouler le château de cartes des symptômes différentiels des deux formes de constipation, et le prof. Landouzy le confirme en disant de l'entérite muco-membraneuse, qui en pratique équivaut au spasme intestinal, ce qui suit: *L'entérite muco-membraneuse n'est nulle part améliorée davantage que par la cure de Ch. G.*

En effet, cette maladie si tenace bénéficie déjà de la première cure, car les selles se régularisent, les fausses membranes diminuent. La guérison peut être définitive après plusieurs cures échelonnées. Il ne faut pourtant pas oublier que si, sur des troubles fonctionnels, comme le spasme, se greffe une lésion anatomique sous forme de dégénérescence musculaire plus ou moins avancée la guérison ne peut être rapide et alors elle se fait attendre quelquefois plusieurs années. Malheureusement le patient, qui s'est soumis très docilement au traitement hydro-minéral, se privant de certains plaisirs, et qui voit la guérison tarder, se décourage trop vite et abandonne la cure au meilleur moment.

Les spasmodiques peuvent guérir plus vite que les atones, car leur lésion est de préférence fonctionnelle et la régularisation du péristaltisme intestinal est parfaitement possible par la cure de

Ch. G. Il s'établit par cette cure synergie des couches longitudi-
nales et circulaires de l'intestin. C'est par la régularisation du
péristaltisme que s'explique le fait que certaines diarrhées guéris-
sent très vite.

Les eaux de Ch. G. sont favorables dans les troubles du
système circulatoire et lymphatique; par le mécanisme de la régularisation la cure de Ch. G. fait baisser la tension sanguine des
hypertendus et augmente la tension des *hypotendus*. Elle ne s'a-
dresse pas tant à l'organe central et aux gros vaisseaux qu'aux
vaisseaux périphériques de la trame interstitielle, pour faire disparaître les troubles circulatoires amenés par un œdème plus ou
moins larvé. La fonction régulatrice s'étend aussi à la sensibilité (douleur) et à la sécrétion intestinale et hépatique (absence de fausses membranes, afflux de la bile). Les autres fonctions
profitent aussi de la motilité corrigée.

Nous savons que certains auteurs ont localisé les centres de
la motilité et sécrétion intestinale au bulbe et dans les noyaux gris
du cerveau. Cela ne nous étonnera donc plus de voir si souvent
combinés ensemble une lésion psychique et une lésion intestinale,
et nous nous expliquerons plus facilement la neurasthénie d'origine intestinale.

Si quelques auteurs louent, à côté des fonctions régulatrices
du tube digestif, l'action tonique et reconstituante de Ch. G. dans
la neurasthénie, peut-être l'action locale mérite-t-elle plus d'importance qu'on ne lui en donne.

Nous croyons avoir démontré suffisamment que Ch. G. peut
être utile dans les cas d'atonie comme dans ceux d'hypertonie.
L'action stimulante, régularisatrice sur l'intestin dans son élément
moteur, sécrétoire, sensitif et trophique, nous autorise, en nous
appuyant sur les observations de la clinique balnéaire de conseiller la *cure de Ch. G. dans différentes affections de l'estomac, de
l'intestin grêle et du gros intestin.*

Sont justiciables de Châtel-Guyon:

L'hypo et l'anachlorhydrie, les dyspepsies nervo-motrices ou
de fermentation, l'atonie et la dilatation de l'estomac, l'ulcère en
voie de régression.

Pour l'intestin, le vrai terrain d'élection, nous avons des indications formelles quant à la constipation chronique vulgaire
et spasmodique, l'entéro-colite muco-membraneuse, les entérites
chroniques, la lithiase intestinale, la typhlite, la péri et para-ty-
phlite, l'appendicite chronique, la dyspepsie intestinale.

Il faut savoir traiter avec une extrême prudence les cas d'appendicite larvée, mais il faut aussi constater que les accusations que la cure de Ch. G. a suscitées par rapport à l'évolution de la maladie larvée sont très souvent mal fondées et attribuables à des erreurs préalables du diagnostic, des fautes de régime, etc.

N'oublions pas le *pouvoir manifeste antiseptique* des eaux de Ch. G. sur la *flore intestinale* par les silicates et l'acide carbonique, et disons encore l'importance pour le traitement local de l'intestin qu'a la *sonde Châtel-Guyon à double courant*.

Les glandes annexes du tube digestif, le foie, la rate et le pancréas profitent aussi de la cure de Ch. G. Loeper a démontré que cette cure (Cl₂Mg) est un véritable purgatif hépatique.

Nous conseillons donc Ch. G. dans les *congestions*, les *engorgements*, les *torpidités du foie*, l'*ictère chronique*, l'*acholie* et enfin dans la *lithiase biliaire*. Ici, comme chez les *coloniaux*, dont le nombre augmente chaque année à Ch. G., une *cure associée de Vichy et Ch. G.* est souvent des plus favorables.

En effet, les malades disent avec justesse: *Vichy resserre; Ch. G. complétera donc Vichy en déconstipant.* Les eaux de Châtel-G. n'ont pas de soufre ni d'arsénic, elles peuvent donc convenir à presque toutes les hépatopathies.

Ch. G. remplace avantageusement *Carlsbad* dans la grande majorité des cas.

Vichy guérit par une cure alcaline puissante, presque exclusive, Ch. G. est faiblement alcaline mais désobstruante et laxative.

Chez les *coloniaux*, qui sont presque toujours des *abdominaux*, nous conseillons aussi, à cause du climat favorable de *petite montagne*, un séjour préparatoire à Ch. G., suivi d'une cure plus intensive à Vichy ou à La Bourboule, par ex., et de nouveau une cure complémentaire à Ch. G.

Les *affections des pays chauds* se trouvent très bien du traitement de Ch. G.

Voici, par ex.: Anémie tropicale, hépatite et splénite sans fièvre et sans abcès, et surtout les maladies intestinales: La diarrhée de Cochinchine, la dysenterie et les entérites variées des pays chauds.

REIN ET VESSIE: Très diurétique, l'eau de Ch. G. mérite d'être employée dans les affections du rein, qui ont pour consé-

quence d'en diminuer la perméabilité; elle se montre ainsi efficace
dans les *albuminuries secondaires* et dans *l'albuminurie* liée au
mal de Bright, en décongestionnant l'organe, en activant l'élimination de l'urine et en réparant, par ses propriétés toniques générales, les pertes qui résultent d'éliminations et de déminéralisa-
tions excessives.

Pour les mêmes raisons elle combat avantageusement la
lithiase rénale.

Son action tonique sur le sphincter vésical et la vessie se
marque dans certaines *irritations vésico-prostatiques*; la cure peut
faire disparaître le catarrhe vésical, même chez les vieillards.

UTÉRUS ET ANNEXES. La constipation qui accompagne, aggrave
et occasionne même certaines affections utérines, suffirait à elle
seule pour légitimer l'emploi de Ch. G. dans ce cas; mais, en
dehors de cette indication indirecte, cette eau possède une action
spéciale résolutive et décongestionnante, du reste facilement ex-
plicable en se rappelant les effets physiologiques.

L'eau prise *intus et extra* réussit à calmer l'élément douleur,
à fondre les exsudats, à cicatriser les ulcérations cervicales dans
les cas de *métrites et annexites chroniques* avec les troubles de
fonctionnement comme par ex.: la dysménorrhée, l'aménorrhée,
les ménorrhagies.

Il est d'usage à *Châtel-Guyon* de donner à l'une des buvettes
le nom de «Fontaine des Stériles».

Encore ici la balnéothérapie et la physicothérapie doivent
marcher ensemble.

ANÉMIES.—CHLOROSES. Au premier rang des maladies dyscra-
siques dues à une altération du sang et qui sont appelées à bé-
néficier des propriétés générales de l'eau de Ch. G., nous plaçons
les *anémies: anémies primitives, anémies secondaires, anémies essentielles des pays chauds, anémies palustres, chlorose*, etc.

Faut-il invoquer le mécanisme du lavage du sang par la
«lymphe minérale» chère à Gubler? Rien n'autorise à le nier à
priori et en tous cas nous trouvons dans la minéralisation si
riche et si variée de l'eau de Ch. G., dans ses chlorures, ses
carbonates et son fer, tous les éléments reconstituants de la
crase sanguine, régénérateurs des globules rouges, réfecteurs des
lymphocytes, dont la puissance phagocytaire se trouve ainsi
augmentée pour le plus grand profit des moyens de défense de
l'organisme.

VAISSEAUX: Régulateur de la circulation par le chlorure de

magnésium, il ne nous étonnera pas que Ch. G. soit utile dans les troubles circulatoires, surtout passifs. Les *congestifs du cerveau* et tous les *congestifs viscéraux* en général se trouvent bien de la dérivation intense, que détermine l'eau de Ch. G. tant par son action locale sur l'intestin que par son action *révulsive* sur le tégument externe, sous forme de bains à eau courante.

CONSTIPATION et HÉMORRHOÏDES vont presque toujours ensemble. Il est donc très compréhensible que la suppression de l'une entraîne la disparition des autres.

DIATHÈSES: Nous avons étudié, dans le chapitre sur les *effets généraux*, l'action tonique générale sur l'organisme et sur la nutrition en général.

Elle est donc indiquée dans le traitement de la *goutte*, du *diabète*, de l'*obésité*, de toutes les *manifestations arthritiques*, dues au ralentissement de la nutrition.

Soit qu'on admette la théorie de l'hyperacidité, soit celle de l'infection (Chatin, de Lyon), la cure de Ch. G. est toujours indiquée.

Certaines dermatoses, signatures visibles de dyspepsie gastro-intestinale et d'arthritisme, et qui alternent si souvent avec d'autres manifestations viscérales, c'est ici le cas de signaler l'heureuse action désinfectante de Ch. G. dans les auto-intoxications corrélatives d'un mauvais état du tube digestif.

MALADIES DU SYSTÈME NERVEUX: Nous avons déjà indiqué la coïncidence très fréquente des affections du tube digestif avec certaines *psychopathies* et la *neurasthénie* en particulier. Nous avons aussi mentionné les localisations cérébrales des centres moteurs et sensitifs de l'intestin et annexes dans le cerveau. Maintenant il nous suffira de chercher la corrélation de cause et effet pour louer la station d'Auvergne dans le traitement de la *neurasthénie*, l'*hystérie*, *certaines névroses dépressives*, *migraines et névralgies*. Connaissant aussi le terrain arthritique pour ces maladies et sachant l'action favorable de l'eau de Ch. G. sur l'arthritisme, il nous sera plus facile d'expliquer l'action thérapeutique.

Messieurs,

Je termine ma communication, qui a dû vous sembler bien longue, car vous n'avez pas tous les mêmes raisons de vous intéresser aussi particulièrement que moi à la question.

Avant de vous quitter je tiens pourtant à vous répéter que

Châtel-Guyon est situé dans un pays pittoresque et que l'efficacité de ses eaux mérite une considération toute spéciale. Beaucoup d'avantages s'y trouvent réunis, puisque, en dehors du traitement, on y trouve un air pur dans un joli cadre reposant. Rappelez-vous «Mont-Oriol» de Guy de Maupassant, où ce délicieux coin de France a été célébré avec tant de charme.

Si vous consentez à vous diriger vers Ch. G., non pour votre santé pour laquelle heureusement vous n'avez pas besoin d'y avoir recours, mais simplement par curiosité, vous ne regretterez pas votre heureux élan.

Le chaleureux accueil que vous y trouverez vous fera, j'espère, oublier un peu l'ennui du voyage, et vous acquerrez sur place la certitude que vos malades ne pourront que tirer d'excellents résultats de la cure de Châtel-Guyon.

DISCUSSION

M. Ferreira de Castro: Je suis bien heureux d'être en présence d'un médecin d'une station thermale qui doit intéresser la médecine portugaise, parce qu'il n'y a pas en Portugal d'eaux minérales connues de type chimique, semblable à celui de Châtel-Guyon. Mais l'usage interne de ces eaux m'intéresse plus que l'action locale et je voudrais être renseigné sur la spécialisation clinique de ces eaux dans les maladies des intestins, surtout dans la constipation chronique spasmodique, ce sujet n'étant pas bien éclairci par la lecture de la littérature hydro-minérale.

M. Kaczynski. L'instrument dont vient de parler M. l'orateur n'a pas d'avantages sur le simple irrigateur avec lequel, à mon avis, on peut facilement opérer le lavage parfait de l'intestin. Alors je crois qu'il est inutile d'ajouter un instrument assez compliqué et coûteux.

D'après la méthode d'un médecin allemand, dont j'ai oublié le nom, et qui consiste à introduire l'eau de la façon ordinaire, en relevant l'irrigateur, en le baissant ensuite pour laisser l'eau s'écouler, la canule restant en place, l'eau retourne dans l'irrigateur. En répétant à plusieurs reprises cette manipulation et changeant l'eau dans l'irrigateur, nous pouvons laver l'intestin d'une manière parfaite.

M. Kolak. A M. le dr. Ferreira de Castro, voulant être renseigné sur l'indication des eaux de Châtel-Guyon à l'intérieur, c'est-à-dire, comme boisson, nous répondons ce qui suit:

Le chlorure de magnésium, le sel le plus important des sources (gr. 1,55 anhydre, équivalant à 5 ou 6 gr. par litre), agit sur les fibres musculaires lisses de tout l'organisme, mais surtout sur l'intestin et l'appareil génital de la femme, organes les plus riches en fibres lisses.

L'effet de l'eau prise en boisson est aidé par les applications locales (lavages de l'estomac et de l'intestin, quelquefois avec les sondes bicourantes de l'estomac et de l'intestin). Il faut ajouter les bains carbogazeux à eau courante comme dérivant de la peau.

Donc, indication principale : La constipation atonique habituelle, où l'effet est cumulatif, mais même dans la spasmodique, dont l'entérite muco-membraneuse est le prototype et qui semblerait à priori contre-indiquée, puisque l'atonie et le spasme s'alternent mutuellement et l'atonie n'est que le dernier degré de l'action du spasme répété.

Réponse à M. Kaczynski, qui soutient qu'on peut se passer de la sonde Châtel-Guyon à double courant pour le simple bock et le rétablissement du siphon, quand le liquide est déjà dans l'intestin. C'est dans la fièvre typhoïde, où il a appliqué le procédé avec beaucoup de succès. — Il faut considérer que dans le système du bock, c'est la pression de la colonne liquide qui fait marcher le lavement et que c'est le sphincter seul qui est la valvule de sûreté, si par hasard il n'y avait même pas des surdistensions et même rupture de l'intestin avec une application imprudente. Avec une sonde à double courant on peut laver l'intestin même très sensible (entérite muco-membraneuse) avec pression à volonté et pendant une durée presque indéterminée. Si les typhoïdiques ne se plaignent pas trop des lavages à siphon de 2 heures de durée, c'est que leur sensorium est obtus, et il ne serait pas possible de faire la même chose avec un côlon descendant, contracturé comme dans les différentes colites spasmodiques et dans l'entéro-névrose ou l'entéro-colite muco-membraneuse d'origine inflammatoire.

Comment faut-il traiter les hémiplégiques?

Par M. MAURICE FABRE, La Malou.

I — Le traitement des hémiplégiques peut être inspiré par le désir d'agir sur la cause même de l'hémiplégie (on a même essayé d'agir sur la lésion cérébrale avec des courants électriques!). Mais, lorsque l'hémiplégie est constituée, l'accident cérébral est déjà définitivement accompli, et les procédés usuels de révulsion aux membres inférieurs et de dérivation intestinale ne donnent guère de résultats. — Le traitement de l'état comateux devra, d'ailleurs, être conduit de façon différente, suivant les cas.

De cette tendance à diriger la thérapeutique sur le cerveau, sont nées deux prescriptions utiles : la première, qui consiste en lois générales d'hygiène et de régime destinées à éviter les lésions vasculaires et les troubles de la circulation encéphalique, s'applique à tous hémiplégiques ; la deuxième s'adresse à ceux chez lesquels une syphilis antérieure est soupçonnée ; c'est le traitement iodo-hydrargyrique.

II — Mais, à côté de ce *traitement pathogénique*, on peut se préoccuper aussi d'agir directement sur la paralysie même : C'est une *thérapeutique symptomatique*, que l'expérience montre être très active et très efficace. — Dès que l'hémiplégie est constituée, il faut, de suite et sans perdre 24 heures, mobiliser toutes les articulations, longuement, minutieusement, plusieurs fois par jour, et masser les muscles. Ainsi, on évitera l'arthrite de l'épaule qui se manifeste dès les premiers jours, — toutes les autres arthrites qui la suivent bientôt, — les atrophies musculaires réflexes qui se développent si rapidement au pourtour des arthrites, — les douleurs, qui sont la conséquence des arthrites, des myosites, des névrites, — les contractures, qui sont causées par la douleur, — enfin, les attitudes vicieuses et les rétractions irréparables, qui résultent des atrophies, contractures, et de l'immobilité.

Tous les accidents que nous venons d'énumérer sont évitables, dans une large mesure, rien que par le mouvement passif, méthodique et progressif. Lorsque les facultés psychiques seront bien revenues et que la fatigue cérébrale ne sera pas trop rapide, on soumettra, en outre, le patient à une rééducation méthodique des mouvements volontaires d'abord élémentaires, ensuite de plus en plus compliqués, en réduisant au minimum les dépenses de force musculaire et, autant que possible, l'effort d'attention.

Le résultat de ce traitement est, d'abord, de conserver la souplesse des membres paralytiques, la force et le volume des muscles; puis d'aider au retour des mouvements volontaires; mais ceux-ci ne se reconstituent, généralement, qu'avec lenteur et d'une manière très incomplète, surtout dans le membre supérieur, dont les mouvements sont, normalement, plus nombreux, difficiles et différenciés, que ceux du membre inférieur.

Ces résultats permettent de penser que beaucoup des troubles moteurs des hémiplégiques, que l'on est habitué à considérer comme l'œuvre d'une évolution fatale de la lésion cérébrale, ne sont, en réalité, que des complications évitables de la paralysie. La pathogénie des arthrites, des atrophies, des contractures, chez les hémiplégiques, semble ainsi devoir être, en partie, remaniée.

III — Il est de règle d'observer, chez les hémiplégiques, des troubles respiratoires et digestifs dûs à l'hémiparésie des muscles du thorax et de l'abdomen. Dans ce but, des exercices spéciaux devront être indiqués, qui permettront d'éviter la congestion pulmonaire, la stase stercorale, et les infections qui en peuvent résulter. Sans préjudice des règles d'hygiène et des autres médications locales ou générales, les exercices méthodiques commencés de bonne heure chez les hémiplégiques contribueront donc au maintien de la santé générale.

IV — Lorsque le malade n'est pas soigné à temps et que les exercices ne sont commencés qu'après l'établissement des contractures, des raideurs, des atrophies, des attitudes vicieuses, les résultats sont alors médiocres, et exigent beaucoup de temps et de patience.

V — Le traitement électrothérapique des hémiplégiques est discuté, bien que d'un usage courant. Nous pensons qu'il peut servir d'adjuvant utile contre certaines atrophies musculaires localisées dans des muscles flasques, mais qu'il ne faut point en faire un emploi général et imprudent dans tout le côté hémiplégié, ainsi qu'on le fait trop souvent.

Traitement des paraplégies spasmodiques par une nouvelle technique d'exercices méthodiques

Par M. MAURICE FAURE, La Malou.

L'état de paraplégie spasmodique bénéficie certainement fort peu des traitements jusqu'ici connus: chez quelques malades (notamment chez les syphilitiques), une thérapeutique dirigée contre la cause même de la maladie (compression, irritation spinale, lésion méningée) peut, assurément, suffire à faire disparaître, plus ou moins complètement, les accidents spasmodiques. Mais dans la majorité des cas, les traitements dirigés contre les causes probables de la paraplégie (rhumatisme, infections ou intoxications diverses, etc.) n'ont point d'effet: et la paraplégie après s'être installée insidieusement, en quelques mois, ou brusquement, en quelques jours, reste ensuite indéfiniment stationnaire. Ce sont ces cas que nous avons entrepris de traiter depuis 1902. Et c'est le résultat de ces quatre années d'essai que nous allons apporter.

§ I — Le nom de «paraplégie spasmodique» est pris par nous dans son sens clinique classique; c'est-à-dire qu'il s'applique à des sujets atteints de contracture permanente des membres inférieurs, avec gêne ou suppression des mouvements volontaires, par lésion ou irritation des centres moteurs spinaux, quelle que soit la cause de cette lésion ou de cette irritation. Très souvent, l'état général du sujet est resté bon: il n'y a pas d'amaigrissement; il n'y a pas d'autre diminution de la force que celle qui résulte de la paralysie elle-même; dans les membres atteints, il n'y a pas (ou il y a peu) d'atrophie; souvent, le volume des muscles est resté normal. Ce sont donc des paraplégies spasmodiques pures, pour ainsi dire, classiques, sans complications, que nous avons entrepris de soigner. Les signes étaient des plus nets: l'état spasmodique accentué, et la paralysie étendue à tous les muscles, ou presque, des membres inférieurs.

Tous nos malades étaient dans un état stable, c'est-à-dire que depuis longtemps (plusieurs mois — plusieurs années) l'état de paraplégie spasmodique était constitué, sans modification considérable. On peut donc prévoir que la lésion, qui avait engendré la paraplégie, n'était plus dans une phase d'évolution aiguë, ou même qu'elle était arrivée à la période cicatricielle. Nous nous sommes abstenu d'intervenir chez les sujets ayant une lésion en évolution évidente et progressive, surtout quand les mouvements réveillaient des douleurs ou des contractures (comme dans les paraplégies pottiques, par exemple). Mais ces réserves faites, et notre champ d'action étant ainsi nettement précisé et limité, nous avons obtenu des résultats qui nous semblent mériter d'être connus.

§ 11 — *Technique* — La méthode que nous avons réglée comprend :

1.° Une première période d'exercices passifs, pendant laquelle le médecin mobilise les membres contracturés, quelquefois avec beaucoup de force, toujours avec beaucoup de prudence, de temps et de patience. Ainsi, on vient à bout des contractures les plus intenses et les plus anciennes, en quelques mois (ou quelques semaines) d'exercices journaliers.

2.° Lorsque le paraplégique est assoupli (c'est-à-dire lorsqu'il est possible de faire exécuter à ses membres inférieurs tous les mouvements articulaires que la raideur spasmodique empêchait), commence la deuxième période, très différente de la première. Ce sont alors des exercices volontaires accomplis par le patient, avec aide ou résistance donnée par le médecin, proportionnellement à l'état paralytique ou parétique de chaque groupe de muscles. Le but est de réapprendre au paraplégique à se servir de muscles qu'il a perdu l'habitude d'utiliser, de régler la force de la contraction volontaire dans les muscles directeurs du mouvement et dans leurs antagonistes.

3.° Lorsque les mouvements élémentaires sont suffisamment rétablis on aborde alors l'étude des mouvements complexes et coordonnés de la vie active, ayant pour objet de rétablir la station debout, la marche, la course, etc.

Quarante de nos malades ont été soumis à un traitement assez prolongé et méthodique pour nous permettre d'apprécier les résultats. Ces traitements ont été faits en plusieurs reprises, chaque reprise pouvant durer d'un à trois mois, soit quarante cinq jours en moyenne. Les malades ont été exercés une ou deux fois par jour. Nous avons laissé des temps plus ou moins longs entre les reprises (un ou plusieurs mois) suivant les espèces cliniques et les convenances de chacun. Le nombre des reprises varie avec l'intensité et la ténacité des symptômes et aussi avec la bonne volonté et les forces des malades. Dans le plus long de nos traitements, la série des reprises s'étend sur une période de quatre années; mais, dans la plupart des cas, cette période n'excède pas une année.

Il ne nous est pas possible de donner ici assez de détails techniques pour montrer la grande variabilité qu'il est nécessaire d'apporter dans les applications. Le degré de paralysie, celui de spasmodicité, changent avec les cas; — les forces, la patience du malade varient aussi; — l'ancienneté des lésions a quelquefois amené des attitudes vicieuses, ou des habitudes avec lesquelles le malade ne veut pas rompre, etc. Bref, si les lignes générales du traitement sont les mêmes pour tous les cas, les différences d'applications sont presqu'aussi grandes que le nombre des espèces cliniques.

Toutefois, des périodes d'exercices de trois semaines à trois mois, séparées par quelques mois de repos, doivent être considérées comme donnant de meilleurs résultats que les traitements longs et ininterrompus de six, huit, dix mois, qui lassent l'attention, et usent les ressources et la patience des malades. Les résultats obtenus à chaque reprise restent acquis, à la condition que le malade ne s'immobilise pas, après la cure, dans une oisiveté complète; qu'il ne reprenne pas l'habitude de mauvaises attitudes ou de mouvements mal combinés; enfin que la durée des reprises et des repos convenant à chaque cas soit bien observée.

§ III — *Résultats* — *Avant le traitement.* — Quinze de nos malades étaient impotents (ou à peu près); dix-sept pouvaient se traîner, mais lentement, avec des aides et de grandes difficultés; huit pouvaient se déplacer, avec une liberté relative, mais avec une démarche nettement spasmodique. Total: 40.

A la fin du traitement. — Deux sujets sont encore impotents, mais leurs contractures diminuées et leurs mouvements volontaires améliorés leur permettent de se déplacer, l'un avec deux béquilles, l'autre avec une canne; tous les deux, d'ailleurs, n'ont pas pu prolonger leur traitement autant qu'il l'eût fallu et l'on peut supposer (au moins pour l'un d'eux) que ces résultats pourront être ultérieurement perfectionnés. Dix marchent seuls, mais avec difficulté, toutefois, ils sont devenus indépendants et cette amélioration est suffisante pour changer complètement leur vie sociale; treize ont recouvré une grande liberté d'allure, mais avec une démarche encore spasmodique; sept ne présentent plus que quelques signes peu visibles de spasmodicité, plus disgracieux que gênants; deux ont recouvré une marche normale et leur état spasmodique n'apparaît qu'à l'occasion de mouvements difficiles; deux peuvent courir, sauter, danser, et accomplir tout ce que peut faire un homme normal.

Mais quatre malades ont abandonné le traitement, dès le début, découragés par la perspective de sa longueur et de sa difficulté. Ce déchet (10 %) est habituel dans les méthodes thérapeutiques que nous appliquons. Il n'y suffit pas, en effet, de la bonne volonté et de la compétence du médecin, il y faut encore l'intelligence, l'application et la patience du malade.

Or, les sujets que nous traitons sont atteints de lésions nerveuses; beaucoup sont, par conséquent, des névropathes dont le système nerveux est un locus minoris resistentiae. En leur qualité de névropathes, ils ont souvent plus d'instabilité, moins d'application et de continuité de vues, qu'il n'en faut pour mener à bien un traitement long et difficultueux.

Il ne nous est pas possible de dire encore si ces résultats importants peuvent être considérés comme définitifs. Les plus anciens de nos cas n'ont que deux à quatre ans. Toutefois, en principe, les résultats acquis chez les paraplégiques spasmodiques nous semblent devoir présenter une stabilité et une durée suffisantes. Nous rappelons, à cette occasion, que nous considérons, après dix ans d'expérience, les résultats, plus satisfaisants d'ailleurs, que nous avons obtenus dans la rééducation des tabétiques, comme définitivement durables.

Mais il arrive, parfois, que la maladie a en elle-même une allure progressive et que d'autres symptômes apparaissent, après l'amélioration de la paraplégie. En ce cas, on peut voir l'amélioration acquise se maintenir et les nouveaux accidents se juxtaposer aux anciens, sans les faire récidiver. Nous aurons à revenir sur ce point dans des travaux ultérieurs.

C'est à dessein que nous ne parlons ici que des troubles moteurs de la marche, de la station debout, etc., c'est-à-dire des mouvements de la vie de relation. C'est à ceux-là seulement que s'appliquent la technique et les résultats que nous publions. Mais il existe aussi, chez les paraplégiques spasmodiques, des troubles de la respiration, de la digestion, de la miction et de la défécation. Le mécanisme de ces troubles mérite d'être étudié à part : la technique qui permet de les améliorer est différente de celle que nous venons d'exposer et les résultats n'en sont pas aussi bons ; aussi avons-nous réservé cette étude pour d'autres publications où nous examinons, dans leur ensemble, les troubles des fonctions de la vie de nutrition (respiration, digestion, miction, défécation) et leur traitement mécanique chez les paralytiques, ataxiques, spasmodiques, etc.

§ IV — Les sujets que nous avons observés étaient généralement d'âge moyen, le plus jeune avait vingt-huit ans, le plus âgé soixante-sept. Un âge relativement jeune est, évidemment, une meilleure condition de succès. Toutefois, un âge plus avancé n'est pas un obstacle. Tous étant actuellement vivants, nous ne pouvons donner de diagnostics anatomo-pathologiques avec une certitude absolue. Cependant, nos malades ont tous été vus par plusieurs médecins, et généralement par des neurologues compétents. Voici les diagnostics qui ont été posés d'un commun accord : Treize étaient devenus paraplégiques spasmodiques à la suite de myélites transverses (dont trois syphilitiques) ; deux à la suite d'hémato-myélie ; sept à la suite de vascularités, avec scléroses disséminées dans l'axe cérébro-spinal (dont quatre syphilitiques). Les sept malades syphilitiques avaient été soumis au traitement hydrargyrique avec succès, mais les exercices méthodiques n'ont été faits qu'à la période où le traitement mercuriel ayant donné son effet, l'état paralytique paraissait définitivement établi. Quatre malades étaient atteints de scléroses spinales ascendantes progressives de cause indéterminée ; trois de sclérose en plaques à séméiologie classique ; deux de maladie de Friedreich et deux de maladie de Parkinson (ce sont les Friedreich et les Parkinson qui nous ont donné les résultats les plus médiocres). Enfin, trois malades avaient, depuis plusieurs années, des contractures permanentes douloureuses des membres inférieurs (notamment des adducteurs), à la suite d'arthrite des hanches et des genoux, deux avaient un état spasmodique intense d'origine névrosique et toxique. Ainsi qu'on pouvait s'y attendre, nous avons obtenu, dans ce groupe de névropathes, de beaux résultats.

Il ne nous est pas possible, actuellement, d'établir des rapports certains entre le degré des améliorations et la nature et l'ancienneté des lésions. Par contre, l'hygiène générale, le modus vivendi pendant la cure, concourent efficacement au succès.

§ V — Nous avions signalé, au XII⁵ Congrès français de Neurologie (Bruxelles, 1ᵉʳ août 1903), la possibilité d'obtenir les résultats qu'on vient de lire. Depuis, notre opinion a été affermie et développée par l'étude de cas plus nombreux et par le perfectionnement de la technique employée. Sans donner les satisfactions d'une guérison complète et certaine, ces procédés thérapeutiques, en apportant à un infirme souvent à charge à sa famille et à lui-même, la possibilité de reprendre des occupations actives et de retrouver une vie indépendante, peuvent assurément rendre de grands services. Du reste, les malades atteints de ces affections étant généralement abandonnés, presque sans thérapeutique, à leur malheureux sort, il ne faut pas être trop exigeant: il s'agit, ne l'oublions pas, de sujets généralement considérés comme incurables, et pour lesquels, par conséquent, toute amélioration progressive est digne de retenir l'attention. Il est des cas, d'ailleurs, où l'on peut obtenir un résultat tout à fait remarquable et approchant de bien près la guérison.

Nous n'avons pas trouvé de faits analogues dans la littérature médicale. — On ne peut, en effet, établir d'assimilation entre la méthode complexe dont nous venons d'indiquer les grandes lignes et la mobilisation passive appliquée par le code de gymnastique suédoise aux contractures et aux rétractions péri-articulaires. On ne peut, davantage, étendre le nom de «Méthode de Fränkel» à notre technique, bien qu'on ait déjà d'ailleurs étendu à l'excès cette désignation. Du reste, Fränkel a dit: Dans les cas de myélites, de sclérose en plaques, et de paraplégies spasmodiques, où j'ai essayé d'employer ma méthode, l'effet de celle-ci a non seulement été nul, mais j'ai même souvent constaté une aggravation de l'état des malades sous l'influence des efforts infructueux» (*Semaine médicale*, 25 mars 1896.—De l'exercice cérébral appliqué au traitement de certains troubles moteurs). — Enfin, dans les divers travaux si hétérogènes publiés dans ces dernières années sous le nom de rééducation et dont la plupart ne sont que la répétition de pratiques de massage ou de gymnastique médicale déjà connues (et qui ne méritent guère, par conséquent, un nom nouveau), je n'ai rien vu de comparable aux faits que je viens de rapporter. Je n'ai pu me procurer l'article de Mazzone (La psicoginnastica nella terapia di alcune malattie dell'asse cerebrospinale — *Annali di Nevrologia*, 1898, fasc. IV-V, p. 287-328) qui a trait à quelques applications dérivées de la méthode de Fränkel, parmi lesquelles un cas avec hémiparésie et *paraplégie*. Ce fait paraît, du reste, différent de ceux que j'ai cités et qui sont des cas de paraplégie spasmodique typique, améliorés par une technique vraiment nouvelle.

Indications de la cure de Vichy chez les enfants

Par M. F. DELEAGE, Vichy

Les eaux des sources minérales de Vichy, alcalines fortes, à température variant de 13° (Célestins), 32° (Hôpital), 42° (Grande Grille), 44° (Chomel), et à teneur en bicarbonate de soude variant de 4 gr. 016 (Mesdames), à 4 gr. 883 (Grande Grille), 5 gr. 091 (Chomel), 5 gr. 029 (Hôpital), 5 gr. 103 (Célestins), etc., sont trop connues pour que nous ayons besoin d'insister sur leur composition chimique. Notre but n'est pas d'écrire un chapitre de thérapeutique générale sur Vichy et sur les propriétés chimiques et physiques des eaux, mais seulement de montrer leurs indications en médecine infantile.

D'ailleurs, la composition chimique d'une eau minérale ne suffit pas à elle seule, en l'état actuel de la science, à expliquer d'une façon satisfaisante l'action et les effets individuels des eaux des sources thermales d'un même bassin tel que celui de Vichy. Ces sources ne diffèrent, en effet, entre elles que par la température, par quelques centig. de minéralisation alcaline et de minéralisation totale, et par la teneur en gaz acide carbonique libre, celle-ci étant en rapport avec la température de la source. Cette différence est surtout apparente et appréciable à Vichy dans les effets des trois sources thermales: Chomel, Grande Grille, Hôpital, sur le foie, l'estomac, et sur les échanges nutritifs.

Nous ferons seulement remarquer qu'aux sels alcalins de chaux, de soude, de potasse (minéralisation prépondérante de l'eau de Vichy), sont réunies des proportions non négligeables d'arséniate de soude (de 0,002 à 0,003 mgr. par litre) et dans deux sources du bicarbonate de protoxyde de fer (0,026 milligr. dans la source Mesdames, 0,028 milligr. dans la source Lardy). Cette association de l'arsenic et du fer aux sels alcalins répond à des indications très précises, et renforce leur action surtout chez les enfants et les adolescents chez qui l'anémie est pour ainsi dire physiologique.

Si l'on s'en rapportait exclusivement aux indications de la cure de Vichy chez les adultes: gastropathies, lithiase biliaire, angiocholites, congestions hépatiques, diabète, goutte, gravelle urique, pour en déduire des indications chez les enfants, ces dernières paraîtraient tout d'abord bien restreintes, car si nous en exceptons les dyspepsies ces affections sont considérées à tort par la plupart des médecins comme rares chez l'enfant, beaucoup plus rares qu'elles ne le sont, surtout pour ce qui concerne les maladies des voies biliaires et du foie.

Certes, nous n'aurions pas à écrire ce chapitre de thérapeutique hydrologique, si nous n'envisagions d'une autre façon le rôle du médecin, si nous ne savions que lithiase, affections biliaires, diabète, goutte, etc., relèvent d'une cause univoque, d'une dystrophie héréditaire; cette dystrophie, latente le plus souvent chez l'enfant, crée pour lui un état d'infériorité physiologique; elle se traduira plus tard par des manifestations morbides, si le petit sujet est soumis à une hygiène défavorable, à des intoxications exogènes ou endogènes, et si rien n'est fait pour modifier sa nutrition héréditairement défectueuse.

Comme les adultes, les enfants de souche arthritique, herpétique ou hépatique (peu importe le nom), ont non seulement leurs échanges nutritifs déviés, mais leurs tissus, leurs systèmes artériel et conjonctif sont défectueux et particulièrement vulnérables. Suivant les conditions hygiéniques auxquelles sont soumis ces enfants, leur diathèse, leur infériorité cellulaire se traduira plus tard, parfois même d'une façon précoce, par des migraines, des troubles des fonctions gastro-intestinales et biliaires, la gravelle rénale, l'obésité, le diabète, la goutte, l'asthme, l'emphysème, etc. Et cette prédisposition aux maladies de la nutrition sera d'autant plus marquée que leur hérédité aura été plus chargée. D'où la nécessité de soumettre l'enfant à une hygiène et à une thérapeutique rationnelles, en vue d'équilibrer, de régulariser les échanges nutritifs, de modifier les activités cellulaires déviées.

Ces conditions sont réalisées par la médication alcaline, dont l'action régulatrice sur la nutrition et sur les sécrétions est bien connue, indication dont les premiers effets sont l'atténuation de l'hyperacidité organique, par conséquent des hyperacidités gastrique et urinaire et la régularisation des fonctions du foie.

Se basant sur la légendaire et fausse théorie de la cachexie alcaline, un certain nombre de pédiatres, J. Simon en tête, avaient frappé d'un ostracisme absolu la cure de Vichy à l'égard des enfants, à cause de la forte teneur des eaux de Vichy en bicarbonate de soude, et de l'action prétendue anémiante de ce sel. Personne ne croit plus à cette théorie contredite par tous les faits

et toutes les expériences qu'il serait trop long d'énumérer ici. Or,
en contradiction flagrante avec les opinions qu'il exprimait, J.
Simon conseillait dans certains cas de dyspepsie, etc., de donner
aux petits enfants des doses de 10 centigr. de bicarbonate de
de soude plusieurs fois par jour; nous ferons remarquer que c'est
la dose contenue dans 20 gr. d'eau de Vichy, quantité supérieure
à celles que nous conseillons pour les petits enfants. Il n'y a pas
plus de raisons pour proscrire chez les enfants l'eau de Vichy
que les préparations pharmaceutiques bromurées, iodées, phos-
phatées, arsénicales, etc., qui doivent d'ailleurs être administrées
avec autant de prudence qu'une eau contenant environ 7 gr. de
sels alcalins par litre.

Il n'en est pas autrement en thérapeutique hydro-minérale
qu'en thérapeutique pharmaceutique; les doses d'eau minérale,
l'intensité de la cure, doivent être en rapport avec une foule de
données pathologiques et physiologiques, en tête desquelles vient
l'âge du sujet.

Chez les enfants, la cure naturellement doit être dirigée très
prudemment, doit être très atténuée et le plus souvent interrom-
pue à deux ou trois reprises par un ou deux jours de repos.
L'expérience nous a montré qu'institué suivant ces règles générales, la cure de Vichy est très bien supportée par les enfants, même
en bas âge. Nous avons eu l'occasion à Vichy de diriger la cure
d'un certain nombre de mères nourrices accompagnées de leur enfant au sein, enfant présentant déjà les symptômes de l'hérédité
hépatique, de l'insuffisance fonctionnelle du foie, de la cholémie
familiale, pour employer le terme à la mode (la mère ayant eu
pendant la grossesse des coliques hépatiques avec ictère), nous
avons, en tous ces cas, fait donner à l'enfant de l'eau de l'une
des sources Chomel ou Hôpital par cuillerées à café cinq à six fois
par jour, et nous avons toujours obtenu d'excellents résultats de
cette pratique; nous avons toujours vu l'état de l'enfant s'améliorer à tous les points de vue, en même temps que celui de la mère.

On pourrait dire qu'en ces cas là, l'enfant est soumis à une
cure directe et à une cure indirecte (par la mère nourrice dont le
lait est augmenté en quantité et en qualité par la cure de Vichy).

Chez les enfants un peu plus âgés, l'indication se précise et la
cure prend plus d'importance. — Nous citerons le cas d'une famille
à hérédité hépatique et goutteuse des plus chargées dans laquelle
cinq enfants sur huit, ayant présenté dès l'enfance des congestions hépatiques avec sub-ictère à répétition, ont été amenés à

Vichy à des âges variant de dix mois à 4 ans par leur mère venant faire une cure, et ont été soumis à un traitement hydro-minéral léger; et cela avec grand bénéfice, puisque deux d'entre eux n'ont depuis plusieurs années présenté de troubles hépatiques.

L'un d'eux, né dans de mauvaises conditions (coliques hépatiques répétées et ictère de la mère à la fin de la grossesse et pendant les deux mois consécutifs à l'accouchement, né avec de l'ictère et ayant des poussées douloureuses de congestion hépatique avec sub-ictère, fut amené à Vichy en 1898 par sa mère nourrice, à l'âge d'un an ½. La cure a supprimé tous les symptômes pathologiques, et il est actuellement le mieux portant des frères et sœurs.

Il n'est nullement dans notre intention de prétendre que l'on doit envoyer à Vichy des enfants en très bas âge et encore au sein ou au biberon; mais nous voulons soutenir que si la cure de Vichy est indiquée pour la mère, nourrice ou non, on ne doit pas croire que le séjour à Vichy de l'enfant ne lui sera d'aucune utilité; l'indication de la cure est pour lui bien précise lorsqu'il porte l'empreinte de la cholémie familiale, lorsqu'il présente des troubles dans les fonctions biliaires, lorsqu'il a eu l'ictère des nouveau-nés.

Cet ictère, s'il est parfois fugace, peut persister et créer pour toujours, de même que l'ictère catarrhal infectieux, un état d'infériorité hépatique, surtout lorsque la tare héréditaire intervient. — Les conséquences en seront plus tard, outre les troubles digestifs, des congestions hépatiques, du sub-ictère à répétition et la lithiase biliaire et parfois un ictère chronique. L'enfant y est d'autant plus exposé que son foie est plus volumineux et plus vulnérable que celui de l'adulte.

On sait bien aujourd'hui que la première enfance n'échappe pas, elle-même, à la *lithiase biliaire*, le plus souvent latente. Liantaud, Portal, Bouisson, Valleix, Buhl et Hecker, Wendel, Still, Thompson, etc., qui ont trouvé des calculs de cholestérine dans la vésicule biliaire à l'autopsie des nouveau-nés ou de nourrissons, ont montré que la calculose biliaire est moins rare chez l'enfant qu'on ne l'a cru.

Dans la plupart des cas cités, elle avait passé inaperçue et la constatation des calculs fut une surprise d'autopsie.

Cette affection peut, en effet, rester *longtemps latente* chez l'enfant; toutefois, elle se traduit tôt ou tard par des coliques hépatiques, accompagnées parfois de *convulsions*, sans ictère d'abord et sans modification apparente dans les urines, quand il s'agit de sable biliaire fin ou de boue biliaire ; le plus souvent les crises s'accompagnent de vomissements, de décoloration des selles, de coloration des urines, d'ictère, qui mettent sur la voie du diagnostic (Wendel).

La cure de Vichy, telle que nous l'avons formulée, est en ces cas formellement indiquée ; elle modifie la sécrétion biliaire et les fonctions du foie, elle prévient la formation des calculs et met l'enfant à l'abri des accidents de la lithiase biliaire pour l'avenir.

Gravelle urique — On observe chez les enfants de source arthritique la lithiase rénale au même titre que la lithiase biliaire, à tel point que sur 1625 cas de gravelle rénale de l'enfance, réunis en Hongrie, par Bókay, 43 se rapportaient à des enfants âgés de moins d'un an ; sur 170 cas publiés par Durand d'Orgas (thèse de Paris 1897) et chez lesquels la calculose fut constatée à l'autopsie, 30 cas avaient trait à des enfants âgés de 4 à 8 mois.

Le professeur A. Robin a publié un cas de colique néphrétique chez un nourrisson. Gibons en a observé 6 cas chez des enfants de 9 à 23 mois, fils de goutteux.

Sans nier l'influence que peut avoir, suivant Bókay, le phimosis sur les troubles de la sécrétion, et, de là, sur la pathogénie de la gravelle, nous croyons qu'elle relève surtout de la composition chimique de l'urine, très riche en acide urique chez le nouveau-né, richesse qui au lieu de diminuer de la 2e semaine chez les arthritiques, uricémiques héréditaires, persiste, et détermine à la longue la formation d'infarctus uriques dans le rein.

D'où l'utilité du traitement alcalin destiné à lutter contre la tendance de l'enfant à l'uricémie, contre son hyperacidité, et à prévenir la formation de cristaux et de calculs uriques.

Ces quelques considérations pathogénétiques et les faits que nous avons observés nous permettent de conclure à l'indication de la cure de Vichy, très atténuée et dirigée avec la plus grande prudence et pour ainsi dire à l'état d'ébauche, dans les cas que nous venons d'étudier.

Ce mot de cure thermale peut paraître prétentieux, car tel qu'on l'entend habituellement, il implique l'usage de l'eau minérale en boisson et celui de la balnéothérapie ou de l'hydrothérapie. Il va sans dire que pour les petits enfants il n'est nullement question de pratiques balnéaires, mais seulement de l'administration de l'eau de Vichy dans les conditions et aux doses que nous

avons exposées. Il s'agit d'une cure de boisson appropriée à l'âge
et à l'état du sujet.

Nous n'avons en vue dans cette étude que les indications de
la cure de Vichy elle-même et non celles de l'eau de Vichy à domicile chez les petits enfants.

Aussi, ne ferons-nous que citer son emploi contre les troubles gastro-intestinaux aigus ou chroniques des nourrissons, et
contre leurs retentissements du côté de la peau (érythèmes, eczémas, urticaire, etc.), et du côté de la nutrition générale (amaigrissement, rachitisme, athrepsie, etc.), contre le muguet, la stomatite
aphtheuse, etc.

J. Simon, bien qu'adversaire presque systématique de l'eau
de Vichy chez les enfants, conseillait de donner cette eau tiédie
au bain-marie, par cuillérées à café, avant les tétées, dans les
cas de gastro-entérite des nourrissons, de même qu'il considérait
comme indication à la cure de Vichy une disposition goutteuse, une tendance à la polycholie, à la boue biliaire ou à la
gravelle.

Plus l'enfant arthritique ou hépatique avance dans la vie,
plus se révèlent les manifestations des tares héréditaires, plus se
dessinent et deviennent précisés les indications hygiéniques et
thérapeutiques.

Nourrisson, l'enfant avait profité du séjour de sa mère à Vichy
pour y esquisser un traitement; plus âgé, il y reviendra pour son
propre compte. Il est devenu dès l'âge de 7 à 8 ans apte à supporter une cure plus complète, plus intensive, mais toujours dirigée très prudemment et dosée suivant son âge et son état.

L'eau minérale administrée au nourrisson par cuillérées à
café le sera ici par cuillérées à soupe, par verres à liqueur, par
verres à madère, c'est-à-dire que les doses varieront de 15 à
60 gr. quatre à six fois par jour. — Et le petit malade pourra être
soumis aux bains d'eau minérale, étendue de 2/3 ou plus d'eau
douce, à l'hydrothérapie sous ses diverses formes, suivant les indications.

Vers l'âge de 7 à 8 ans, en effet, les troubles des fonctions
digestives et leurs complications prennent le caractère de chronicité; les manifestations d'une assimilation défectueuse de l'hyper
ou de l'hypoactivité des échanges nutritifs, favorisées par l'état
des voies digestives, apparaissent d'une façon plus évidente.

Déjà l'on peut déceler les modifications des sécrétions gastriques et les troubles sécrétoires ou moteurs de l'estomac et de

l'intestin qui se traduisent par les symptômes de l'hyper ou de l'hypopepsie, par ceux des fermentations anormales des voies digestives avec leurs manifestations générales réflexes ou cutanées, par l'entérite muco-membraneuse et par l'atonie gastro-intestinale.

Tel enfant qui crie la faim 2 ou 3 heures après ses repas, qui se plaint et pleure lorsque les parents sont rebelles à ses supplications, qui est qualifié de glouton, devrait plutôt être considéré comme un petit malade, comme un dyspeptique et traité comme tel; sa faim, ses tiraillements gastriques ne sont que l'expression d'une suractivité, d'une hypersthénie gastrique, qui se traduira tôt ou tard par les symptômes classiques, généraux et locaux de l'hyperchlorhydrie, si l'on n'intervient à temps par un régime et par un traitement rationnels.

D'après les recherches entreprises par Oddo et de Luna chez le jeune enfant, par Magnaux chez les enfants plus âgés, l'hyperchlorhydrie est de beaucoup plus fréquente chez eux que l'hyposthénie avec hypochlorhydrie, qui serait l'exception. Pour Magnaux, chez les enfants hyperchlorhydriques, les altérations du chimisme stomacal sont en rapport avec la dilatation de l'estomac, remontant à la première enfance.

Dans ces cas, la cure de Vichy, constituée surtout par l'administration de la source Chomel, dont nous avons démontré l'action sédative sur la sécrétion gastrique (1), et suivant le mode que nous avons indiqué, combinée à l'hydrothérapie tiède, diminuera l'hyperexcitabilité sécrétoire, régularisera les fonctions stomacales et remédiera aux retentissements des troubles digestifs du côté de la peau, des muqueuses, comme du côté du système nerveux.

Dans *l'atonie stomacale*, qu'il y ait vraie ou fausse dilatation, l'action de la cure de Vichy sur la motricité est corollaire de son action sur la sécrétion glandulaire.

Nous voyons en règle générale, chez l'enfant comme chez l'adulte, les dimensions de l'estomac diminuer en même temps que les fonctions sécrétoires se régularisent.

L'association de Vichy et de Châtel-Guyon est surtout indiquée dans les cas d'atonie gastro-intestinale; des symptômes de spasme intestinal compliquant la dyspepsie hyper ou hypochlor

---

(1) XIV° Congrès international de Médecine de Madrid.

hydrique sont plutôt une indication à l'association des cures de Vichy et de Plombières.

Le plus souvent, *l'entérite muco-membraneuse* est liée à l'hypersthénie gastrique (ce serait la règle d'après A. Robin) et à l'insuffisance hépatique, cause elle-même de cette hypersthénie dans un très grand nombre de cas. Il se fait un vrai cercle vicieux, chacun de ces troubles (hépatique, gastrique, intestinal) retentissant sur l'autre.

Aussi, un traitement dirigé exclusivement contre l'entérite est-il destiné à échouer fatalement, car il ne constitue à vrai dire qu'un traitement symptomatique. Ici, surtout, il est de toute nécessité d'instituer à la fois un traitement causal et un traitement symptomatique.

D'où une triple indication: hépatique, gastrique, intestinale, réalisée par la cure de Vichy, cure de boisson, cure d'hydrothérapie (douches tièdes, avec jet très chaud à faible pression sur la région du foie), dans le but de saturer l'hyperacidité gastrique et de réveiller l'activité hépatique; bains intestinaux à l'eau minérale dans le but d'alcaliniser le contenu intestinal.

Nous réprouvons chez les enfants l'entéroclyse proprement dite, qui très souvent provoque des réactions intestinales trop vives et des spasmes, pour accorder la préférence au bain intestinal dont le mode d'administration est le suivant. L'enfant étant couché sur le côté droit, le siège relevé, nous faisons introduire à une profondeur de 0,19 à 0,20 cent. une sonde Nélaton d'un diamètre proportionné à l'âge de l'enfant, et, soit au moyen du bock, soit au moyen d'un entonnoir adapté à un tube fixé à la sonde au moyen d'un ajustage en verre ou en caoutchouc durci, on fait pénétrer très lentement et presque sans pression 50 à 150 gr. d'eau minérale à sa température (40° environ), suivant la tolérance individuelle. On retire la sonde, et le petit malade, gardant le siège élevé par un coussin, se couche alternativement sur le dos, puis sur le côté gauche, et n'expulse le liquide qu'au bout d'un temps parfois très long. Ce bain intestinal tiède a pour effet d'alcaliniser le milieu intestinal, de calmer l'excitation intestinale, de détacher et de dissoudre les sécrétions muqueuses et pseudo-membraneuses; en outre, une petite quantité de l'eau est certainement absorbée.

Déjà vers la 5e ou 6e années, parfois plutôt, apparaissent, chez les enfants à hérédité hépatique, les symptômes de *l'insuffisance fonctionnelle* et ceux de la cholémie, l'on voit s'accentuer les troubles digestifs, les embarras gastriques à répétition, les poussées d'urticaire, et l'on observe la coloration spéciale subictérique circumlabiale et périnasale en même temps que le foie subit des variations de volume en rapport avec les troubles gastro-intestinaux; on est frappé, en examinant systématiquement le foie des enfants de souche arthritique ou hépatique, de voir combien est grand le nombre de ceux chez qui la glande est augmentée de volume et douloureuse à la pression; ces troubles et symptômes s'accentuent à mesure que le sujet avance en âge pour aboutir à la lithiase biliaire, à l'insuffisance hépatique et aux cirrhoses.

La cure de Vichy trouve dans ces cas sa principale indication en médecine infantile. Déjà avant que l'attention ait été attirée sur les faits de cet ordre, nous avons eu à diriger à Vichy le traitement hydrologique de plusieurs enfants cholémiques héréditaires qui ont été guéris des troubles hépatiques et de leurs conséquences. Ces faits sont d'ailleurs fréquents.

Les *ictères* dus à l'obstruction du cholédoque par calculs, par bouchons muqueux, l'ictère dit catarrhal, d'origine digestive et survenant parfois à la suite des maladies infectieuses accompagnées ou non de congestion du foie, sont tributaires du traitement de Vichy.

Il en est de même des *congestions* hépatiques par suractivité fonctionnelle de l'organe s'accompagnant de poussées d'embarras gastrique dit bilieux, à la suite d'écarts de régime, de troubles des fonctions digestives.

Les *congestions hépatiques et spléniques* d'origine paludéenne cèdent rapidement à l'administration des eaux alcalines chaudes des sources de Vichy, et celles des sources ferrugineuses (Mesdames et Lardy).

Nous sommes persuadé que l'arséniate de soude malgré sa faible dose (0,002 à 0,003 millig. par litre) n'est pas indifférent ni inactif dans les améliorations que nous voyons survenir chez les enfants paludéens et chez les fils de paludéens.

La *lithiase biliaire* qui passe souvent inaperçue, surtout si elle n'est pas accompagnée d'ictère, chez le petit enfant ne pouvant encore énoncer des sensations, les douleurs qu'il éprouve, devient, à mesure que l'enfant avance en âge, d'un diagnostic plus facile; cette affection constitue une des indications les plus nettes et les plus précises à la cure de Vichy, surtout si les crises s'accompagnent des symptômes de l'angiocholite et de congestion du foie.

Nous avons observé à Vichy deux enfants, âgés l'un de deux ans l'autre de sept ans, hépatiques héréditaires qui présentaient l'un et l'autre des symptômes de la tare familiale (poussées de congestion du foie, subictère conjonctival); vers l'âge de 5 ans, étaient survenues chez l'aîné de vraies crises de coliques hépatiques. A la suite de deux cures à Vichy (en 1893 et 1894), ces enfants n'ont plus eu aucun trouble hépatique, aucune des manifestations de la lithiase biliaire, et ont, depuis lors, joui d'une excellente santé.

Ce que nous venons de dire au sujet de la lithiase biliaire, nous aurions à le répéter pour la lithiase urique et les enfants uricémiques destinés à devenir des goutteux, si l'on ne les soumet pas à des conditions hygiéniques rigoureuses et si, par des cures bien dirigées, on ne modifie pas leurs échanges nutritifs, de façon à régulariser leurs fonctions cellulaires.

Diabète. — Les indications de la cure de Vichy sont beaucoup moins fréquentes dans le diabète de l'enfant que dans celui de l'adulte.

Chez l'enfant, en effet, le diabète affecte rapidement, dans le plus grand nombre de cas, une évolution rapide et prend les allures du diabète maigre; il est d'autant plus grave que le malade est plus jeune.

Mais parfois le diabète a une forme lente, contre laquelle l'hygiène, le régime et un traitement rationnel ont prise et qu'ils peuvent enrayer. Dans certains cas, la maladie est aggravée et modifiée par des troubles gastriques qu'il faut avant tout combattre, car ils prédisposent à l'acétonémie; c'est dans ces cas surtout que la cure de Vichy est indiquée comme modificateur de la glycémie et des troubles digestifs et comme traitement préventif et curatif de l'acétonémie.

Enfin, il est des cas peu fréquents, c'est vrai, de *diabète gras*, dit arthritique, chez des sujets de la seconde enfance; la cure de Vichy a, chez les malades de cet ordre, la même action que dans le diabète gras de l'adulte, ainsi que nous l'avons observé chez deux sujets (fils de diabétiques), âgés l'un de 10, l'autre de 13 ans; le diabète était de date récente. Chez le dernier de ces enfants, hépatique-héréditaire et paludéen, la glycosurie a rapidement disparu au cours d'une première cure à Vichy, puis a reparu par intervalles à la suite d'écarts de régime, pour disparaître définitivement pendant un second séjour à Vichy.

En résumé, il y a indication à la cure de Vichy dans les cas de diabète infantile: lorsque la maladie, survenant au cours de la seconde enfance est de date récente, a une évolution lente, sans amaigrissement trop considérable, et avec une glycosurie modérée. L'indication est encore plus précise si le diabète coexiste ou paraît en rapport avec des troubles fonctionnels du foie ou des voies digestives.

Si le petit diabétique a une tendance à maigrir, s'il a de l'hypoazoturie, il sera utile de le soumettre à une cure de 12 à 15 jours à Vichy, suivie d'une cure à la Bourboule.

Nous insisterons sur la grande utilité d'une cure préventive à Vichy chez les enfants de diabétiques. Une forte proportion d'entre eux est destinée à devenir tôt ou tard diabétique; quelques-uns ont déjà de la glycosurie alimentaire.

La cure de Vichy a, dans les cas de diabète, des indications multiples, fournies:

1.° par les troubles dans les fonctions cellulaires du foie et du pancréas (les lésions du foie retentissant sur les fonctions pancréatiques).

2.° par les troubles digestifs qui modifient, aggravent le diabète et prédisposent à l'acétonémie, surtout chez les enfants.

3.° par les modifications dans les assimilations et désassimilations cellulaires.

Il y a indication urgente dans ces cas à la cure alcaline de Vichy sans attendre que les petits malades en soient arrivés à la forme consomptive et aux autres accidents du diabète infantile, car les cellules de l'enfant n'ont pas l'activité et la résistance nécessaires pour supporter et réparer les troubles nutritifs, inhérents au diabète et à l'autointoxication diabétique.

Obésité. — Comme les manifestations de l'arthritisme que nous avons signalées, l'obésité précoce, vraie dystrophie générale héréditaire, est une indication à la cure de Vichy, si l'enfant est fils de goutteux, de diabétique, de lithiasique, surtout s'il présente des troubles des fonctions gastro-intestinales ou hépatiques.

Bouchard a, en effet, montré, après Pavy et Murchison, la relation de l'obésité avec ces troubles fonctionnels.

Pour notre part, nous avons insisté sur les relations causales de certaines dyspepsies hypopeptiques avec l'obésité (*Congrès français de médecine.* — Paris 1904).

La *maigreur*, sœur paradoxale de l'obésité, reconnaît le plus souvent les mêmes causes qu'elle; car, ainsi que l'a écrit Comby, dans la seconde enfance, la maigreur sera la compagne habituelle de la dyspepsie; pour lui, la plupart des enfants maigres sont des dyspeptiques à estomac dilaté et atone.

Nous ajouterons qu'ici encore l'état du foie paraît souvent avoir une influence des plus évidentes. Nous citerons à l'appui le cas d'une jeune fille de 8 ans½ que nous avons eu à soigner l'été dernier et dont la mère avait eu pendant les derniers mois de sa grossesse des coliques hépatiques violentes et répétées, avec ictère. Cet enfant, fille de médecin, quoique bien dirigée au point de vue hygiénique et alimentaire, avait des embarras gastriques fréquents avec nausées, léger degré d'entérite et des poussées de suluctère péribuccal. À son arrivée à Vichy elle était d'une taille bien au-dessous de celle d'un enfant de son âge; elle était émaciée; son poids corporel était de 16 kgr. 300; les urines déposaient un sédiment jaune ocre. L'estomac était légèrement dilaté; le foie, un peu douloureux au palper, débordait les fausses côtes de deux centimètres. L'appétit était minime. L'enfant fut soumise à deux doses de 25 gr. d'eau de la Grande Grille et à deux doses de 25 gr. d'eau de l'Hôpital par jour, et à des douches tièdes avec jet chaud sur la région du foie.

Or le 3ᵉ jour du traitement, l'appétit était amélioré, ainsi que l'état nerveux; les six premiers jours, le poids resta stationnaire, puis il augmenta de deux kgr. en 13 jours. À la fin de la cure, le teint était rosé, l'appétit et toutes les fonctions normaux; le foie ne débordait plus et le poids corporel était de 17 kgr. 300. — Les urines n'étaient plus sédimenteuses.

Nous avons tenu à citer ce cas type de l'action de la cure de Vichy sur les cas de maigreur d'origine hépatique. La même action se produit dans les cas de troubles de la croissance liés à l'arthritisme héréditaire ou à des troubles digestifs.

Migraines. — Les mêmes indications sont formées par les migraines qui, chez l'enfant comme chez l'adulte, sont une expression de l'arthritisme et dans l'étiologie desquelles les troubles digestifs et hépatiques ont eu un rôle non douteux. La migraine n'est chez l'enfant que la première expression de la tare héréditaire, qui se manifestera plus tard par la goutte, le diabète, l'asthme, les lithiases biliaire ou rénale, etc. Dans ces cas encore c'est la médication alcaline qui, ainsi que Bouchard l'a démontré, donne les résultats les meilleurs et le plus durables, parce qu'elle réalise la vraie médication étiologique chez l'adulte, la meilleure médication curative et préventive chez l'enfant, à la condition toutefois que ce dernier soit soumis aux règles hygiéniques et diététiques indiquées par son état.

ADJUVANTS À LA CURE – MÉDICATION SECONDAIRE

Sauf chez les petits enfants, la cure de Vichy ne se limite pas à l'absorption de l'eau minérale. Celle-ci constitue la médication principale, primordiale, mais elle trouve des auxiliaires précieux dans la balnéothérapie, l'hydrothérapie et la physicothérapie, dont les installations dans le nouvel établissement thermal de Vichy sont certainement parmi les plus parfaites qui existent et admirablement organisées.

Nous n'insisterons pas sur le bain de Vichy, dont les indications sont moins étendues en médecine infantile que pour les adultes. Ces indications à l'égard des enfants sont limitées aux cas de congestions douloureuses du foie, de lithiase biliaire; on doit être réservé à l'égard de l'emploi du bain, en raison de la dépression qu'il provoque chez certains enfants et de l'action un peu irritante qu'il peut produire sur ceux dont la peau réagit vivement.

En tous cas, on ne devrait, à Vichy, administrer aux enfants (sauf de rares exceptions) que des bains minéraux de durée très limitée et non quotidiens.

Beaucoup plus nombreuses sont les indications de l'hydrothérapie chaude tiède ou froide dans les maladies de la nutrition proprement dite, dans les dyspepsies, dans les maladies du foie, tant chez les enfants que chez les adultes. Or, à l'établissement thermal de Vichy, les services et les appareils d'hydrothérapie sont organisés d'une façon parfaite, ils réalisent le type de l'installation modèle; chaque salle de douche, tant de douche en jet, en pluie, en cercle, périnéale, que de douche-massage, de douche ascendante, a sa canalisation indépendante. Les appareils à douche en jet sont munis d'un mélangeur du dr. Lejeune, mélangeur en bec de flûte permettant de graduer la température du jet, de passer progressivement, ou même sans transition aucune, du jet chaud au jet froid réciproquement.

Le doucheur peut graduer la pression comme la température et briser ou pulvériser à volonté le jet, au moyen d'une palette qui s'abaisse ou s'élève à volonté sous une légère pression du pouce. Les services balnéaires et hydrothérapiques fonctionnent sous la direction éclairée du dr. Pariset. En outre, le dr. Pariset a dans l'établissement thermal son service particulier, dit d'hydrothérapie médicale, où il donne lui-même la douche aux

malades offrant des indications spéciales au point de vue hydro-
thérapique; aussi est-ce à ses bons soins que nous confions la
douche des petits malades chez qui elle est indiquée.

Nous ne ferons que citer les installations de bains d'air chaud,
de vapeur, douches de vapeur, bains de lumière, etc., qui ne sont
jamais indiqués chez les enfants.

L'installation qui nous paraît devoir rendre avec l'hydrothérapie le plus de services chez les enfants malades de la nutrition est la mécanothérapie par les appareils Zander, installation
réalisée depuis trois ans à l'établissement thermal de Vichy. La
mécanothérapie est, dans la plupart de ces cas, un très heureux
adjuvant du traitement thermal. La cure mécanothérapique dirigée
avec prudence permet de joindre à la cure hydrominérale l'action
de la gymnastique mécanique raisonnée et méthodiquement dosée,
avec ses mouvements actifs et passifs.

Nous avons pu déjà constater les effets très favorables de
cette association thérapeutique chez des enfants à nutrition
déviée.

Époques de la cure. — Nous ne saurions trop insister sur
l'importance qu'a pour les enfants l'époque de la cure de Vichy.
Les chaleurs parfois très vives et lourdes de juillet et d'août
rendent le séjour de Vichy pénible pour eux, les dépriment, occa-
sionnent des embarras gastriques et des troubles intestinaux, accidents qui peuvent compromettre l'effet de la cure. Aussi les
époques de choix sont-elles les mois de mai et de juin, puis le
mois de septembre.

Contre-indications. — En tête des contre-indications de la cure
de Vichy chez les enfants vient la tuberculose sous toutes ses
formes, qui subit très souvent une aggravation rapide sous l'influence d'une cure intempestive à Vichy. Nous n'avons encore
observé l'action de cette cure sur aucun enfant tuberculeux, mais
nous avons vu un vrai éréthisme vasculaire, des hémoptysies
graves survenir, la fièvre s'allumer chez des malades tuberculeux
méconnus ou confirmés et qui s'étaient mis proprio motu à boire
à Vichy des doses même modérées d'eau minérale. On doit s'ab-
stenir de toute cure thermale chez les petits malades atteints de
maladies fébriles, sauf le paludisme, d'ulcère de l'estomac, de
néphrites.

Parmi les affections du foie, nous citerons les contre-indications ou l'absence d'indications dans les états fébriles, les
ictères graves dus à des lésions profondes du foie ou à la com-

pression du cholédoque par obstacle externe, tels que ganglions;
les congestions passives du foie, dont le foie cardiaque est le
type, dans la cirrhose hypertrophique de Hanot qui est d'ailleurs
rare dans l'enfance.

Les maladies du cœur sont-elles une contre-indication à la
cure de Vichy ainsi que l'ont prétendu certains? Nous répondrons
nettement par la négative. Il n'y a contre-indication que dans les
cardiopathies non compensées du cœur avec stases veineuses,
œdèmes, irrégularités et intermittences du cœur, hypertension,
troubles respiratoires. Dans tous les autres cas, les petits malades
chez qui la cure de Vichy a une des indications sur lesquelles
nous nous sommes suffisamment étendu, doivent être soumis au
traitement hydrominéral, très prudent, très léger, et doivent être
suivis de très près afin que le médecin puisse prévenir les in-
cidents possibles, mais rares.

DISCUSSION

M. FERREIRA DE CASTRO: Comment peut-on faire le diagnostic de la lithiase biliaire chez les nourrissons? La maladie se manifeste-t-elle par des coliques
exactement comme chez les adultes? Sont-ce des cas de lithiase biliaire, ces cas
bizarres de nourrissons qui se plaignent continuellement pendant les premiers
mois de la vie et qui, d'un moment à l'autre, cessent de crier?

Quant au traitement, les eaux de Vichy agissent-elles comme préventif ou
comme curatif dans ces cas?

M. DELSAUX: Le diagnostic de la lithiase biliaire est très difficile à faire
chez les enfants qui ne sont pas en état d'exprimer leurs sensations. Dans le plus
grand nombre des cas observés, la constatation de la lithiase a été une surprise
d'autopsie. On peut diagnostiquer la lithiase chez les enfants dans certains cas:
elle peut se manifester par des phénomènes réflexes, des convulsions, des cris,
etc., si surviennent, à la suite, l'ictère ou la coloration anormale des urines.

La cure doit être préventive et sera indiquée chez les enfants dont la mère
a eu des troubles hépatiques pendant la grossesse, car ces enfants seront des
cholémiques, exposés à tous les troubles fonctionnels, à toutes les lésions hépatiques si l'on ne modifie pas cette prédisposition.

Thérapeutique de l'accès d'angine de poitrine

Par M. JAYME FERREIRA, Lisbonne

Messieurs,

Je vais vous entretenir d'un sujet de la plus haute importance au point de vue thérapeutique et clinique.

Il s'agit de la médication de l'accès d'angor pectoris. D'abord
laissez-moi faire la critique du nitrite d'amyle, arme à deux tran-

chants, remède héroïque parfois et parfois aussi aidant à mourir plus vite.

En général, presque toutes les pharmacies fournissent le nitrite d'amyle en ampoules qui ont deux énormes défauts. Elles sont blanches; elles contiennent trop de nitrite d'amyle.

Pourquoi ces remarques? Il est facile de répondre.

Le nitrite d'amyle, quoique le prof. Ponchet affirme le contraire, lorsqu'il n'est pas gardé dans des ampoules colorées à la lumière, il s'y forme de l'*acide cyanhydrique*.

Vous voyez d'ici le danger auquel on s'expose quand on présente le nitrite d'amyle en ampoules blanches.

Les ampoules contiennent trop de nitrite d'amyle et quand on brise la partie effilée pour l'inhalation, rien de plus facile que d'absorber trop de poison, puisque comme vous le savez très bien, le nitrite d'amyle est un poison violent pour les globules rouges. Cependant je dois remarquer que la maison Merck, la seule que je sache, construit des ampoules qui parent à ces deux inconvénients.

Ceci posé, le nitrite d'amyle calme l'accès, mais son action est très peu durable.

Il faudrait trouver un médicament qui, tout en étant vaso-dilatateur, fût peu toxique. On a essayé la trinitrine dont l'effet est plus durable, mais aussi pas mal toxique; le tétra-nitrate d'érythrol plus durable et moins toxique; le pentanitrate de la quercite qui a été étudié par Brissomoret.

Il existe, cependant, un sucre heptavalent—la perséite—apte à former un éther—l'éther heptanitrique de la perséite.

J'ai été le premier à l'essayer sur des animaux et son action vaso-dilatatrice m'a paru très durable et peu toxique. L'avenir montrera le rôle que la clinique lui réserve.

L'accès calmé, il s'agit de parer à l'état de mal angineux. Pour cela, je vous conseille trois médicaments de premier ordre, d'abord le Viburnum prunifolium, ensuite le quebracho (Aspidosperma quebracho) et en dernier lieu la Grindelia robusta.

Le Viburnum prunifolium, qui a été surtout employé comme sédatif utérin, agit à merveille sur l'élément douleur et à ce titre calme la douleur et l'angoisse.

Le quebracho et la Grindelia robusta sont deux médicaments héroïques dont le premier a une action antidyspnéisante de premier ordre et dont l'autre est, comme on l'a très justement nommé, la digitale du poumon.

Vous pouvez formuler ces trois médicaments ensemble.
Par exemple:

Teinture de Vib. prunifolium .... ⎫
   „   de quebracho .... ⎬ ââ dix grammes.
   „   de Grindelia robusta .... ⎭
Prendre XX gouttes dans une tasse de fleurs d'oranger, 3 fois par jour.

Dans l'angine de poitrine on se préoccupe de délivrer le malade de son angoisse et on ne songe pas au myocarde. Or, vous savez le rôle qu'on a fait jouer dernièrement à la distension passive du cœur dans le syndrome angor pectoris. Par conséquent, si le myocarde fléchit, faites des injections d'huile camphrée et vous aurez de très beaux résultats. Mais il ne faut jamais employer la caféine, comme on le voit encore; elle ne fera qu'exciter le myocarde sans le tonifier. Plus tard, quand l'orage est calmé, si le malade a quelque tendance à un accès prochain, prévenez-le avec des inhalations d'iodure d'éthyle, médicament moins dangereux que le nitrite d'amyle et qui vous rendra quelques services.

Sur le traitement du goitre exophthalmique par les eaux minérales de Carlsbad

Par M. A. LORAND, Carlsbad.

Comme il a été démontré par Möbius et par Gautier, il existe un état d'hyperthyroïdie dans le goitre exophthalmique. C'est un état d'auto-intoxication causée par la sécrétion exagérée des toxines thyroïdiennes. Cette intoxication cause les symptômes de la maladie de Basedow, lesquels, surtout la polyurie, perspirations et diarrhées, nous devons considérer comme représentant la défense naturelle de l'organisme, qui veut éliminer les toxines par les voies naturelles: les reins, la peau et les intestins.

Les eaux de Carlsbad agissent dans le même sens: elles purgent, et déjà par leur chaleur naturelle elles aident la perspiration et elles ont aussi une action diurétique très marquée. C'est à ce fait que j'attribue l'action très favorable de ces eaux sur certains cas de goitre exophthalmique, ainsi que j'ai eu l'occasion d'observer. L'état général est amélioré d'une manière remarquable; les symptômes nerveux et aussi l'insomnie sont influencés très favorablement.

Les effets de ces eaux peuvent être expliqués par leur

action dans les différents états d'auto-intoxication et surtout dans le diabète qui présente un état très similaire au goître exophthalmique. Comme je l'ai établi dans mes travaux antérieurs, beaucoup de cas de diabète sont causés par l'activité exagérée de la thyroïde, et en effet le diabète et le goître exophthalmique présentent les mêmes symptômes typiques: polyurie, polydipsie, polyphagie, prurits et, pour compléter cette ressemblance, la glycosurie; l'acétonurie, le coma et même la cataracte et des gangrènes peuvent aussi apparaître dans le goître exophthalmique, et, d'autre part, la tachycardie, la neurasthénie et l'insomnie se présentent aussi fréquemment dans le diabète.

Beaucoup de cas de goître exophthalmique sont causés par des troubles ovariens. La thyroïde et les ovaires sont dans une relation très étroite et chaque trouble des ovaires peut être suivi par un gonflement de la thyroïde, ainsi les menstruations, la puberté, la grossesse, l'allaitement, la ménopause. Chez des jeunes femmes j'ai souvent observé un gonflement de la thyroïde à la suite de troubles menstruels, dysménorrhée et aménorrhée, et même à la masturbation nous devons reconnaître une certaine place dans la pathogénie des goîtres simples.

D'après Ewald, ces goîtres simples sont la conséquence d'un travail augmenté de la thyroïde pour détruire certaines toxines qui ne peuvent être anéanties par le travail défectueux d'autres glandes destinées à ce but.

Si nous tenons compte du fait que le goître simple peut chasedowifiers, comme l'a démontré Möbius, nous comprendrons bien qu'après une émotion mentale ou autre cause (infection, etc.) les symptômes basedowiens peuvent éclater. Et très souvent la continuation des troubles ovariens peut amener les manifestations du goître exophthalmique.

Les eaux de Carlsbad, par leur action spéciale sur les stases des organes abdominaux et pelviens, peuvent ici déployer heureusement leurs effets, et cela est secondé puissamment par les bains de boue de Carlsbad provenant des terres de boue de Franzensbad, dont l'action spécifique sur les affections ovariennes est généralement reconnue.

En améliorant l'état des ovaires nous sommes aussi capables d'influencer heureusement l'affection thyroïdienne.

Ces eaux sont contre-indiquées dans les cas aigus avec hyperthermie et autres symptômes de la fièvre basedowienne. Dans ces cas l'antithyroïdine peut donner les plus heureux résultats. En combinaison avec le traitement antithyroïdien ou après un traitement antithyroïdien préalable, on peut obtenir les résultats les plus heureux par le traitement hydrologique.

DISCUSSION

M. FERREIRA DE CASTRO: Comment les eaux de Carlsbad, dont la plus grande minéralisation est due au sulfate de soude et au bicarbonate de soude, agissent-elles dans une maladie dont l'étiologie semble la placer hors de la portée d'un agent minéral qui exerce son action sur l'appareil digestif? Les eaux de Carlsbad n'agiraient-elles pas plutôt par leur activité comme agent vivant, que par leurs sels?

M. A. LORAND: Ces eaux agissent sur le goitre exophthalmique comme sur tous les états d'auto-intoxication; ainsi, sur le diabète, qui présente des symptômes très semblables au goitre exophthalmique. Elles purgent, sont très diurétiques et aident ainsi à l'élimination des substances toxiques. Souvent, le goitre exophthalmique est causé par des altérations des ovaires. L'action des eaux est aidée par les bains de boue qu'on donne à Carlsbad. Les ovaires et la thyroïde sont en relations très étroites, de même que les autres glandes vasculaires sanguines, ainsi que l'orateur l'a démontré dans ses livres et articles antérieurs.

M. JAYME FERREIRA: Dans l'état actuel de la science, aucune pathogénie n'explique la maladie de Basedow et aussi aucune médication ne réalise les promesses qu'on nous prône.

La théorie de l'hyperactivité, à laquelle l'orateur fait jouer un grand rôle en clinique, est inadmissible, puisque nous trouvons des cas où l'iodothyroïdine donne des résultats merveilleux.

D'ailleurs notre illustre confrère Virgilio Machado, dans son rapport documenté, nous a montré combien la pathogénie de la maladie de Basedow est facile à détruire. Les eaux de Carlsbad sont un agent auxiliaire de premier ordre, mais jamais curatif.

M. LORAND: L'orateur, après avoir examiné histologiquement une grande quantité de thyroïdes provenant de goitreux exophthalmiques, distingue trois classes de goitres exophthalmiques.

1) Avec beaucoup de substance colloïde, thyroïde molle à tâter et symptômes aigus d'hyperthyroïdie (cas commençants).

2) Perte de substance colloïde, les follicules se rétractant et se pliant dans les cas d'une certaine durée, ou avancés, à côté de follicules élargis, avec symptômes nettes de goitre exophthalmique et myxœdème.

3) Pas de colloïde, transition en myxœdème.

Le traitement par la thyroïde est contre-indiqué dans la première classe, mais peut donner de bons résultats dans les autres classes, surtout dans la dernière.

L'orateur n'a pas encore vu un cas de myxœdème franc suivi d'un état d'hyperthyroïdie.

Le traitement du cancer

Par M. Doyen, Paris.

Le cancer et tous les néoplasmes en général sont produits par l'action, sur les cellules épithéliales ou mésodermiques d'un parasite spécial, le micrococcus neoformans.

L'étiologie des néoplasmes et l'action pathogène du micrococcus neoformans ont été étudiées à la section III (thème 1).

Nous n'avons donc à aborder ici que la thérapeutique du cancer.

Je traite le cancer depuis un peu plus de cinq ans (février 1901) par l'action progressive de vaccins préparés avec des cultures sélectionnées de micrococcus neoformans.

Ce microbe est cultivé de préférence sur bouillon glycériné à 4 %. Les ballons restent un an à l'étuve à 37° et sont ensuite conservés pendant un temps égal à une température de 18 à 20°. Les cultures vivantes sont atténuées par l'addition de chlorhydrate de quinine (de 1 % à 3 %), d'acide cacodylique et d'acide méthylarsénique à 1 % ou d'une toxine pyocyanique très active, provenant d'un bacille isolé d'un cas de cancer ulcéré.

Il est nécessaire d'employer deux vaccins, un vaccin *faible*, qui est filtré et ne contient pas d'éléments figurés, et un vaccin *fort*, qui doit être injecté trouble et contenant en suspension des cellules mortes du micrococcus neoformans. Ces vaccins sont stériles et ne contiennent aucun germen susceptible de se reproduire.

Les essais de sérothérapie avec le sérum de chevaux immunisés donnent des résultats moins satisfaisants que la vaccination progressive.

Le traitement du cancer par les injections de vaccins préparés avec les cultures sélectionnées de micrococcus neoformans ne doit être employé que chez des malades doués d'une résistance vitale suffisante, et aussi près que possible du début de l'affection.

En effet, le degré d'immunisation suffisant ne peut être obtenu que progressivement, au bout d'un temps très long, et il est indispensable que le malade puisse réagir favorablement après chaque injection, de manière à augmenter petit à petit son coefficient de défense vis-à-vis du microbe pathogène.

Il est donc inutile de chercher à traiter par cette méthode des cas très avancés et en voie de généralisation ganglionnaire ou viscérale.

Les injections ont une action générale et se font dans les muscles de la région fessière.

Le point délicat est de doser et d'espacer ces injections d'après la résistance vitale de chaque malade.

La mesure du pouvoir opsonique du sérum sanguin, par la méthode de Wright et de Jacobs, donne à cet égard des résultats satisfaisants.

Voici comment doit être fait cet examen :

Quatre ou cinq grammes de sang, extraits de la veine d'un sujet jeune et sain avec une seringue aseptique, sont mélangés à un volume double d'une solution aqueuse stérilisée contenant 0,8 % de chlorure de sodium et 1 % de citrate de soude, ce dernier sel empêche la coagulation du sang. On agite vivement et on répartit en tubes de cinq millimètres de diamètre, qui sont centrifugés cinq ou six minutes.

On aspire avec une pipette compte-gouttes le liquide qui surnage et on le remplace par du sérum artificiel usuel (0,8 % de chlorure de sodium). On centrifuge de nouveau et on aspire le liquide clair.

Les leucocytes, plus légers que les globules rouges, se sont accumulés dans le dixième supérieur de la masse sanguine. On aspire avec une pipette le dixième supérieur de chaque tube, et on réunit le tout dans un ou deux nouveaux tubes. On agite, on centrifuge de nouveau et on aspire la partie supérieure de cette émulsion de leucocytes et de globules rouges, pour la recueillir dans un tube à essai large et court.

On prépare alors dans du sérum artificiel usuel (0,8 % de chlorure de sodium) une émulsion d'une culture de micrococcus neoformans de vingt-quatre heures sur gélose inclinée. La culture en surface d'un tube de gélose inclinée doit être diluée dans 3 ou 4 centimètres cubes de sérum artificiel. On secoue violemment pour bien dissocier les cellules microbiennes juxtaposées.

Un assistant a recueilli à l'avance, dans de petits tubes de verre de 3 millimètres de diamètre environ, après piqûre au voisinage d'un ongle, cinq à six gouttes de sang de trois ou quatre sujets sains et des malades à examiner. On centrifuge cinq minutes, pour séparer le sérum du caillot.

Supposons dix échantillons de sérum marqués 1 à 10 ; un aide a préparé à l'avance dix ou douze tubes-pipettes capillaires, dont l'extrémité effilée a été brisée et porte à 2 centimètres un trait bleu au crayon gras.

Le premier tube est armé d'un embout de caoutchouc pour compte-gouttes et saisi de la main droite.

On aspire jusqu'au trait bleu et successivement :

1° le sang contenant les leucocytes ;

2° après avoir laissé pénétrer une petite bulle d'air, le sérum du tube n° 1 ;

3° après avoir laissé pénétrer une seconde bulle d'air, le même volume de l'émulsion de micrococcus neoformans.

Le contenu du tube capillaire est évacué, en pressant l'embout de caoutchouc, dans un verre de montre propre, et agité de manière à mêler les trois liquides, puis aspiré de nouveau dans le même tube capillaire.

On laisse pénétrer une longue bulle d'air, on soude l'extrémité à la lampe, on enlève la pompe de caoutchouc, on inscrit sur ce tube le numéro 1 et on le porte à l'étuve à 38°.

On répète la même manœuvre, successivement, sur les neuf autres échantillons de sérum, qui sont mélangés successivement avec la même quantité de sang chargé de leucocytes et de culture de micrococcus neoformans.

Avec un aide exercé, on prépare un tube capillaire par minute, soit les dix tubes en dix minutes.

Au bout de dix minutes de séjour à l'étuve, l'aide sort le premier tube. On brise l'extrémité effilée et on vide, en pressant sur la pompe de caoutchouc adaptée de nouveau à la grosse extrémité du tube-pipette, son contenu sur une lame de verre lavée à l'éther et très propre.

On étend rapidement le liquide en couche mince avec une lame rodée.

On sèche en agitant vivement à l'air, et on passe à l'alcool-éther (parties égales d'alcool absolu et d'éther rectifié).

Il faut une minute pour chaque lame de verre, soit vingt minutes pour dix examens de sang, à la condition expresse que le sérum, l'émulsion de leucocytes, l'émulsion de microbes, les tubes-pipettes et les lames de verre aient été préparés à l'avance.

On colore ensuite chaque lame en la plongeant trente secondes dans la solution de Giemsa :

Azur II éosine	3 gr.
Azur II	80 centigr.
Alcool méthylique	250 gr.
Glycérine pure	250 —

On lave à l'eau courante pendant quinze secondes et on sèche par un courant d'air.

Les leucocytes sont le plus souvent groupés sur les bords de la couche de sang étalée; on compte, avec un objectif à immersion, les micrococques contenus dans 40 leucocytes et on additionne ces chiffres. On fait de même pour chaque préparation. On fait alors la moyenne des totaux obtenus pour les 3 ou 4 échantillons de sérum normal et ce chiffre sert de moyenne pour calculer le pourcentage correspondant à chaque sérum pathologique. Supposons que ce chiffre moyen pour 4 sérums de sujets sains soit de 588, et le total, pour 40 leucocytes du sérum n° 8, de 441, on aura l'équation: $\frac{441}{588} = 0,75$.

J'examine ainsi, deux fois par semaine environ, 30 à 40 échantillons de sérum. Les pourcentages sont inscrits sur une table, avec les dates de chaque examen. La comparaison des chiffres est très instructive. Voici quelques exemples:

Obs. I. — Mme G..., cinquante ans. Tumeur du sein du volume d'une orange. Non opérée. Malade traitée à partir du 3 février 1906.

Du 8 au 14 février: injections de 2 c.c. 5 chaque pour, 4 vaccins faibles, 1 fort, 5 faibles, 1 fort.

Le 8 février: 0,81, le 13 0,67, le 15 0,54.

Du 15 au 20 février: cessation des injections de vaccin. 5 injections 1 c.c. de sérum végétal antistaphylococcique.

Le 20: 0,44.

Le 2 février: 1 injection de vaccin fort, 5 centimètres cubes.

Le 13: 1,16.

Le titre opsonique du sérum de cette méthode a donc baissé jusqu'à 0,54 pendant un traitement très actif. Interruption du traitement. Injections de sérum antistaphylococcique. Le titre opsonique tombe à 0,44. Une injection de vaccin fort le fait remonter à 1,16.

Obs. II. — Mme D..., quarante ans. Cancer du sein opéré en octobre 1903. Récidive en cuirasse avec généralisation cutanée. Malade traitée à partir du 18 février 1905. Interruption du traitement pendant plusieurs mois.

Reprise du traitement le 15 janvier 1906.

31 janvier et 2 février: 2 vaccins faibles, 3 centimètres cubes.

Le 6 février: 0,98.

Le 8 février: 1 vaccin faible, 3 centimètres cubes.

Le 9 février: 1,07.

Le 10 et le 13 février: 2 vaccins forts, 2 centimètres cubes.

Le 20 février: 1,13.

Le 26 février: 1 vaccin faible, 3 centimètres cubes.

Le 23 février: 1,02.

Le traitement a été fait par de petites doses de vaccin, injectées à plusieurs jours d'intervalle.

Le titre opsonique du sérum s'est élevé de 0,98 à 1,13 pour tomber à 1,02 après une injection rapprochée de vaccin faible.

Obs. III. — Mme de C..., vingt et un ans. Néoplasme de la face consécutif à des injections prothétiques de paraffine. Opération le 27 novembre 1905. Récidive. Deuxième opération, le 29 décembre 1905. Nouvelle récidive. Traitement à partir du 25 janvier.

Du 25 janvier au 3 février : 5 vaccins faibles, 5 centimètres cubes.

Le 5 février : 1 vaccin fort, 5 centimètres cubes.

Le 7 : 0,72.

Le 9 et le 12 février : 2 vaccins faibles, 5 centimètres cubes.

Le 13 : 0,80.

Du 12 au 19 février : 2 vaccins faibles, 1 vaccin fort, 5 centimètres cubes.

Le 20 : 1,05.

Repos.

Le 27 : 1,22.

Chez cette personne, le titre opsonique s'est élevé progressivement pour remonter encore, pendant une période de repos consécutive à une injection de vaccin fort.

Obs. IV. — M. L... Cancer du côlon ascendant inopérable. Entéro-anastomose le 13 février 1906. Traité à partir du 29 janvier 1907. Malade très affaibli.

Du 29 au 31 janvier : 2 vaccins faibles, 5 centimètres cubes.

Le 3 février : 0,63.

Le 9 février : 1 vaccin trouble, 5 centimètres cubes.

Le 10 février : 1 vaccin faible, 5 centimètres cubes.

Le 15 février : 79,6.

Le 16 et le 20 février : 2 vaccins faibles, 5 centimètres cubes.

Le 22 février : sérum antistaphylococcique, 5 centimètres cubes.

Le 23 : 0,78.

Chez ce malade, qui était très faible, le titre opsonique a augmenté avec un traitement modéré et après une injection antistaphylococcique.

Obs. V. — M. J..., quarante-six ans. Cancer du rectum opéré le 13 février. Traitement à partir du 26 janvier 1906.

Le 26 janvier et le 8 février : 2 vaccins faibles, 5 centimètres cubes.

Le 9 : 0,99.

Le 12 : 0,60.

Le 14 février : 1 vaccin faible, 5 centimètres cubes.

Le 15 : 0,52.

Le 16 février : 1 vaccin fort, 5 centimètres cubes.

Le 20 : 0,51.

Le 22 février : sérum antistaphylococcique, 5 centimètres cubes.

Le 23 : 0,91.

Le sérum antistaphylococcique a fait remonter ici le titre opsonique, abaissé sous l'influence du traitement et aussi de l'opération, qui était fort étendue.

Obs. VI. — M. H... Epithélioma du maxillaire supérieur. Traitement à partir du 29 janvier 1906. Opération le 30.

Du 29 janvier au 2 février : 1 vaccin faible et opération.

Le 2 février : 0,57.

Du 2 au 13 février : 2 vaccins clairs.

Le 13 février : 0,76.

Du 13 au 20 février : 1 vaccin clair, 1 vaccin trouble le 17.

Le 15 février : 0,85.

Le 22 février : sérum antistaphylococcique, 5 centimètres cubes.

Le 23 février : 0,92.

Chez ce malade, on constate qu'un traitement modéré a fait remonter à 0,92 le titre opsonique primitif, qui était de 0,57.

Ces observations sont très instructives et démontrent que la recherche du titre opsonique du sérum sanguin doit prendre place en clinique à côté des méthodes aujourd'hui si perfectionnées d'examen du sang.

La recherche du titre opsonique du sérum doit ainsi être pratiquée chez chaque malade sans exception, d'abord avant la première injection, puis après chaque injection et au moins une fois par semaine tant que le traitement demeure dans la période active. Si le chiffre obtenu vient à décroître sensiblement, les injections doivent être interrompues pendant huit ou quinze jours. Nous avons vu qu'une seule injection de sérum antistaphylococcique peut suffire à relever en vingt-quatre ou quarante-huit heures le titre opsonique du sérum chez un malade où plusieurs examens avaient donné des chiffres décroissants. Les injections de sérum antistaphylococcique sont particulièrement indiquées chez les malades opérés ou atteints de tumeurs ulcérées et infectées.

Si le traitement est approprié à la résistance vitale de chaque malade, il est rare qu'on n'en retire pas un bénéfice appréciable. Le point délicat est d'acquérir le doigté nécessaire et d'apprendre, comme je l'ai indiqué plus haut, à varier les doses et l'intervalle des injections, de manière à obtenir dans chaque cas tout l'effet *utile*.

Lorsque l'on n'a pas un laboratoire à sa disposition, il faut se contenter de suivre l'effet du traitement d'après l'aspect extérieur du malade et de la lésion, si elle est visible, et aussi d'après les sensations générales du sujet.

Un traitement bien réglé relève presque toujours en quelques semaines les forces du malade et lui donne un sentiment de vigueur qu'il n'avait plus. Si le patient se plaint de faiblesse et de lassitude, il faut rechercher si l'on n'a pas dépassé la dose convenable et interrompre les injections pendant une ou plusieurs semaines.

Une des difficultés de l'examen clinique du titre opsonique du sérum sanguin réside dans cette particularité, que l'examen doit être fait, au plus, six ou huit heures après que le sang a été recueilli. Le même sérum, éprouvé deux fois à vingt quatre heures d'intervalle, peut donner la seconde fois un chiffre qui atteint à peine la moitié du chiffre de la veille. Cette particularité démontre que la substance qui, dans le sérum sanguin, excite l'action phagocytaire des leucocytes, s'altère très rapidement hors de l'organisme.

Nous sommes obligés d'en conclure: 1° que la vaccination antinéoplasique ne peut être faite qu'au hasard et tout à fait empiriquement en dehors des centres munis d'un laboratoire suffisamment installé ;

2° que la direction du traitement doit être confiée à des médecins doués d'une grande expérience clinique et assez instruits en anatomie pathologique pour comprendre le processus de formation des néoplasmes et le mode d'action des vaccins.

Beaucoup de médecins s'imaginent, en effet, qu'on peut faire disparaître les masses cancéreuses aussi rapidement qu'une fausse membrane diphthérique, traitée par le sérum antidiphthérique.

J'ai reçu de nombreuses lettres ainsi conçues: Je n'ai pas employé votre vaccin, parce que le malade est mort avant son arrivée.

C'est ainsi qu'il y a vingt-cinq ans, on n'envoyait guère aux chirurgiens les cancers du pylore avant que les malades ne soient à leur dernière extrémité.

Le traitement du cancer par la vaccination antinéoplasique, tel que je le préconise, exigera donc, pour être propagé utilement, une éducation toute spéciale des médecins appelés à le diriger.

Il faut éliminer du traitement la masse encombrante des cas désespérés, qui ne peuvent donner ni résultats utiles, ni même le moindre enseignement pratique.

Il faut donc traiter, au début surtout, les seuls cas qui paraissent encore relativement favorables, pour n'aborder le traitement des malades cachectiques qu'après avoir acquis une expérience suffisante.

TECHNIQUE DE LA VACCINATION ANTINÉOPLASIQUE

Les injections de cultures atténuées de micrococcus neoformans déterminent, dans un certain nombre de cas, l'arrêt ou la régression des néoplasmes.

L'immunisation ne peut être obtenue que progressivement et après un grand nombre d'injections.

Les injections se font profondément dans la fesse; elles doivent être dosées et espacées d'après la résistance vitale de chaque malade, qui sera appréciée d'après l'examen du titre opsonique du sérum sanguin, suivant la méthode indiquée ci-dessus.

La présence de *cellules mortes du micrococcus neoformans* dans le liquide injecté augmente sensiblement son activité.

Chaque série d'injections comprend 10 tubes de 5 centimètres cubes, numérotés de 1 à 10. Les tubes limpides sont des cultures filtrées. Les tubes qui contiennent un sédiment doivent être secoués avant l'injection, afin de mettre en suspension dans le liquide les cellules mortes du micrococcus neoformans.

Les injections se font, au début du traitement, soit tous les deux ou trois jours, à la dose de 1 à 2 centimètres cubes, soit une fois seulement par semaine, à la dose de 2 à 5 centimètres cubes. On observe parfois une légère réaction fébrile ou bien un peu d'urticaire.

Les malades affaiblis doivent recevoir des doses faibles et très espacées.

On doit examiner deux jours après chaque injection, pour répéter cet examen deux ou trois jours après le premier, le titre opsonique du sérum sanguin, d'après la courbe duquel on réglera la dose et la date de l'injection suivante.

Dans les cas de néoplasme ulcéré, il est utile d'administrer à l'intérieur, chaque jour, 3 ou 4 cuillerées à soupe de staphylase, et de faire tous les huit jours ou tous les quinze jours une injection de sérum antistaphylococcique.

Nous diviserons les tumeurs, pour l'application de la vaccination anti-néoplasique, en cas *opérables* et en cas *inopérables*.

Ces derniers se subdivisent à leur tour en 4 catégories, suivant le degré d'extension du néoplasme.

TUMEURS OPÉRABLES

Aucune opération ne doit être tentée, dans les cas de néoplasme malin, avant la fin d'une première série de 5 ou 10 injections.

Certains néoplasmes au début se rétractent dès les 5 ou 10 premières injections et peuvent disparaître presque complètement après plusieurs mois de traitement.

Si l'opération est indiquée, les injections de vaccin sont recommencées deux ou trois jours après l'intervention, afin de prévenir et d'entraver autant que possible la récidive. On fera chaque semaine une injection de 2 à 5 centimètres cubes.

L'examen du sang doit être fait au moins deux fois par semaine pendant la période active du traitement.

Si le titre opsonique du sérum s'abaisse, on interrompra le traitement pendant huit jours, jusqu'à un nouvel examen du sang.

On jugera alors s'il faut reprendre les injections et à quelle dose.

Le traitement doit être continué pendant six mois au moins dans les cas favorables, plus longtemps dans les cas où la récidive paraît menaçante.

Les cas traités régulièrement paraissent beaucoup moins sujets à la récidive, qui est si fréquente, après les opérations en apparence les plus favorables, chez les malades non soumis à ce traitement.

CAS INOPÉRABLES

1° *Tumeurs déjà adhérentes ou trop étendues pour permettre une opération sans certitude de récidive immédiate*

Un certain nombre de ces tumeurs, déjà adhérentes, cancer du sein, cancer de l'utérus, se mobilisent suffisamment, après 5 ou 10 injections, pour devenir opérables.

L'opération est pratiquée, et on continue le traitement comme il est indiqué plus haut.

2° *Cancer en cuirasse et métastases cutanées disséminées sans généralisation viscérale*

Ces cas doivent être traités avec beaucoup de prudence, en commençant par de petites doses, qui seront injectées une fois seulement par semaine. Dans les cas favorables, les rougeurs cutanées pâlissent, prennent une teinte morte, puis jaunâtre et les plaques de sclérodermie s'assouplissent et se mobilisent petit à petit.

Ces cas doivent être suivis et traités pendant plusieurs années.

Nous avons en observation plusieurs de ces malades chez lesquels le résultat se maintient depuis trois ou quatre ans. L'état général est excellent et les lésions primitives sont devenues méconnaissables.

3° Cas inopérables par suite de l'extension du néoplasme

Le traitement, dans ces cas, doit être institué avec une grande prudence. Les injections se feront à petites doses, une fois par semaine, avec des interruptions en rapport avec les variations de la courbe de l'index opsonique.

Opérations palliatives

1° *Entéro-anastomose.*—S'il s'agit d'un cancer inopérable de l'estomac ou de l'intestin, il peut être indiqué de faire une opération palliative, une anastomose dérivatrice, par exemple.

2° *Ligatures artérielles atrophiantes.*—Pour le cancer étendu de la langue, il est utile de lier, à huit jours d'intervalle, les deux carotides externes et leurs branches principales, thyroïdienne supérieure, linguale, faciale, occipitale, afin d'éviter le reflux du sang par voie collatérale.

Dans les cas de cancer inopérable de l'utérus, il est utile de lier l'artère hypogastrique, l'utéro-ovarienne et aussi l'utérine, pour éviter le reflux sanguin par voie collatérale.

4° Cas de généralisation viscérale et de cachexie cancéreuse avancée

Les injections, dans ces cas, doivent se faire à doses faibles et espacées. On se basera comme toujours sur les variations de la courbe de l'index opsonique.

Mais les résultats favorables sont exceptionnels, et le traitement est habituellement sans action dans les cas de cachexie cancéreuse avancée ou de généralisation hépatique, pleuro-pulmonaire et ganglionnaire.

RÉSULTATS DU TRAITEMENT

Les résultats obtenus jusqu'à ce jour par cette méthode sont très encourageants, malgré les incertitudes de la première période de tâtonnement.

J'ai cité au dernier Congrès français de chirurgie 64 observations favorables, dont les observations complètes seront publiées dans un volume en préparation. Ces 64 observations comprennent les cas les plus variés : 37 cancers du sein, 5 cancers de l'utérus, 4 cancers de la langue, 4 cancers de l'estomac, 3 cancers de la face et du maxillaire, 1 tumeur de la parotide, 1 cancer de l'amygdale, 1 cancer du corps thyroïde, 2 tumeurs du cordon et du testicule, 3 cancers de l'ovaire, 1 cancer de la verge, 1 cancer du rectum et 1 ostéosarcome du fémur.

Sur ces 64 cas de tumeurs variées, 19 cas ont été traités sans opération et 18 cas ont subi des opérations incomplètes, soit un total de 37 cas où le résultat obtenu est incontestable, puisqu'il ne peut pas être mis sur le compte de l'opération.

Parmi les cas traités sans opération, nous citerons comme particulièrement intéressante l'observation 63, où il s'agit d'un cancer de l'estomac autrefois traité par la gastro-entérostomie et ayant envahi une grande partie de la paroi abdominale. Ce malade était devenu très cachectique, et il s'était produit au-dessus de l'ombilic une fistule donnant issue au suc gastrique et aux aliments. Le malade vomissait et était dans un état de santé très précaire. Il a été traité à partir du 27 juin 1902. Actuellement, la fistule, qui s'est formée sous la seule action du traitement, est demeurée close, il n'y a plus de vomissements et l'état général est très satisfaisant. La plaque cancéreuse de la paroi abdominale a considérablement diminué d'étendue et les indurations qui existaient au niveau de la cicatrice ont encore subi une régression notable depuis l'année dernière.

La malade de l'observation 144 avait du côté droit une récidive du volume d'une noisette et du côté gauche une tumeur du sein du volume du poing avec rétraction du mamelon ; depuis longtemps la récidive du côté droit a disparu et la tumeur du côté gauche s'est rétractée à ce point, qu'elle ne représente plus qu'une induration de 10 à 12 millimètres d'épaisseur et d'une petite étendue.

Cette malade est traitée depuis le 28 février 1904.

La malade de l'observation 147, qui est traitée depuis le 29 février 1904, présentait deux tumeurs des seins dont l'une avait subi de nombreuses cautérisations à l'acide phénique concentré. Actuellement ces deux tumeurs se sont considérablement rétractées, les ganglions ont à peu près disparu et l'état général est redevenu excellent.

Trois cas de cancer en cuirasse sont très remarquables et font l'objet des observations 80, 81 et 311. En effet, ces trois cas, dont le plus récent (le n° 311) est traité depuis le 18 février 1905, le n° 81 depuis le 7 janvier 1902 et le n° 80 depuis le 4 octobre 1901, ont démontré très nettement aux collègues qui ont pu examiner ces trois malades simultanément, le processus de régression que subit le cancer en cuirasse sous l'influence du traitement. Dans le cas n° 311, la malade présentait une récidive en cuirasse du côté droit et une tumeur du sein gauche, avec un grand nombre de noyaux cancéreux disséminés sur toute la surface du corps, notamment dans le cuir chevelu. Cette malade est atteinte en outre d'une affection de l'estomac qui l'expose à vomir fréquemment. Actuellement, il est facile de constater que la plupart des noyaux cutanés, notamment au niveau du thorax, se sont affaissés et ont pris, comme je l'ai déjà décrit, une teinte jaunâtre et feuille morte. L'ulcération cancéreuse centrale, qui avait l'étendue de deux pièces de 5 francs, a été grattée à la curette et recouverte de greffes de Thiersch; les greffes ont pris et actuellement elles présentent un aspect tout à fait normal.

La malade de l'observation 81 portait un cancer en cuirasse du sein gauche, et fut atteinte à la suite d'une interruption de traitement d'un cancer du sein droit avec beaucoup de ganglions et de noyaux cutanés disséminés. Le sein droit fut enlevé le 1er mars 1904 et la malade repartit chez elle le 21 mars 1904, après une vaccination intensive.

Elle n'a pas été traitée depuis cette époque; il s'est produit une telle régression de la plaque de cancer en cuirasse, que les noyaux cutanés ont à peu près entièrement disparu et ont repris la teinte de la peau saine. Le 22 novembre 1905, l'affection pouvait être considérée comme étant en voie de régression. Ce cas est très remarquable parce qu'il prouve que l'effet de la vaccination anti-néoplasique peut durer très longtemps après l'interruption du traitement dans les cas où l'immunisation a atteint un degré suffisant.

La malade de l'observation 80 est traitée depuis le 4 octobre 1901; c'est le premier cas de cancer en cuirasse soumis à mon traitement. Cette malade, après une amélioration sensible, cessa de venir à la clinique et se présenta le premier décembre 1904 avec une lésion beaucoup plus étendue et un noyau cancéreux cutané assez volumineux entre les deux omoplates. Le sein gauche devint le siège d'une énorme tumeur diffuse. Actuellement, le noyau cutané dorsal, qui a été partiellement détruit par une injection interstitielle, a complètement disparu et il ne reste plus aucune trace de l'énorme plaque en cuirasse. La peau, à part une pigmentation accidentelle, d'origine métallique, a repris sa souplesse et sa teinte normales; la tumeur du sein gauche, qui est redevenue souple, s'est réduite à une induration siégeant sous le mamelon, et il est impossible de se douter que la malade ait été dans un état aussi grave.

Parmi les 18 opérations incomplètes que j'ai mentionnées, je dois citer particulièrement trois cas de cancer de l'ovaire généralisés au péritoine, les observations n°s 75, 159 et 252, qui remontent, la première au 3 novembre 1903, la seconde au 14 mars 1904 et la troisième au 27 octobre 1904. L'examen microscopique a démontré dans les trois cas qu'il s'agissait de lésions très malignes; dans l'observation 252, il a été laissé sur la vessie une plaque cancéreuse considérable, et sur tout l'intestin grêle une cinquantaine de noyaux saillants atteignant pour quelques-uns le volume d'une noisette. L'ascite ne s'est reproduite dans aucun de ces cas, l'état général et local sont satisfaisants.

Parmi les cas de cancer du sein, je citerai plusieurs opérations où j'ai dû laisser dans la profondeur de l'aisselle un noyau cancéreux assez considérable, infiltrant la gaine vasculo-nerveuse; l'état général de ces malades est demeuré excellent et il n'y a aucune trace de généralisation.

La question du traitement du cancer a donc fait un grand pas depuis ma première communication à l'Académie de Médecine le 24 décembre 1901, sur le micrococcus neoformans.

Il est incontestable aujourd'hui qu'il est possible d'entraver dans un certain nombre de cas, par la vaccination anti-néoplasique, l'évolution des tumeurs malignes, et d'obtenir des résultats favorables chez des malades considérés comme incurables dans l'état actuel de la science.

L'action immunisante des vaccins préparés avec les cultures sélectionnées du micrococcus neoformans est d'autant plus accentuée que la résistance vitale du sujet est plus considérable.

Il est donc vraisemblable qu'il serait possible dès aujourd'hui de réaliser, chez des sujets encore sains, une vaccination efficace et durable contre les néoplasies malignes.

SÉANCE DU 25 AVRIL

Présidence : MM. Mauperrin Santos et A. de Bókay

Séparation, au point de vue physiologique et thérapeutique, des différentes radiations produites dans les tubes Crookes, et étude physiologique et thérapeutique des radiations émises par les corps radio-actifs et de leurs émanations.

Par M. V. Balthazard, Paris (v. page 1).

La thérapeutique locale dans les maladies infectieuses

Par M. A. Charrin, Paris (v. page 13).

Traitement du cancer

Par M. Alfred Exner, Vienne (v. page 43).

The behaviour in the body of certain organic and inorganic phosphorus compounds

Par M. F. W. Tunnicliffe, Londres.

Phosphorus was discovered in 1669 by Brandt of Hamburg amongst the products formed by the distillation of the residue obtained by the evaporation of urine. It was not, however, until a century later that Gahn showed that it was a constituent of bones. Shortly after this phosphorus and its compounds began to attract the attention of physicians and physiologists and to become of therapeutic interest. In the first instance, probably on account of its attractive physico-chemical properties, great virtues, in many cases unwarranted as mystical, were attributed to it. In modern therapeutics, however, while the activity of the element itself and the physiological importance of certain of its combinations remain firmly established, yet nevertheless exact studies concerning the assimilation of different phosphorus compounds in the human body are few. Oddly enough, this seems especially true of the human child, a subject a priori most likely to give interesting results in this connexion on account of the relationship of phosphorus to growth metabolism. The universal presence of phosphorus in the tissues and tissue elements of the organism and in its natural food, as also the difficulty of separating the phosphorus chemically from certain proteids without entirely destroying them, make it almost certain that phosphorus has an essential importance for the life of the cell and for the bio-chemical processes going on within it.

Phosphorus [1], as taken, exists in one or other of two forms which may be termed inorganic and organic. The inorganic phosphorus compounds, of wich the official calcium phosphate $Ca_3(PO_4)_2$ may serve as a type, contain their phosphorus directly attached to a metallic ion. The phosphoric acid in these compounds can be demonstrated chemically by means of molybdic acid. Substances of this class have long been given as medicinal agents and have earned upon clinical grounds a reputation of exerting a nervine tonic action and of acting as adjuvants to growth, especially of bone, which latter substance consists largely of calcium phosphate.

The other form in which we meet with phosphorus dietetically and therapeutically is in so-called organic combination. These organic compounds of phosphorus are, from a chemical standpoint, in many instances very complex and may be regarded as being built up on the type of phosphoric acid, by the replacement of its hydrogen atoms by complex organic radicles, which latter have also in certain instances their hydrogen atoms likewise replaced by other organic radicles. The most notable instance of such a substance is lecithin which may be regarded as derived from phosphoric acid and glycerine, first of all by the esterification of one of the hydroxyl groups of the latter and the subsequent replacement of the two remaining hydroxyls of the glycerine by two stearyl radicles, and the combination of the resulting di-stearo-glycero-phosphoric acid with the base cholin. This substance lecithin and its congeners cephaline and protagon form essential constituents of the nervous system and are so immediately concerned in its functional activity as to give rise to the dictum that without phosphorus there can be no thought.

To pass from the nervous system to the other tissue cells we find organic phosphorus compounds present as nucleins and nucleo-albumins, especially in such organs as the muscles, the thymus gland, the thyroid gland, the liver, the kidneys, and the spleen. The phosphoric acid rest as it exists in these organic

---

[1] The term phosphorus throughout this paper refers to phosphorus in combination and not to the element.

combinations cannot be demonstrated by the molybdic acid reaction and must, moreover, be regarded as being directly attached not to a metallic ion but to an organic radicle. Our ordinary food contains phosphorus in both organic and inorganic form; recently, however, a number of substances which may be regarded as partly foods and partly medicines, consisting of more or less complicated organic phosphorus compounds, have found extensive therapeutic use and seem to be gradually replacing the older inorganic phosphates.

The hystory of this subject is of sufficient interest to justify us in entering into it somewhat in detail. As early as 1875 Brücke [1] drew attention to the nutritional importance of egg yelk (lecithin). Some 20 years later this subject was taken up by Danilewsky [2], whose researches may be regarded as forming essentially the foundation of the modern therapeutic use of lecithin. According to this observer lecithin even in the most minute doses exerted an extraordinarily favourable influence upon nutrition. Its effect in this regard must belong to the class of action known as catalytic or similar to that of a ferment. The experiments, however, made on animals by Sorono were not entirely confirmatory of the work of Danilewsky. According to Sorono [3] lecithin was not absorbed as such but was split up by the action of a ferment in the digestive tract. After lecithin attention was next directed to the glycero-phosphates, mainly because phosphorus was contained in lecithin in the form of a glycero-phosphate and it was thought that by the supply of a glycero-phosphate to the organism its lecithin loss could be covered. Bulow [4] and Pasquales [5] showed that the glycero-phosphates of the food as those from the organism itself were decomposed in the body and excreted in the urine as phosphoric acid.

Pasquales after feeding with glycero-phosphoric acid demonstrated considerable quantities of this substance in the blood and expressed the view that its action was due to the nascent phosphoric acid developed from it. The observations

[1] Brücke: Vorlesungen über Physiologie, 1875.
[2] Comptes Rendus de l'Académie des Sciences, Dec. 30th, 1895, and July 10th, 1896.
[3] Archives Italiennes de Biologie, 1897, vol. XXVII, p. 349.
[4] Pflüger's Archiv, 1871, vol. VII.
[5] Annales de Chimie et de Pharmacie, 1834, vol. XX.

of Robin [1] upon the excretion of phosphorus compounds in neurasthenia and the experiments of Samson [2] (who showed that the phosphorus balance could be increased by the administration of the glycero-phosphates) led to the extensive use of these substances as nervine tonics and stimulants.

The next class of organic phosphorus compounds to receive attention on account of their possible therapeutic value were those substances in which the phosphorus was in combination with proteids. Numerous bodies of this class have been investigated, the chief one being perhaps casein. Most observers seem agreed that the phosphorus of these compounds is absorbed practically in its entirety. The results with nuclein, however, seem contradictory [3]; some workers finding that the administration of this substance in the food causes a retention of phosphorus and nitrogen in the body in the same proportion as these elements existed in the introduced nuclein, others [4] that nuclein and its derivatives stimulate proteid katabolism, causing an increase in the excretion of P_2O_5 at the cost of the organic phosphorus compounds in the body. Before leaving the history of this question I should mention the work of Iljin [5] upon the beneficial influence of organic phosphorus upon the assimilation and retention of nitrogen. This effect of organic phosphorus compounds may now be regarded as established.

Almost simultaneously with the researches above described upon the therapeutic value of organic phosphorus considerable work was being done from a more purely physiologico-chemical standpoint in order to elucidate the question of phosphorus metabolism and to what extent, if at all, the body was capable of building up from simple inorganic phosphates those complicated organic phosphorus compounds which admittedly played so important a part in essential bio-chemical processes. It is not germane to the present work to enter

[1] Robin: Bull. de l'Académie de Médecine, 1894.
[2] Comptes Rendus de la Société de Biologie, 1896.
[3] Louis: Sitzungsberichte der Gesellschaft zur Beförderung der Naturwissenschaft, Marburg, 1900. Jacob und Bergell, Zeitschrift für Klinische Medizin, vol. XXXVI, 1898. Kellar, Zeitschrift für physikalische und diätetische Therapie, vol. IV, p. 606.
[4] Malcolm and Milroy, Journal of Physiology, 1899.
[5] British, 1901, n° 26, p. 1113.

into these researches in detail and I shall merely enumerate the views, mainly three, which have, so to speak, crystallised out from them. Hammarsten [1] regards phosphorus and nitrogen excretion and retention as having a fixed quantitative relationship approximately as 1 is to 8. Other later workers have failed to corroborate this and the view now held is that these two substances can be retained in, or excreted by, the body quite independently of each other. Röhmann [2] and his pupils maintain that the organism cannot utilise inorganic phosphates for the purpose of building up complicated organic phosphorus compounds. Ehrström [3] from his exhaustive researches concludes that this dictum cannot be regarded as established and that the behaviour of the inorganic phosphates when administered in the food is at present not clearly known.

A subject nearly allied to the above question and one forming the most essential matter of this paper — the relative value as sources of phosphorus to the organism and as influencing the assimilation of nitrogen of phosphorus in organic and inorganic combination — has not received much attention at the hands of pharmacologists. Vosgien and Ceroline [4], working on animals, found that inorganic phosphates were absorbed from the alimentary canal and influenced nutrition at least to the same extent as the glycerophosphates. The only comparative experiment made on the human subject of wich I am aware is that of Keller [5]. This observer made a complete phosphorus metabolism experiment in two children, aged a few months, one sickly and one healthy. The only nourishment in the case of the sick child was human milk and the only nourishment in the case of the healthy child was cow's milk. To each child's milk Keller added for an equal period an equal quantity of sodium phosphate and found in the case of both children that during the sodium phosphate period more phosphorus was retained in the body than could be accounted by the organic phosphorus of the food. From his researches Keller infers that at least one half of the phosphorus retained in the body was derived from the sodium phosphate. Some compara-

<hr>

[1] Bachmann : *Zeitschrift für physikalische und diätetische Therapie*, vol. VIII.
[2] Röhmann : *Berliner Klinische Wochenschrift*, 1898.
[3] Ehrström : *Skandinavisches Archiv für Physiologie*, vol. XIV.
[4] *Comptes Rendus de la Société de Biologie*, 1899, p. 776.
[5] Keller : *Archiv für Kinderheilkunde*, 1900, vol. XXIX, p. 54.

tive experiments which he intended to carry out on the same
children, and in which both an organic phosphorus compound
and sodium phosphate were to be added for equal periods
of time to the respective milks, unfortunately broke down, so
that no control was really established and no comparison between the action of an organic and an inorganic phosphorus compound is obtainable from these observations. Moreover, the
experiments as such are not convincing, one of the children
at least being in a condition of «phosphorus hunger»—i. e., having a large negative phosphorus balance at the time the sodium phosphate was added to the milk. This experimental error
is, indeed, pointed out by Keller himself who, having these
observations of his own and the others quoted by us before
him, sums up the question of the relative value of organic
and inorganic phosphorus in the following words: «The main
question remains unanswered—viz., whether organic phosphorus so far as concerns its assimilation by a retention in the body
achieves more than the ordinary phosphates».

Having in view this state of the subject the observations
which follow were planned, their object being to help in the elu-
cidation of the following questions: (1) Whether in the healthy
human child it is possible by increasing the phosphorus of the
diet to increase the amount of phosphorus retained in the body; (2)
to compare the value as sources of phosphorus to the body of an
inorganic and organic phosphorus compound; and (3) to observe
the effect of an inorganic and an organic phosphorus compound
upon proteid assimilation.

The organic phosphorus compound used for these experiments was a compound of glycero-phosphoric acid and pure casein,
a substance known as sanatogen (¹). This substance was chosen
as containing two varieties of organic phosphorus—viz., that contained in the glycero-phosphoric acid and that contained in the
casein; when giving this substance we were at once administe-
ring a proteid phosphorus compound in a state of purity and sodium glycero-phosphate or what may be regarded as an organic
phosphorus lecithin rest. This compound is further quite free
from inorganic phosphorus and hence in using it we were quite
sure that the extra phosphorus supplied in the diet was all of the

---

(¹) König: *Die menschlichen Nahrungs- und Genussmittel*, 4th edition, vol. II., p. 222.

organic variety. Another reason which influenced me in choosing sanatogen as our type of an organic phosphorus compound was the recognised clinical value of this substance in cases of malnutrition, which heretofore has been attributed entirely to the proteid moiety of the substance and the ease with which it is absorbed. The literature upon this subject is so ample that space does not allow individual mention of it. It was probably for similar reasons that Keller worked with the same substance, regarding it as a typical example of an organic phosphorus compound.

Sanatogen in our hands gave upon analysis 13.14 per cent. of nitrogen and 1.32 per cent. of phosphorus. Figures closely approximating to those given by König [1].

The substance chosen as a type of an inorganic phosphorus compound was the calcium phosphate of the B. P., which contains 20 per cent. of phosphorus. The inorganic phosphorus compound used by Keller was phosphate of sodium.

The subject of these researches were two children, a boy aged two years, and a girl, aged two years and ten months; they will subsequently be referred to as A and B. They were quite healthy, well fed, and looked after before they became the subjects of these observations. This fact is to be noted as in neither child was there any question of »phosphorus hunger«. They were kept under observation for some time before the actual experiment began and their life was uniformly regulated and supervised by a lady trained in the conduct of metabolic experiments. The total nitrogen and phosphorus was estimated in all ingesta and egesta and in no case were so-called average figures taken. No attempt was made to discriminate between organic and inorganic phosphorus in the food or ejecta, nor for the same reason were the bases K, Na, Ca, or Mg estimated. The experimental periods were arranged, the urine and faeces correspondingly were separated and collected and the diet arrangements were conducted in an exactly similar manner to that described in former metabolic experiments [2]. The methods of chemical analysis were also identical with those used in the former experiments. We have again to thank the Aylesbury Dairy Company for supplying us with pas-

---

[1] Loc. cit. vol II. p. 25.
[2] I should like to express my indebtedness to my friend, Dr. Otto Rosenheim, for much help in this research.

teurising milk in large quantities from the same churn and with preservative free butter of uniform composition.

In the case of each child the nitrogen-metabolism table is given along with the phosphorus one. The work of previous observers quoted by König had adequately demonstrated the complete and rapid absorption of the proteid moiety of the sodium glycero-phosphate of casein and any prolonged discussion of this subject is unnecessary; nevertheless, the influence of an organic phosphorus compound upon the assimilation of the total proteid of the diet has never been studied in the case of the human child and is obviously of interest. It is for the purpose of demonstrating this influence that the nitrogen metabolism of both children is given in full. Table I shows the percentage composition of the foods consumed.

TABLE I

Food	Nitrogen per cent.	Phosphorus per cent.
Meat (1)	3.22	0.15
Meat (2)	3.66	0.12
Meat (3)	3.02	0.10
Bread	1.35	0.08
Milk	0.58	0.10
Butter	0.10	
Apple compote	0.07	0.03
Sanatogen	13.14	1.32
Calcium Phosp. (Ca^3(PO$_4$)$_2$)		20.0

For the sake of clearness we shall treat each child separately.

Observation 1: Child A. The child was a boy, aged two years, and weighed at the beginning of the experiment 11.683 kilogrammes. He remained in good health during the experiment and took the following food daily: meat, 30 grammes; milk, 500 cubic centimetres; butter, 30 grammes; bread, 175 grammes; apple compote, 30 grammes; water, 100 cubic centimetres; and coffee, 10 grammes. It occasionally happened that he did not consume the whole of this food; his leavings of each article were weighed and deducted from the above amount and a corresponding allowance was made by calculation in constructing the nitrogen and phosphorus diurnal tables. The child's nitrogenous metabolism was under observation for 11 days; of these, two were devoted to the fore period in which the child had the above diet only. The next six days composed the organic phosphorus period in which in addition to the above diet 20 grammes of sanatogen (1) were consumed per diem. The remaining three days formed the so-called after period but were also utilised for

---

(1) Sanatogen was given in two doses of about two teaspoonfuls each.

the purpose of investigating the influence of an inorganic phosphorus compound—viz.: $Ca_3(PO_4)_2$ upon nitrogenous metabolism the diet thus differing during this period from that during the fore period in that to it was added per diem one gramme of calcium phosphate. In the case of this child the phosphorus metabolism during this last period was not worked out.

Table II gives the results of this observation.

TABLE II

| Period | Days of experiment | Nitrogen metabolism | | | | | | | | Phosphorus metabolism | | | | | Body weight in kilogrammes |
| | | Urine | | Faeces | | | Nitrogen of food (grammes) | Balance | Nitrogen assimilation (per cent) | Grammes of phosphorus in | | | Balance in grammes | Phosphorus assimilation (per cent) | |
		Quantity in c.c.	Nitrogen (grammes)	Moist (grammes)	Dry (grammes)	Nitrogen (grammes)				Urine	Faeces	Food			
Fore period { 1		217	3.9	71.1	17.5	1.1	3.71	—	—	0.21	0.26	0.68	—	—	11.6
2		50	0.55	48.5	8.7	0.47	6.04	—	—	0.0	0.10	0.51	—	—	11.6
Total	8 days	[illegible]	4.01	114.0	[illegible]	1.07	13.01	2.6	—	[illegible]	0.36	1.34	0.76	—	—
Average	1 day	[illegible]	1.01	57.0	13.0	0.98	3.05	2.71	83.53	0.13	0.18	0.19	0.38	73.91	—
Organic Phosphorus Period { 3		200	3.94	43.5	12.0	0.6	8.82	—	—	0.24	0.13	0.97	—	—	11.6
4		195	3.31	43.0	12.0	0.60	8.84	—	—	0.19	0.12	0.97	—	—	11.6
5		60	1.12	30.3	10.5	1.21	8.82	—	—	0.09	0.33	0.97	—	—	11.7
6		250	5.58	40.0	4.0	0.68	8.79	—	—	0.41	0.34	0.98	—	—	11.8
7		200	4.59	38.0	4.0	0.54	8.79	—	—	0.33	0.16	0.98	—	—	11.8
8		25	6.05	48.5	13.1	0.81	8.10	—	—	0.77	0.21	0.90	—	—	11.9
Total	9 days	[illegible]	23.62	291.5	[illegible]	4.72	52.8	4.40	90.97	1.63	1.53	3.76	2.93	—	—
Average	1 day	[illegible]	3.93	40.1	1.3	0.78	8.80	2.00	—	0.27	0.30	0.60	0.49	78.78	—
After Period { 9		197	6.04	42.8	13.2	1.31	8.37	—	—	—	—	—	—	—	11.5
10		100	5.48	30.0	0.0	0.60	5.17	—	—	—	—	—	—	—	11.9
11		230	3.80	41.0	20.0	0.72	8.13	—	—	—	—	—	—	—	11.9
Total	3 days	5.00	40.15	116.8	34.2	2.63	17.37	2.10	—	—	—	—	—	—	—
Average	1 day	—	—	37.0	11.4	0.88	3.76	0.42	84.72	—	—	—	—	—	—

Referring to Table II we purpose classifying our remarks under the following headings.

Nitrogenous metabolism.—During the fore period the daily quantity of nitrogen taken in the food was 3.05 grammes; of this quantity 0.98 grammes was not assimilated, being lost with the faeces, corresponding to 16.47 per cent. From this it follows that the assimilation of nitrogen during the fore period amounted to 83.53 per cent. From our earlier observations upon nitrogenous assimilation in children we should regard this as being an average figure. The daily amount of nitrogen excreted with the urine was 2.21 grammes and if we subtract this from the total amount assimilated we obtain the figure 2.75 grammes, which represents the nitrogen balance or that amount of nitrogen actually retained in the body. The body-weight during the fore period remained constant.

If we adopt precisely the same reasoning and referring to the same table, turn our attention to the figures of the organic phosphorus or sanatogen period we find that the percentage of nitrogen assimilated increased to 93.07 per cent., or to the extent of nearly 10 per cent., and that the nitrogen balance also increased from 2.75 grammes to 4.08 grammes and that also the body weight underwent an average augmentation of 50 grammes per diem. Adopting, for the third time the same reasoning and applying it to the after period in which the child's diet was the same as that consumed during the fore period except that he received 0.2 gramme of phosphorus per diem in the form of calcium phosphates, we find that the nitrogen assimilation went back to 84.77 per cent, and the nitrogen balance to 1.48 grammes, or approximately to the amounts obtained during the fore period. Before drawing the conclusions from this observation we will consider the phosphorus metabolism results.

Phosphorus metabolism. — The daily amount of phosphorus in the food during the fore period was 0.69 gramme. Of this 0.18 gramme was lost, being voided with the faeces; consequently 0.51 gramme was assimilated, amounting to 73.91 per cent. of the total phosphorus in the food. Of the 0.51 gramme assimilated 0.13 gramme was excreted in the urine; thus 0.38 gramme was retained in the body and constituted the phosphorus balance.

If we adopt this method of calculation and apply it to the second or organic phosphorus period, we find that the phosphorus in the food has been increased to the extent of 0.27 gramme per diem by the addition of 20 grammes of sanatogen to the diet. The total amount of phosphorus consumed per diem during this period thus amounts to 0.96 gramme. The phosphorus contained in the faeces corresponding to this period has increased to 0.20 gramme, or to the extent of 2 centigrammes. The amount of phosphorus assimilated has also increased to 78.76 per cent. Of the 0.76 gramme of phosphorus daily assimilated during this period 0.27 gramme was excreted daily in the urine, thus leaving 0.49 gramme as the phosphorus balance. We can before leaving them look at these figures in another light. From these it appears that by increasing the phosphorus in the diet to the extent of 0.27 gramme, we only increase the phosphorus in the faeces to the extent of 0.02 gramme, or, in other words, 93 per cent of the phosphorus added to the diet in the form of sanatogen was assimilated. The analytical figures given above justify the following conclusions from the observations made on child A.

1. *Nitrogenous metabolism.* — The addition of an inorganic phosphorus compound was followed by a very considerable increase in the assimilation of the protein constituents of the diet. The addition to the diet of a inorganic phosphorus compound calcium phosphate, had no favourable influence upon the amount of the protein food assimilated.

2. *Phosphorus metabolism.* — The analytical figures obtained in this connexion confirmed the results of earlier observers in that they show that phosphorus metabolism runs a course quite independently of nitrogenous metabolism and that no fixed proportion exists between the retention or excretion of these two elements. The figures further show that by the administration of an organic phosphorus compound, such as Sanatogen, we can increase both the amount of phosphorus retained in the body and also the proportion of the phosphorus of the diet assimilated, in other words, that this substance is both a source of phosphorus to the body and also exerts a favourable influence upon the assimilation of the other phosphorus constituents of the diet.

Observation 2 : Child B. — The subject of this observation was a healthy girl, aged two years and ten months and weighing 13.4 kilogrammes. She remained in good health during the experiment. The observation was carried on concurrently with that on child A and under similar conditions. The diet for this child was the same as for child A except that instead of 175 grammes of bread per diem 200 grammes were given. The diet was well taken. In the case of this child the period of observations was much longer as both the phosphorus and nitrogen metabolism were observed for 12 days. These days were divided into a fore period of three days, an organic phosphorus or sanatogen period of six days, and an inorganic phosphorus period of three days, which latter period served also, as far as the nitrogenous metabolism was concerned, as an after period. In the case of this child we were able to observe and compare the action of an organic and an inorganic phosphorus compound not only as in child A upon the nitrogenous metabolism but also upon the phosphorus metabolism itself.

Table III gives the figures obtained in this observation. In reviewing them we shall not enter into such detail as in the former instance but shall treat them in the same order.

TABLE III

Period	Days of experiment	Nitrogen metabolism								Phosphorus metabolism					Body weight in kilogrammes
		Urine		Faeces			Nitrogen of food (grammes)	Nitrogen balance	Nitrogen assimilation (per cent)	Grammes of phosphorus in			Balance in grammes	Phosphorus assimilation (per cent)	
		Quantity (c.c.)	Nitrogen (grammes)	Moist (grammes)	Dry (grammes)	Nitrogen (grammes)				Urine	Faeces	Food			
Fore period	1	340	3.71	30.5	10.5	0.31	6.85	—	—	0.32	0.11	0.73	—	—	13.4
	2	298	5.49	77.5	21.5	1.28	6.58	—	—	0.31	0.22	0.73	—	—	—
	3	253	2.47	21.0	8.4	0.51	6.55	—	—	0.31	0.11	0.73	—	—	13.4
Total average	3 days	808	9.98	185.0	40.0	2.36	19.79	—	—	0.91	0.44	2.10	—	79.13	0.050
	1 day	268	3.23	42.0	13.5	0.72	6.53	2.36	88.51	0.31	0.15	0.73	—	—	0.017
Organic phosphorus period	4	291	4.32	58.0	15.6	0.90	9.10	—	—	0.23	0.22	0.99	—	—	13.45
	5	293	7.41	89.5	11.5	0.70	9.10	—	—	0.31	0.01	0.99	—	—	11.45
	6	331	6.02	—	—	—	9.16	—	—	0.57	—	0.99	—	—	13.60
	7	308	9.03	85.3	20.5	1.9	9.13	—	—	0.37	0.37	0.98	—	—	13.65
	8	208	4.37	—	—	—	9.13	—	—	0.36	—	0.98	—	—	13.65
	9	323	6.17	62.5	16.3	1.27	9.13	—	—	0.34	0.20	0.98	—	—	13.80
Total average	6 days	1884	48.24	248.0	64.1	4.36	54.87	22.27	—	2.55	0.71	5.04	2.63	—	0.350
	1 day	347	4.70	44.3	10.7	0.72	9.14	3.72	92.06	0.43	0.12	0.99	0.44	67.93	0.000
Calcium phosphate period	10	204	2.41	34.0	13.0	0.57	5.80	—	—	0.24	0.15	0.87	—	—	13.8
	11	227	3.22	61.5	16.5	1.05	5.82	—	—	0.26	0.25	0.87	—	—	13.8
	12	196	3.22	35.5	12.5	0.76	5.80	—	—	0.22	0.21	0.87	—	—	3.9
Total average	3 days	613	7.26	131.0	42.0	1.27	17.40	7.27	—	0.83	0.71	2.61	—	—	0.000
	1 day	204	2.62	23.5	14.0	0.76	5.8	2.42	86.96	0.28	0.24	0.87	0.35	72.41	0.011

Nitrogenous metabolism. — In the fore period the proportion of the nitrogenous food assimilated was 88.51 per cent, during this period an average increase of weight of approximately 20 grammes per diem took place. If we now turn our attention to the sanatogen period we find that not only is the amount of nitrogen retained in the body increased but that the administration of this form of phosphorus was followed by an increase in the percentage of the nitrogenous food assimilated. In the third period, in which the organic phosphorus corresponding approximately to the sanatogen was replaced by calcium phosphate, the nitrogen balance fell to practically the fore period level and the percentage of nitrogenous food assimilated fell slightly below its fore period level. Hence the conclusions which we can draw concerning the influence of an organic and an inorganic phosphorus compound upon nitrogenous metabolism are the same in this child as in child A.

Phosphorus metabolism. — During the fore period, which lasted for three days, the total amount of phosphorus in the food was 0.73 gramme per diem; of this 0.15 gramme was lost, being voided with the faeces, and consequently 0.58 gramme was assimilated or approximately 79 per cent. of the total phosphorus ingested. During the organic phosphorus period the phosphorus in the food was increased to 0.89 gramme per diem, 0.26 gramme of this being derived from the 20 grammes of sanatogen given. Of this 0.89 gramme only 0.12 gramme appeared in the faeces. The daily amount assimilated was therefore 0.87 gramme, or approximately 88 per cent. of the total phosphorus ingested. From these figures it can be inferred that the whole of the phosphorus added to the diet in the form of sodium glycero-phosphate of casein was absorbed and that this substance also exerted a favourable influence upon the assimilation of the other phosphorus constituents of the food. The three days following the sanatogen period were occupied by watching the effect upon the child's phosphorus metabolism of the addition of one gramme of calcium phosphate per diem to the diet. By this means the total phosphorus of the food was increased as compared with the fore period from 0.73 grammes to 0.87 gramme per diem. Of this 0.87 gramme 0.24 gramme was lost, being excreted in the faeces; in other words, during the inorganic phosphate period with a less total amount of phosphorus in the food than during the organic phosphorus period, nearly double the amount of phosphorus appeared in the faeces. The result of this was that only 72.4 per cent. of the total phosphorus of the food was assimilated during this period, or 15 per cent. below the organic phosphorus period and 7 per cent. below the fore period.

The most striking result of the observation of the phosphorus metabolism of child B is the almost complete assimilation of the phosphorus of an organic phosphorus compound and the almost complete non assimilation of an inorganic phosphorus compound. This result clearly confirms the work of Robmann and his pupils and militates against that of Ehrström and Keller.

General conclusions. — 1. In the healthy child the addition of an organic phosphorus compound to the diet is followed by an increase in the amount of phosphorus assimilated by and retained in the body. 2. The addition of an organic phosphorus compound to the diet of children increases the amount of the nitrogen of the food assimilated. 3. The addition of calcium phosphate to the food did not increase the amount of phosphorus as-

similated or retained by the child, nor did this compound exert
any favourable influence upon the assimilation of the nitrogen of
the food. 4. The phosphorus contained in the sodium glycero-
phosphate of casein (sanatogen) is practically entirely assimilated
by the body.

Causes and cure of cancer and some of the causes of failure in treating malignant growths by X-rays and electric currents

Par M. Robert Reyburn, Washington.

It may be advisable before entering upon the description of
the causes of failure in treating these growths to briefly refer to
the causes of cancer.

The first and probably the most powerful predisposing cause
of cancer is senility, or old age, of the tissues and organs of the
body. An apparently formidable objection will be at once made
to the above statement by citing the well-known fact that cancer
is found in young persons, and is sometimes (though rarely) con-
genital. Whilst this is perfectly true yet it should be remembered
that senility is only a comparative term. Any persons are practically as old in their tissues at twenty or thirty years of age as
others are at sixty. The real test of old age is not the number of
years the person has lived, but the retrograde metamorphosis
and degradation which has taken place in the various parts of
the body.

When we see the arcus senilis in the eye of a patient, or
note that he is suffering from fatty, calcareous, arterio-sclerotic
or other forms of degeneration of the organs of the body, we at
once know that this person practically belongs to the class of the
aged, and this important fact must always be borne in mind in
the treatment of such a patient. This same degeneration of the
tissues is often inherited, and this is probably the reason why
the offspring of syphilitics, tuberculous patients and drunkards
often suffer from cancer at an early age. These children, there is
every reason to believe, do not inherit the cancer neoplasm as
such, but the resisting power of their tissues is so lessened as to
form a suitable soil for its growth and propagation.

The vast majority, then, of cases of cancer occur in persons
whose tissues are undergoing degeneration either from advancing
age or senile changes. In women about the time of the menopause
and in men of a similar age, when the duties and labors of life

begin to seem to be a heavier burden than they were in youth, this
disease becomes more prevalent.

Cancer *per se* is not a disease which prevails extensively in
hot climates. Especially is it comparatively rare among those
races inhabiting hot climates who live almost entirely or wholly
upon vegetable foods. It is comparatively rare in tropical countries.
In Borneo it is unknown. Dr. A. R. Dahlgetty says that he has
never seen a case of malignant disease of the mamma in a native of
Hindoostan. He wonders whether the constant presence of malaria
in these countries has anything to do with it. He also calls attention to the want of pressure upon the breasts of the Hindoo
women by their thin and light clothing, and in the second place
to their habit of suckling their children until the breasts are
literally sucked dry. Such a gland would appear less likely to
undergo perverted action than a gland arrested while its function
is still in force.

The inhabitants of certain parts of China, Burmah and India
suffer comparatively little from cancer, and in certain localities
in these countries it is very rare. What is the cause of this comparative exemption? The facts would seem certainly to warrant
the assertion that a diet of vegetable food is inimical to the
development of cancer.

The second predisposing cause of cancer that we would
mention is the habitual use of the various forms of alcohol as
an article of diet. No one can deny the enormous amount of evil
that is done to the individual who partakes of it, and also to
the community as a whole from the use of alcohol as an into-
xicant. But there is a more insidious and more dangerous effect
upon the tissues of the body from smaller quantities of alcoholic
drinks (when taken regularly) than is generally recognized. The
dilute forms of alcohol enter into the blood and thence circulate
through every tissue and organ of the body.

What is the effect of this? The alcohol, by powerful affinity
for the water of the tissues, dehydrates and prematurely hardens
them; not only this, but alcohol is a retarder of waste in the
body. In other words, it diminishes the metamorphosis of tissue,
it hinders the separation from the tissues of the body of those
effete and waste products which should be eliminated. These used
up and waste matters are retained in the body, and tissue harde-
ning and degeneration of organs are the results. If we may use
the simile, the fuel is already for a spark to kindle it, and if we

have a local irritation, an injury or necrosis of the living tissue,
a malignant or other neoplasm may result.

The above remarks do not apply to the drunkard; we all
know what his fate will be. Many persons live daily under the
influence of and die from the effects of alcoholic drinks who are
never suspected during their lives (except by their physicians) to
have used them. The daily use at meals of the various «bitters,»
&c., is essentially nothing more than a thinly disguised tippling
under the form of medication, and produces dire effects in the
course of time, especially when at same time little or no bodily
exercise is taken.

The third and most predisposing cause of all we believe
to be the consumption of too much meat and nitrogenized food.
If we consider the uses of meat as an article of diet, we will
speedily see that it is taken to supply the waste of the muscles
and other nitrogenous tissue of the body. In persons leading
inactive lives the consumption of bodily tissue is at a minimum,
and hence they need very little meat or nitrogenous food. If these
same persons are habitual consumers of alcoholic drinks, even
in small quantities, their power of assimilating meat is still further decreased.

In fact, as persons advance toward the close of life their
needs for food, and especially for nitrogenous parts of it, are
lessened, and the amount of food given to such persons should
be diminished.

Sir Henry Thompson, who is now past 82, says that in old
age we ought to diminish the amount of food taken; he further
says that half of our ills in old age are due to overfeeding. He
also advises and has practiced in his own person the total giving up in later years of the use of alcoholic drinks (Jour. Amer.
Med. Association, November 23, 1901, p. 1402). In persons who
consume large amounts of nitrogenous food, and even when they
are habitually users of alcohol, the frequency of cancer is greatly
diminished when their avocations require from to take a great
deal of exercise, or when they perform hard manual labor. In
forty-nine years of continuous practice we have seen very few
cases of cancer (with the exception of lip or tobacco cancer) occurring among men who labor in the open air. The reason, no
doubt, is that the waste materials produced in the body are burnt
up by hard manual exercise.

Whatever theory we may adopt as to the causation of cancer,

there are two facts in history that seem to be now generally
admitted. The first of these is that it is probably always local
in its early stages, and the second is that its origin is due to
an injury or local irritation of the part affected.

Finally the writer wishes to summarize by giving the following facts, which seem to him to express the history of the causation of cancer:

First. Cancer is a disease of senility or decay of the tissues,
or at least occurs at the time when the retrograde metamorphosis
of the tissues is taking place.

2d. Cancer is comparatively rare in hot climates, and especially where the diet of inhabitants is composed chiefly of rice,
or other starchy foods.

3d. Cancer is very prevalent at the present time where animal food is largely consumed; the number of cases of cancer
has been found to increase in proportion to the increase in the
consumption of nitrogenous or animal foods.

4th. The theory of Dr. Gaylord that cancer is caused by a
protozoon or animal micro-organism seems to be disproved by
later investigations, and the probability is that cancer is simply
erring epithelium which has taken an abnormal growth and development.

For further proof of this, see article published in *Journal
Medical Research*, Boston, April, 1902.

The most potent cause of the failure of our treatment of
cancer is the neglect of the patient to apply to the physician for
treatment, until the disease has become so far advanced as to
render the case hopeless.

How often do women from mistaken feelings of delicacy hide
from their physicians the growth in the breast, or the sanious or
bloody discharge from the uterus, which are the warnings of the
danger to the health and life of the patient.

Believing as we do, that cancer is simply an error of cell
development depending upon the retention of waste matter in the
system, the treatment of cases of cancer may be divided into two
classes, namely; the preventive and curative.

The preventive treatment of cancer has been largely ignored
by medical men, and yet if the above views of the causes of cancer are correct, it is of overwhelming importance.

Cases of cancer then should be diagnosed and treated at
the earliest possible moment. The diet should consist of the va-

rious forms of digestible and unstimulating vegetable foods. Alcohol, as a food, should be entirely eliminated, and meats and other nitrogenous foods should be reduced to a minimum amount.

Careful attention should be given to the regular action of the bowels, which should take place at least once each day. The urinary secretion should be examined and proper means adopted to correct any disorder or diseased condition of the kidneys.

To epitomize the treatment of cases of cancer, it should simply be the effort of physicians to endeavour to bring their cancerous patients into the highest condition of personal health and excellence of hygiene.

It is perfectly astonishing and lamentable to see the apparent helplessness of most of the members of our profession, when confronted with cases of cancer.

No attempt is generally made by physicians to treat these cases by medication, or to improve their hygiene, and the whole armamentum medicorum used seems to be confined to the knife, X-Rays, or some form of electricity.

Valuable as these agents are in the treatment of cases of cancer, yet it is the firm belief of the writer, that our success in these cases would be far greater, if we would conjoin with them appropriate medical treatment.

Each case is a study in itself and must be studied individually and treated accordingly.

Les eaux thermales de Gerez dans le traitement des cirrhoses du foie

Par M. AUGUSTO SANTOS JUNIOR, Porto

Si les monnaies trouvées dans les fouilles récentes effectuées pour le captage des eaux thermales et la construction des nouveaux thermes prouvent que les sources étaient déjà connues des Romains et utilisées aux XIII⁰, XIV⁰, XV⁰ siècles, les premiers documents écrits sur l'histoire clinique et hydrologique de Gerez ont paru seulement en 1726.

Aux connaissances médicales et à l'ignorance absolue sur la nature des eaux thermales à cette époque, encore longtemps dominantes, correspondent des pratiques thermales tout à fait entachées d'empirisme et surtout d'interprétations disparates.

Les faits thérapeutiques se dégagent cependant des monographies à travers leur terminologie compliquée.

Dans les écrits, parus depuis cette époque jusqu'à 1875, on a préconisé les bains surtout pour les rhumatismes, les conséquences des fractures, d'entorses et de traumatismes, les affections nerveuses, et les eaux en bains et en boisson pour les malades hypochondriaques, les affections digestives, les maladies du foie.

La renommée des thermes grandit toujours de pair avec l'affluence de personnes de toutes les classes jusqu'à la période de nos guerres civiles pour l'implantation du régime constitutionnel. Avec ces luttes les moines disparaissent, la clientèle aisée et l'aristocratie abandonnent presque les thermes; leur clientèle se limite alors aux gens des alentours et à quelques rares malades de régions éloignées.

La réputation de la cure dans les affections hépatiques était déjà solide et a survécu à cette période de déchéance, de telle sorte qu'elle a attiré à Gerez, en 1875, le dr. José d'Andrade Gramaxo, éminent professeur à l'Ecole de Médecine d'Oporto, pour y chercher à se soulager de sa désespérante calculose biliaire. Il s'est guéri de ses souffrances pour lesquelles d'autres moyens s'étaient montrés impuissants; avec une nombreuse clientèle à Oporto et revenant à toutes les époques pour faire sa cure pendant longtemps, il se constitue avec sa grande autorité le directeur de la clientèle gérézienne. Dans cette situation, il confirme la spécialisation thérapeutique des eaux dans les affections hépatiques et leurs multiples conséquences.

Quelques années auparavant un autre médecin, des plus illustres de son temps, le dr. José Pinto Rebello de Carvalho, réfugié à Gerez en 1828 à cause des luttes civiles et revenu en 1835 et 1836 afin de prendre les bains pour ses rhumatismes, confirme la balnéation pour les maladies rhumatismales et pour les névroses.

Ici commence une nouvelle période de prospérité; si alors on n'a pas relaté les faits cliniques observés, une vraie légion de malades, parmi eux des médecins, accourus de tous les points du pays, des colonies et du Brésil, se sont chargés de divulguer par leurs récits les vertus de la cure thermale.

C'est alors que commence la phase vraiment scientifique de l'hydrologie et de la médecine thermales de Gerez. L'attention des chimistes et des médecins est attirée vers l'étude chimique de ses eaux et vers l'observation des effets sur les malades traités à la source.

Déjà le célèbre naturaliste et professeur allemand Link qui a fait des explorations botaniques dans la région gérézienne, dans son livre *Voyage en Portugal depuis 1797 jusqu'à 1799* (traduit de l'allemand, Paris, 1803, 2 volumes), avait reconnu l'existence du gaz sulfhydrique dans une des sources; le dr. Rebello de Carvalho dans sa *Notícia topográphica do Gerez e das suas aguas thermaes* (Porto, 1818) les considère semblables à l'eau distillée avec une petite quantité de silice.

Le vicomte de Villa Maior (*Analyse das aguas mineraes do Gerez*, Lisboa, 1857) fait la première analyse quantitative, y trouve aussi de la silice (0gr,0653 par litre), du bicarbonate de soude (0gr,0316), etc., et détermine la cote saline totale (0gr,1282).

En 1865, le dr. Agostinho Vicente Lourenço leur donne 0gr,2675 de principes fixes et note des silicates et chlorures alcalins, des sels calcaires et magnésiens en petite quantité.

En 1881, M. N. Nepomuceno trouve à la même source (Bica) un résidu total de 0gr,2425 par litre, de la lithine à l'examen spectral de ce résidu, et la classifie «Eau minérale alcaline, carbonatée et siliceuse».

En 1885, on fait deux analyses quantitatives complètes; l'une, due à Emilio Dias, n'a pas déterminé le quantum de fluor; l'autre de A. Sousa Reis, chimiste à l'Institut industriel de Porto, a dosé cet élément.

Aussitôt après, un autre érudit, professeur de l'Ecole de Médecine d'Oporto, fait des études de médecine thermale aux sources, études consignées dans ses deux notables mémoires *Gerez thermal* (1888), et *Guia thermal do Gerez* (1891); cette dernière publication est en même temps un recueil de faits d'observation clinique et un travail d'interprétation de l'action physiologique et thérapeutique des eaux. Il y trace les effets ordinaires de la cure sur les fonctions digestives, les urines, le volume du ventre, etc., dont voici le résumé:

Effets calmants ou régularisateurs sur l'innervation et toniques sur les fonctions motrices de l'estomac; stimulation de l'appétit et amélioration de la digestion, sauf quelques crises.

À de rares exceptions, le malade ne garde pas la régularité du ventre; le nombre et la consistance des selles sont très variables allant parfois jusqu'à une vraie et intense irritation gastro-intestinale, avec du malaise, fièvre, coliques, ténesme, hémorrhagies rectales — une vraie pathologie thermale (sic); quels que soient leur nombre et leur consistance, les selles ont une couleur jaune spéciale plus ou moins chargée; elles se conservent en général molles, même après quelques jours de non défécation. Les urines sont troubles, dans les premiers jours l'émission urique est exagérée; mais dans le cours de la cure elles s'éclaircissent et deviennent limpides. L'embonpoint se réduit surtout au ventre, le poids descend à 2 kilogr. en moyenne, la respiration est plus libre, la marche plus facile, la circulation se régularise.

En face de ces effets, l'auteur cherche à déterminer les processus morbides sur lesquels la médication thermale a prise.

Il considère le Gerez «un tonique du foie» et, en faisant des perversions fonctionnelles de l'organe le centre pathogénique de la bradytrophie, il systématise la thérapeutique gérézienne.

Ses vues sont confirmées par les faits chaque jour plus nombreux de la clinique thermale. Parmi les indications thérapeutiques l'auteur fait mention des cirrhoses du foie dans leurs formes et degrés variés, et se rapporte à des cas de cette maladie guéris et améliorés à Gerez, mais il n'en a pas donné la description.

Ricardo Jorge publia encore dans le journal *Medicina Contemporanea*, en 1890, un autre travail de clinique thermale de Gerez — *Estudos sobre a lithiase biliar*.

Sous son patronage, des expériences ont été faites avec les fluorures alcalins au laboratoire et à l'hôpital sur des malades atteints d'ictère et d'engorgements hépatiques; en face de l'efficacité de ces composés le dr. Ricardo Jorge considère le fluor contenu dans les eaux comme la caractéristique hydrologique prédominante.

Ayant en 1892 quitté le Gerez, il abandonna aussi ses études hydrologiques.

En 1895, le dr. Alberto d'Aguiar, chimiste et médecin, vient à Gerez recueillir des observations et faire des analyses urologiques sur des malades recrutés dans ma clinique thermale pour sa thèse de concours à la chaire de professeur à l'Ecole de Médecine d'Oporto. Dans ce précieux travail *A cellula hepatica e a crase urinaria* (1896) où sont étudiés les éléments urologiques avec des faits nouveaux, comme indicateurs sûrs du fonctionnement de la cellule hépatique et de ses altérations et par suite dominants pour la prognose et le traitement des maladies du foie, l'auteur relate trois cas de cirrhose biliaire traités à Gerez (1 du type Hanot et un autre de cirrhose palustre).

L'auteur (op. cit., p. 83) a fait sur lui-même des expériences afin d'élucider l'action intime des eaux. Voici le résumé des données urologiques sous l'influence des eaux thermales prises à la source.

S. T. Soufre total	S. N. Soufre neutre	S. N. S. T.	Azote de l'urée	Coefficient d'oxydation	Périodes d'analyse
101	84	0,129	100	0,936	4 jours avant le départ pour Gerez
111	93	0,158	143	0,959	2e jour de séjour à Gerez
108	58	0,104	100	0,931	10e jour de régime de cure
135	142	0,200	172	0,943	2e jour de boisson 140 gr. pro die
124	119	0,181	142	0,940	4e jour de boisson 200 à 300 gr.

Ces expériences semblent démontrer l'action excitante sur le foie, par l'accroissement, absolu et relatif, du soufre neutre qui peut atteindre le double de la normale. La nutrition est accélérée, donnant lieu à une excrétion plus forte du soufre total, de l'urée et d'autres éléments moins intéressants.

Ces faits révèlent l'excitation que les eaux provoquent dans le foie, et qui semble plus évidente sur la fonction biliaire.

Il a aussi fait des investigations de pigments dans les selles pendant l'usage de l'eau. Il n'y a pas trouvé de pigments biliaires normaux, *mais d'abondante urobiline.*

Dans un nouveau travail *Caldas do Gerez — Aguas e Thermas* (1901), je cherche à séparer des effets propres et exclusifs des eaux thermales, les crises entéro-coliques (véritables infections intestinales comprises par le dr. Ricardo Jorge parmi les effets de la cure) survenues a certaines périodes de la saison sur un grand nombre de malades et qui se sont extrêmement atténuées dès 1898 après des travaux de captage et de protection, tant aux sources thermales, qu'aux fontaines publiques.

Les analyses bactériologiques et chimiques des eaux potables et thermales exécutées et mentionnées dans sa thèse de baccalauréat de médecine — *Subsidios para o estudo das aguas thermaes e potaveis do Gerez* (1903) — par le dr. Fernando Santos, ont confirmé le bien fondé de ces soupçons, en venant démontrer qu'à la disparition des crises intenses à de certaines périodes, particulièrement après les pluies abondantes, correspondait la pureté chimique et bactériologique des eaux.

Cette cause d'erreur écartée, le cadre des effets ordinaires de la cure sur les voies digestives et le volume abdominal dressé par le dr. Ricardo Jorge répond aux faits actuels. Il y a encore quelques crises diarrhéiques imputables à l'action thermale, mais surtout dans des malades de grande irritabilité intestinale, ou dans les névrasthéniques excitables. Parfois surviennent des coliques intestinales, du ténesme, de la diarrhée simultanément dans un certain nombre d'individus; mais ces faits se manifestent aussi dans des personnes non soumises à la cure, ou aux époques de grandes chaleurs ou dans d'autres conditions, et ne sont pas imputables à l'usage de l'eau thermale.

Les effets ordinaires de la cure prouvent que la circulation portale et hépatique est activée et avec elle les fonctions hépatiques, l'absorption au niveau de l'intestin, la déplétion urinaire; il est logique de conclure à une action thérapeutique notable sur le foie; c'est ce que montre l'histoire clinique du Gerez, déjà si riche en bénéfices pour les malades, mais pas en rapports éloquents des faits minutieusement observés et transcrits.

Remplir cette lacune, quoique dans des proportions infimes et modestes, c'est justifier cette communication.

Une autre raison plaide, en faveur de la nécessité de rapporter à bref délai des cas de clinique thermale dans tous leurs menus détails.

Dans les divers travaux cités on trouve déjà les indications générales et spéciales de la cure thermale. Mais cela n'est pas suffisant pour que les médecins, en face d'un malade, puissent choisir la station appropriée à son cas spécial; il leur faut connaître les faits cliniques à fond. Il faut aussi spécialiser, non seulement les maladies propres à la cure, mais encore les circonstances de forme, de durée, de gravité propres à conseiller la cure dans chaque cas particulier.

D'un autre côté, en face de la constitution chimique d'une eau thermale on peut presque toujours faire ses indications thérapeutiques. Ce n'est pas le cas du Gerez. Avec sa composition spéciale, qui n'a pas, qu'on le sache, de semblable ailleurs, tant dans le pays qu'à l'étranger, elle forme un type unique, duquel on ne peut déduire les vertus curatives. C'est à la clinique de démontrer ses spécialisations dans les moindres détails et circonstances morbides.

Les observations cliniques présentées ne sont pas complètes; il faut noter cependant qu'en Portugal l'exercice de la clinique hydrologique n'est pas encore entré dans une voie convenable de la part de la clientèle, tant à Gerez, comme et plus peut-être, dans d'autres stations hydrologiques du pays; les malades pour la plupart ne se soumettent pas encore de bon gré à l'observation du médecin hydrologiste, ils ne font exécuter que très imparfaitement les investigations de laboratoire aujourd'hui jugées si importantes tant pour le diagnostic, que pour les indications et la marche de la cure; ils ne se soumettent pas enfin

à des observations convenablement rapprochées du médecin,
afin que celui-ci puisse juger des effets obtenus, de la marche
à suivre, de la durée de la cure, etc.

Les recherches et les analyses de laboratoire se sont créées
de jour en jour une place plus importante à côté de l'interroga-
toire et des autres moyens classiques d'enquête et d'exploration
cliniques; elles sont devenues surtout d'une importance capitale,
dominante, dans les maladies du foie. Ces faits ont imposé la
création à Gerez d'un laboratoire avec des installations et du
personnel à la hauteur d'une exécution soigneuse de toutes les
analyses cliniques, même les plus complètes.

Un laboratoire fonctionne dans ces conditions auprès des
thermes, depuis 1902; sa direction a été confiée à M. le dr.
Fernando Santos, médecin et chimiste. Cette installation, unique
dans son genre parmi les stations hydrologiques du pays, a déjà
aidé profitablement à la clinique thermale; mais pour les raisons
ci-dessus signalées, elle n'y a pas encore pris la place importante
qui lui appartient.

SITUATION, CLIMAT.

Au nord du Portugal, province de Minho, dans une profonde et étroite vallée, de direction descendant du N. N. E. au
S. S. O., au versant sud-ouest des montagnes de Gerez, sur la
rive gauche d'un torrent, à 449 m. d'altitude, se trouve la station
thermale, le petit village *Caldas do Gerez*.

On y accède par une belle route de 45 km. qui commence
à la ville de Braga (station de chemin de fer, embranchement
de la ligne de Minho).

Le climat est tempéré, mais irrégulier, sous-alpin; exception-
nellement la température monte parfois à l'été, au milieu du jour,
jusqu'à 32°- 33° centigr.; en mai, fin septembre et octobre, les
jours sont parfois très frais. L'ombre projetée par les montagnes
à l'est et à l'ouest pendant les premières heures du matin et le
soir permet alors d'agréables promenades à l'ombre.

La saison va du 1er mai au milieu d'octobre.

LES EAUX THERMALES

Elles jaillissent d'un grand nombre de sources au bas d'une
muraille de granit porphyroïde; leur température est variable;

leur débit total dans les 24 heures est à peu près de 180.000 litres,
les plus importantes sont, après le dernier captage (1898):

Sources	Débit litres	Température
Forte	70.000 à 80.000	47° à 48° C.
Contra forte	30.000 à 33.000	
Aguas novas	12.000 à 18.000	43° à 44°
Bica	24.000 à 34.000	42° à 44°

Il y a des variations dans des limites restreintes, dues certainement à la pression et au degré thermique des eaux infiltrées
à l'intérieur de la roche thermalifère et à des conditions diverses
d'observation. Les autres sont de moindre débit et température.

Les eaux thermales sont limpides, sans goût ni odeur; seulement les trois sources les plus chaudes ont un faible goût et
une odeur sulfhydriques.

Elles déposent des couches épaisses constituées par des
algues (¹) et des concrétions minérales, les unes blanches (silice,
carbonates, etc.), les autres de couleur violacée (fluorine, silice).

La source Bica alimente seule la buvette; les autres, les
nouvelles thermes, baties en 1898 et 1899, avec 2 salles pour les
douches, 34 cabinets pour les bains, etc.; il y a, en outre, des
installations pour les indigents. Les résultats de l'analyse de la
source Bica, par A. Sousa Reis, sont:

Densité	1,000624
Gaz { Oxygène	15,731
{ Azote	11,189
Résidu sec	0gr,2765
Silice	0,0821
Acide carbonique	0,0002
» sulfurique	0,0150
Chlore	0,0137
Fluor	0,0103
Soude	0,0987
Potasse	0,0073
Chaux	0,0045
Lithine	0,0008
Magnésie	0,0004
Alumine et oxyde de fer	0,0001
Total	0,3038

(¹) Le biólogo algueólogo Rebouças y a trouvé la Lyngbistrix thermalis.

Combinaisons hypothétiques

Silice	0,0616
Silicate de sodium	0,0422
Fluorure „	0,0228
Sulfate „	0,0278
Chlorure „	0,0227
Bicarbonate „	0,0875
„ de potassium	0,0142
„ „ calcium	0,0125
„ „ lithium	0,0031
„ „ magnésium	0,0015
Oxyde de fer et alumine	0,0001
Total	0,2960

L'analyse qualitative de toutes les autres sources a dénoncé l'existence des mêmes éléments.

En 1902, le dr. Fernando Santos a, dans ses recherches sur les eaux thermales et potables, obtenu les suivants et intéressants résultats:

Sources	Sulfuration par litre en sulfure de sod.	Alcalinité par litre en Na_2CO_3
Forte	0,00323	0,10447
Contra forte	0,00292	0,10368
Aguas horas	0,00289	—
Bica	0,00000	0,09945

Il a trouvé encore des vestiges d'acide azotique et d'acide borique, les réactions de l'acide phosphorique, outre les éléments déjà connus.

Les eaux sont donc: hyperthermales, hyposalines, carbonatées sodiques, silicieuses ou silicatées, fluorurées.

Les trois sources les plus chaudes sont, de plus, faiblement sulfhydriques.

En face de leur analyse bactériologique faite au laboratoire bactéréologique de l'Hôpital de Bomfim à Porto en 1903, on les a classées, selon la table de Miquel, comme *très pures; pas de bactéries liquéfacientes, ni coli, ni typhique.*

EAUX POTABLES

Les eaux potables, de source, sont limpides, transparentes, de goût agréable; voici leurs caractères chimiques:

Sources	Degré hydrotimétrique	Résidu solide sec à 150°	Perte de poids du résidu solide par la calcination	Substances minérales fixes	Matière organique en		Azote			Chlorures en NaCl
					Oxygène employé pour la brûler	Acide oxalique que id. id.	ammoniacal	Nitrique	azoteux	
	°	gr.	gr.	gr.	gr.	gr.				gr.
Des thermes	[illegible]	[illegible]	[illegible]	[illegible]	[illegible]	[illegible]	o	traces très légères	o	[illegible]
Fontaine publique	[illegible]	[illegible]	[illegible]	[illegible]	[illegible]	[illegible]	o	[illegible]	o	[illegible]
Hôtel do Parque ...	[illegible]	[illegible]	[illegible]	[illegible]	[illegible]	[illegible]	o	[illegible]	o	[illegible]
» Ribeiro ...	[illegible]	[illegible]	[illegible]	[illegible]	[illegible]	[illegible]	o	traces très légères	o	[illegible]
» Araujo ...	[illegible]	[illegible]	[illegible]	[illegible]	[illegible]	[illegible]	o	[illegible]	o	[illegible]
» Universal ...	[illegible]	[illegible]	[illegible]	[illegible]	[illegible]	[illegible]	o	traces très légères	o	[illegible]
» Central ...	[illegible]	[illegible]	[illegible]	[illegible]	[illegible]	[illegible]	o	[illegible]	o	[illegible]
» Anselmo ...	[illegible]	[illegible]	[illegible]	[illegible]	[illegible]	[illegible]	o	[illegible]	o	[illegible]
» Mata	[illegible]	[illegible]	[illegible]	[illegible]	[illegible]	[illegible]	o	traces très légères	o	[illegible]

Elles sont bactériologiquement très pures; pas de bactéries liquéfaciantes, ni coli, ni typhique.

Le lieu est salubre. La population permanente ne va pas au delà de 300 personnes; mais pendant la saison leur nombre y monte à plus de 3000, pour la plupart malades.

Le régime général des hôtels est la table d'hôte; mais les malades qui se soignent convenablement peuvent y avoir l'alimentation prescrite (1).

DISCUSSION

M. DELÉAGE: Je crois qu'il ne faut pas demander aux cures thermales plus qu'elles ne peuvent donner, et cela est surtout vrai pour les maladies du foie. Que certaines cures thermales, à Vichy, à Gerez, donnent d'excellents résultats, opèrent des guérisons dans les congestions hépatiques, dans les cirrhoses au début, même lorsqu'il y a une ascite légère, cela est indiscutable et affirmé par de nombreux cas que j'ai observés. Mais il n'y a pas de cure thermale efficace contre les cirrhoses un peu avancées alors que le foie est le siège de lésions profondes, atrophiques ou scléreuses, et surtout lorsqu'existe une ascite abondante. J'ai toujours vu l'ascite augmenter, et il ne peut en être autrement, étant donné que dans ces cas l'ascite reconnaît comme cause des lésions profondes du foie, des compressions veineuses et un obstacle à la circulation de la veine porte. La première indication dans ces cas est l'évacuation du liquide par la ponction de l'abdomen pour diminuer la compression veineuse par le liquide. On ne peut intervenir médicalement et d'une façon efficace qu'après cela.

M. PONTE et SOUZA dit à M. Déléage que l'effet des eaux de Gerez est attribué parmi nous à la présence du fluor, élément dont ces eaux sont riches.

(1) L'extrême longueur des observations cliniques accompagnant cette communication a rendu impossible leur publication.

Sur la radioactivité des sources hydro-médicinales azotées espagnoles

Par M. José Muñoz del Castillo, Madrid.

Les sources azotées peuvent se caractériser de la manière suivante: elles sont oligo-métalliques; elles renferment très peu d'oxygène dissous et libre en comparaison avec le nitrogène; et leur efficacité dans les maladies de l'appareil respiratoire est considérée comme hors de doute.

Nous qui avons, à l'heure présente, étudié presque toutes les eaux minérales d'Espagne qui appartiennent à ce groupe, nous estimons qu'il manque dans la définition antérieure une circonstance très importante: celle que les eaux dont il est question sont radioactives.

La comparaison des renseignements contenus dans le tableau ci-joint permet d'établir à quel point il n'est pas exagéré de qualifier de très importante la présence de l'émanation dans ces sources.

Elles possèdent, en effet, excepté celles d'Urberuaga de Ubilla, des quantités d'azote dissous qui varient de 15 à 21 centimètres cubes par litre d'eau, et comme c'est ce que contiennent généralement les eaux potables, on ne peut attribuer à ce nitrogène aucune efficacité spéciale thérapeutique. Selon la température et la pression atmosphérique, le liquide, au moment d'émerger, dégagera ou absorbera un peu d'azote au contact de l'air, mais toujours en très petite quantité.

Au contraire, au moment où l'eau chargée du gaz émanation jaillira, comme ce gaz n'est pas contenu dans l'atmosphère, il s'y dégagera très rapidement; de la même manière qu'une boisson chargée d'acide carbonique, quand elle est mise en contact avec l'air, y lance violemment l'anhydride qu'elle contient en excès.

Les inhalations dans les établissements balnéaires des sources azotées sont donc, en toute rigueur, d'émanation radioactive et non d'azote.

En général, ces sources dégagent également des mélanges gazeux dans lesquels le nitrogène domine d'une manière absolue. Mais remarquons que leur spécialisation thérapeutique ne dépend nullement de ce fait, comme cela est du reste naturel; car, sauf l'exception évidente des eaux d'Aliseda et, à un degré moindre, celle d'Urberuaga, les dites quantités d'azote sont insuffisantes pour modifier d'une façon un peu appréciable la composition de l'air atmosphérique.

Noms des établissements, des sources et des villages	Altitude en mètres	Tempé- rature en deg. cent.	Résidu par litre en gram.	Gaz dissous par litre en centi- mètres cubes		
				N	O	CO₂
Caldas de Oviedo	75	43	0,248	16,2	2,7	6,0
Fuente Amargosa	360 à 470	21	0,234	17,7	indices	0,4
El Higado		27,5	0,120	20,7	»	0,4
Pantieosa (Los Herpes,	1636	35,5	0,113	16,6	0,16	0,7
fuentes San Agustin	à	30	0,196	15,07	0,15	0,5
de El Estómago	1712	31	0,156	17,7	»	0,3
La Laguna		26	0,154	16,3	»	0,4
San José de La Aliseda	700	19	0,133	19,6	»	26,9
Santa Teresa de Ávila	1173 à 1236	9	0,177	16,8	2,4	24,2
Urbernaga de Ubilla (trois sources)	60	27	0,214	32,13	1,5	11,6

Ce nitrogène spontané peut être plutôt considéré comme un auxiliaire qui accélère le dégagement de l'émanation. C'est à ce même effet que doit concourir l'anhydride carbonique dans les eaux de Caldas de Oviedo.

L'importance qu'on a prétendu attribuer à l'altitude est insoutenable, étant donné que celle-ci varie de 60 à 1712 mètres sans influer sur la spécialisation. On connaît parfaitement les cas dans lesquels sont favorables ou nuisibles les grandes et les petites altitudes. On peut tout au plus tenir compte qu'aux grandes altitudes, qui sont soumises à des pressions atmosphériques moins fortes, le dégagement de l'émanation sera plus rapide; bien que ce fait doive être en rapport avec la quantité d'émanation que contiennent les eaux, au point de vue de l'efficacité thérapeutique.

La température, puisqu'elle varie de 9° à 43°, et l'ionisation des sels dissous, puisqu'elle est du même ordre que celle de beaucoup d'eaux potables, ne justifient pas davantage le succès thérapeutique des sources en question.

Les faits expérimentaux et les remarques qui précèdent permettent donc d'établir provisoirement les conclusions suivantes:

1° L'efficacité, bien démontrée, des eaux naturelles azotées a pour principal facteur la radioactivité. L'ignorance de l'existence des corps actifs et la pauvreté des eaux en minéralisation expliquent que l'on ait, au début, pensé à l'azote comme agent spécial des effets thérapeutiques qu'on ne pouvait attribuer à aucune autre substance.

...azotées d'Espagne

	Gaz spontanés et Nitrogène qu'ils contiennent	Radioactivité
	Non déterminés	Elle la possède
)	Quantité totale indéterminée: le 97.3 p. % est de Nitrogène	Elle la possède
)	Quantité totale indéterminée: le 99.8 p. % est de Nitrogène	Elle la possède
		Elle la possède
)	Quantité totale indéterminée: le 98.6 p. % est de Nitrogène	Elle la possède
)	Quantité totale indéterminée: le 99.8 p. % est de Nitrogène	
		Elle la possède
	20365 litres par jour: le 96 p. % est de Nitrogène	Elle la possède
	Quantité totale indéterminée: tout est Nitrogène	Elle la possède
01.107	litres par jour: le 97 p. % en moyenne, est de Nitrogène	Les trois la possèdent

2° La radioactivation hydrologique du corps qui s'opère simultanément par l'eau absorbée comme boisson, par les inhalations et quelquefois par les bains, met l'organisme dans un état propre à subir les plus grands effets de l'action thérapeutique de la radioactivité et la parfaite collaboration des autres facteurs: azote, ions, température, altitude, etc., qui, dans chaque source et dans chaque cas, influent sur les résultats, dans les limites de la spécialisation.

3° La dénomination de sources azotées pourrait être remplacée par celle de sources essentiellement radioactives, ou, au moins, par celle de sources radio-azotées, si on ne veut pas perdre la tradition taxonomique primitive et si l'on considère opportun de continuer à mentionner que dans ces eaux le nitrogène exclut presque complètement l'oxygène.

Traitement des tumeurs par les agents physiques.
Roentgenthérapie, radiumthérapie, photothérapie, courants de haute fréquence, électrolyse, cataphorèse, air chaud (douche), ozonisation

Par M. Teodoro Gaztelu y Zabarte, Madrid

Les néoplasies sont un des plus grands fléaux de l'humanité; leurs victimes sont presque aussi nombreuses que celles de la tuberculose. Ce seul fait démontre la grande importance qu'ont les travaux sur la pathogénie et le traitement de ces procès morbides. Malgré les progrès de la science et les découvertes du laboratoire, la cause du cancer reste inconnue;

ni la théorie embryogénique de Cohnheim ni celle du désaisissement épithélial par prolifération des cellules conjonctives défendue par Ribbert, ni l'hypothèse parasitaire dans ses diverses
phases (bacille cancéreux de Scherlen, coccidies, d'Adamkiewicz et Pfeifer, blastomycètes de Leopold, *micrococcus neoformans*
de Doyen), ni celle des changes métaboliques, n'ont été confirmées d'une façon suffisante.

Les efforts des hommes de science ont été secondés par
l'action des gouvernements; ainsi en Allemagne on érige un
grand hôpital, à la mémoire du créateur de la pathologie cellulaire, du grand Virchow, et ce superbe établissement sera
presque exclusivement consacré aux malades cancéreux. Des
commissions ont été nommées pour faire des études, pour réunir des données statistiques sur les causes, la pathogénie, la prophylaxie et la thérapeutique des tumeurs malignes. En Espagne nous avons eu une de ces commisions il y a 4 ans, et
bien récemment un éminent gynécologue a proposé la création d'une ligue semblable aux ligues anti-tuberculeuses.

Nous ne savons pas même, d'une manière exacte si le cancer est ou non contagieux. D'ailleurs, le facteur étiologique
d'importance plus unanimement reconnue est l'hérédité, démontrée non seulement par les cas que nous voyons en clinique
tous les jours, mais encore par le fait que dans une contrée
d'Allemagne où les mariages ne se font que parmi les seuls
naturels du pays, on n'a pas enregistré un seul cas de cancer.
Comme il arrive dans toute maladie incurable, on a essayé
d'innombrables traitements, depuis le *noli me tangere* jusqu'à l'extirpation de la partie malade et des tissus sains en contact
avec elle sans autre résultat, la plupart des fois, qu'une amélioration passagère, variable selon la nature de la tumeur, son siège
et extension, et l'état de l'individu (âge, obésité).

Une des plus suggestives orientations modernes de la science
est la thérapeutique physique, aux procédés très variés, mais
pouvant tous se réduire aux transformations de l'énergie électrique. Je vais présenter plusieurs observations de malades
traités par moi et que j'ai en cours de traitement par les
moyens que j'ai signalés dans le titre de ce mémoire.

Roentgenthérapie.— En 1896, un an après la merveilleuse
découverte de Wilhelm Konrad Röntgen, on observa que les
expérimentateurs et les patients souffraient d'un léger érythème et comme on avait l'habitude de traiter les phlegmasies

par la révulsion, on imagina d'employer les rayons Röntgen. Dans ce but, Freund de Vienne fut le premier qui employa ce traitement dans un cas de *acne pilaris*; Schiff et A. Johnson, de Washington, le suivirent dans cette voie, ainsi que Wuemill, de Boston, Swett, Vigouran, Borven, etc. Vers la fin de 1899 la nouvelle méthode sortit du domaine de la dermatologie pour pénétrer dans celui des tumeurs malignes. Le 19 décembre 1899, Magnus Moller et Thor Stenbeck présentèrent à la Société des Médecins de Suède le premier cas de cancer, traité par les rayons Röntgen. Peu après Sequeira présenta à la Société Röntgen de Londres 4 cas d'un d'eux était un cancer de la mamelle, inopérable, guéri par la radiothérapie. Depuis lors, les rayons Röntgen prenaient droit de cité dans la thérapeutique physique comme agents modificateurs et résolutifs, surtout des tumeurs et des maladies de la peau. Mais, comme il arrive avec presque tout remède nouveau, on en a abusé, en l'employant dans toutes les maladies, ce qui fait qu'on se défie de sa valeur. On doit limiter les applications de la Röntgenthérapie pour atteindre plus de perfection dans son emploi et pour éviter les mécomptes. Avec cette sage prudence et l'amélioration progressive des instruments on peut prédire un brillant avenir à cette branche de la thérapeutique physique. On doit restreindre tout d'abord ses indications à certains procès morbides très bien déterminés, sur lesquels son action est indéniable.

On doit signaler deux périodes dans l'histoire de la Röntgenthérapie; la première dans laquelle on ignore quels sont les agents des réactions cutanées et la seconde où l'on sait que ces agents sont les rayons Röntgen eux-mêmes.

Je dois résumer, en peu de mots, les principales idées émises sur la nature des réactions organiques déterminées par les rayons Röntgen. D'abord on compara les lésions de dermite produites par ceux-ci aux brûlures électriques; ces lésions, constituées surtout par des vésicules, surviennent aussi quand on approche les doigts des fils conducteurs, en supprimant en même temps la production des rayons. Ces effets sont donc dus en grande partie aux effluves électriques. On peut les éviter: 1.° en mettant l'ampoule à 25 cm. de la peau; 2.° en empêchant la production de ces effluves. Sans avoir eu besoin de recourir, comme certains auteurs conseillent, aux tubes mous, ou à l'interrupteur de faible fréquence, je n'ai jamais eu aucune complication de cette nature, dans ma pratique de six ans.

La dermite par les rayons Röntgen, selon Beclère, possède 4 degrés : 1.° pigmentation, érythème, taches et chute des poils; 2.° hyperhémie et œdème et, après quelques jours, chute totale des poils, pigmentation plus accentuée et desquamation; 3.° vésiculation; les poils, ne repoussent pas; les bulles éclatent et laissent une surface dénudée qui saigne facilement; 4.° la congestion s'accentue jusqu'à l'ectase; la peau est d'un bleu violet.

Les phénomènes du 1er degré apparaissent au bout de 3 semaines; deux semaines après, ceux du 2°; dix jours après, ceux du 3° et une demi-semaine après, ceux du 4°.

En agissant avec prudence on n'a, au pis aller, que des accidents du premier degré qui disparaissent en peu de jours. C'est donc un moyen inoffensif, bien que ses détracteurs parlent de plusieurs cas de métastases de tumeurs; mais si cette fâcheuse contingence arrive, c'est parce qu'on procède imprudemment en ne tenant pas compte de l'étincelle, de la quantité du courant, de la qualité et quantité des rayons, des localisateurs qu'on possède aujourd'hui. L'idiosyncrasie individuelle a une grande influence dans la production de la radiodermite; parfois, il suffit d'une seule et courte séance, avec toutes les précautions réunies, pour produire les phénomènes du premier degré; mais généralement ceci n'arrive qu'après trois semaines d'applications quotidiennes. Les rayons Röntgen se comportent à cet égard comme les agents pharmacologiques, la tolérance individuelle est très variable.

La radiodermite n'est pas indispensable pour le traitement des néoplasmes, comme la stomatite n'est pas utile pour le traitement de la syphilis; l'une et l'autre sont parfaitement évitables; ce sont de petites souffrances, compensées par un grand bien; Baerman et Linser disent que ces phénomènes ne sont pas primitifs, mais secondaires à une altération des petits vaisseaux superficiels, très sensibles aux rayons X; à l'appui de cela, disent-ils, les lésions sont plus prononcées sur la peau que sur les muqueuses parce que dans celle-là les vaisseaux sont parallèles à la surface et sont plus exposés à l'action nocive des rayons. Heinicke, de Leipzig, a démontré que les effets ne se limitent pas à la peau et aux vaisseaux; en soumettant des chiens, souris, cobayes, etc. aux rayons Röntgen et en les sacrifiant à des intervalles réguliers il a observé que la rate diminue de volume avec pigmentation et disparition des follicules de Malpighi, et que les lymphocytes profondément cachés dans les viscères se détruisent sans qu'on observe des altérations dans les éléments cellulaires de la peau, ce qui prouve une plus grande prédilection envers ces éléments qu'envers les vaisseaux superficiels; chez l'homme sain l'action sur la peau est irritante et modifiante des cellules, à faibles doses, suivant Freund, et destructive à hautes doses.

Dans les néoplasmes, les modifications apparaissent à la périphérie des conglomérats cellulaires pathologiques. Dans le procès nécrobiosique le corps cellulaire maintient la forme, le noyau s'altère le premier et les réactifs donnent lieu à une coloration diffuse générale; au contraire, sous l'influence des rayons Röntgen, la cellule et le noyau perdent leurs formes et la chromatine nucléaire diffuse dans le protoplasma, où elle se condense en blocs semblables à ceux que forme la mucine. Les vaisseaux sont le siège d'une endoartérite oblitérante, mais ce qui apparaît d'abord c'est la dégénérescence épithéliale, parce que, suivant Scholtz, les rayons X ont une plus grande prédilection pour le tissu épithélial. Pour le démontrer, il superposa les oreilles d'un porc sur le dos de l'animal et le soumit aux rayons X; au bout de quelque temps (plus long si le tube est mou), il vit (au microscope) que la réaction plus forte était celle de l'oreille supérieure dans sa partie cutanée, mais moindre dans sa partie musculaire que dans la peau de l'oreille inférieure.

Les résultats produits dans les tissus malades s'observent en coupant des tranches de tumeur aux diverses étapes du traitement: on voit que les cellules épithéliales sont les plus éprouvées, et l'épithélium pathologique plus encore que le normal, sans doute parce que les cellules jeunes ont plus de réceptivité pour les rayons. C'est pour cela que Coley, de New-York, dit que ceux-ci ont un pouvoir inhibitoire sur les tumeurs malignes, surtout sur le sarcome, parce que les cellules rondes sont plus vite altérées. Je n'ai pas constaté ce que dit cet auteur.

L'action thérapeutique des rayons X, suivant Perthes, s'étend jusqu'à une profondeur de 5 cm. et c'est pour cela qu'il faut, dans le cas de tumeurs volumineuses, faire d'abord l'extirpation, en laissant la plaie à découvert pour que l'action des radiations soit plus efficace. La distance à laquelle doit être placé le foyer est le double de l'étendue du plus grand diamètre de la lésion, pour obtenir que les radiations n'influencent que la masse tumorale et non pas la partie saine.

On fera des applications à des intervalles de 4 ou 6 jours, ne dépassant pas 4 à 5 par irradiation. Dans les tumeurs ulcéreuses on emploiera une moindre quantité, plus souvent répétée. Il faut, en général, approcher le foyer dans les petits néoplasmes et l'éloigner dans les larges. Les néoplasmes cutanés non ulcérés en ont besoin d'une grande quantité, on doit donc fractionner les doses en faisant des applications dont l'intensité soit tolérée par l'état des téguments.

Ce facteur est très important, parce que de lui dépendent les réactions, mais la qualité intervient aussi; dans les tumeurs superficielles on n'emploiera pas de rayons pénétrants, ni dans les lésions profondes des rayons superficiels, parce que l'absorption des rayons par la peau décroît de la surface à la profondeur. Le facteur qualité joue un rôle moins important dans les lésions peu profondes. La conséquence pratique de ces considérations est que dans les lésions sous-cutanées on doit employer les rayons plus pénétrants et partant l'ampoule plus dure.

Aujourd'hui on apprécie avec toute exactitude, avec le radiochronomètre et le radiomètre, la quantité et qualité, et en union avec l'épidomètre et le milliampéromètre on peut faire les applications avec toute précision, surtout si l'on y ajoute le localisateur et si l'on isole les parties saines.

La diversité d'action des rayons s'explique par les différentes situations des tumeurs, parce que les rayons qui doivent arriver à la profondeur subissent des transformations et des changements dans leurs propriétés thérapeutiques.

Les tumeurs de nature épithéliale à évolution lente chez les sujets d'environ 40 ans sont les plus modifiables; dans les sujets plus jeunes, bien que les radiations de Röntgen aient plus d'efficacité contre les cellules jeunes, la lutte entre elles et l'agent physique paraît être favorable aux premières. Le même fait a lieu dans les tumeurs qui siègent dans des organes très vasculaires.

OBSERVATIONS

J'exposerai en premier lieu les cas guéris et en voie de guérison.

Obs. I — Début d'épithélioma à la joue gauche datant de 3 mois. Le 7 octobre 1905 le malade présente sur la commissure gauche une ulcération de la grandeur d'une pièce de 5 francs, indolente, aux bords élevés et indurés. Le diagnostic porté par le Dr. Durou était celui d'épithélioma au début. Je fis une séance de 4 H avec des rayons n.° 5, à 8 jours d'intervalle pour les 4 premières séances et après, chaque semaine, de 5 H avec rayons n.° 6; à la 13e séance la lésion a complètement disparu, restant une cicatrice très peu marquée.

Obs. II — B. S., 30 ans, de Madrid. Début d'épithélioma à la joue gauche, datant d'un mois et demi. Le 9 décembre 1905 le malade présentait une ulcération intéressant la joue gauche et la lèvre inférieure; soumis aux inhalations d'ozone pour désinfecter la bouche et aux rayons n ° 6 pendant 11 séances de 4H chacune, il fut déclaré guéri le 29 mars.

Obs. III — Mme N. R., de 58 ans, de Madrid. Epithélioma ulcéré et croûteux au dos du nez et sur la joue gauche. Il a débuté il y a deux ans et demi par une sébacée concrétée sur le dos du nez; huit mois après, ulcération progressive jusqu'au diamètre de 4 millimètres à fond sanieux; peu après, petite croûte sur la joue gauche. Les bords sont légèrement indurés. Les rayons employés sont les n.ᵒˢ 4 et 5. On fait absorber à chaque séance de 3 ou 4H exposant les deux lésions. Au bout de 10 séances la lésion de la joue est tout à fait guérie, celle du nez est plus limitée et la périphérie est moins indurée, mais elle n'est pas encore guérie. Les séances ont été pratiquées chaque 4 ou 5 jours.

Obs. IV — Mme L., 55 ans, Madrid. Epithélioma du nez et de l'angle interne de l'œil. Elle fut opérée par légration, il y a un an et demi, par un distingué rhinologiste; reproduction au bout de 9 mois. Début il y a 4 ans par un petit bourgeon situé à la partie supérieure du dos du nez. Lorsque la malade se présenta chez moi je constatai sur cette région l'existence d'une masse indurée qui s'étendait vers l'angle interne de l'œil avec un nodule dans l'arcade sourcilière gauche. Les lésions ne sont pas adhérentes aux parties profondes. Les voies lacrymales ne semblent pas atteintes. Le 28 novembre 1900 je fais la première application avec rayons n.ᵒ 5 de 20 minutes-8c, 4c, 5H sur toute la lésion, ayant soin de protéger le mieux possible avec un caoutchouc de plomb. Le 2 décembre je fis la 2ᵉ application de 20 minutes, 8c, 2c et 7H. Le 20 décembre je constate une notable amélioration; le nodule a disparu; je fais pendant 20 minutes 11c, 3c, 8H sur toute la lésion. Le 3 janvier la malade est en pleine réaction: la surface traitée est rouge avec de nombreuses croûtes. Le 16 janvier il n'y avait qu'une cicatrice légèrement rose, formée dans la région antérieurement occupée par la tumeur; cette cicatrice est souple, et, à la place du nodule, on constate une légère induration; je fais en cet endroit une application de 15 minutes 12c, 3c, 4H. Le 8 février je puis constater une guérison complète.

Obs. V — P. O. de 61 ans, de la province de Guadalajara. Epithélioma ulcéré de la joue gauche; début il y a un an et demi par une petite croûte qui ne le gênait pas. Voyant sa persistance, il consulta un charlatan qui lui fit des applications qui eurent pour résultat l'agrandissement de la lésion jusqu'au volume d'une noisette et en tombant la croûte il resta un ulcéré.

Il se présenta chez moi le 23 octobre, je lui fis une application de 20 minutes de 8c, 2c et 7H. 20 jours après, il présentait un meilleur aspect, l'infiltration périphérique avait diminué, mais l'ulcération persistait sous la croûte. Je lui fis une nouvelle application de 22 minutes, 9c, 3c et 8H. La 3ᵉ fois que je le vis, le 5 décembre, l'ulcération était plus superficielle et l'induration périphérique avait notablement diminué; je fis la même application qu'à la 2ᵉ séance et à la 4ᵉ, un mois après, l'ulcération était encore plus superficielle, la peau apparaissait desquamée; je fis une application identique aux antérieures. Au mois de février, 4 jours après la 4ᵉ séance, on apprécia une induration périphérique saignante et douloureuse, la peau était dénudée. Frappé de ce fait et ne pouvant me l'expliquer je finis par le décider à m'avouer que le même charlatan auquel il s'était confié au début de sa maladie l'avait nouvellement cautérisé, dans le but, disait-il, d'accélérer la guérison. Il ne se présenta plus dans mon cabinet et je n'ai plus eu de ses nouvelles.

Obs. VI — M. R., de 54 ans, d'Almagro. Epithélioma de la langue. Depuis 2 mois le malade avait remarqué une petite tumeur au bord gauche de la langue qui le gênait pour manger et parler. On le cautérisa avec de l'acide chlorhydrique, mais les souffrances augmentaient et le mal s'étendait au point de l'obliger à se rendre à Madrid. Venu chez moi, je pus constater une ulcération de la moitié gauche de la langue avec perte de tissu et limitation des mouvements, deux ganglions engorgés, l'un mobile et l'autre fixe, celui-ci plus grand, douleurs irradiées à l'oreille gauche et à la tête; mastication pénible; grand ptyalisme. Première séance le 4 mars, 20 minutes, 6H. Le 8, vingt minutes, 5H directement sur la langue. Le 10, quinze minutes, 5H sur la langue, et 8 minutes 7H sur le côté gauche du cou. Le 23, quatrième séance; le malade manifeste qu'il avale mieux et a moins de douleurs à la tête et à l'oreille. Le ganglion engorgé dur s'est amoindri et est un peu mobile. La langue a meilleur aspect et l'ulcération ne s'est pas étendue. L'état général s'est amélioré, mais on ne peut pas encore juger de l'avenir. Il continue le traitement.

Obs. VII — J. M., 74 ans, Logroño. Épithélioma de la langue propagé au cou. Se présenta chez moi il y a 15 jours; la tumeur de la langue était de la grosseur d'une mandarine; l'inflammation de la région cervicale était considérable. Je jugeai que dans ce cas, il serait impossible d'obtenir un résultat, vu l'âge du malade et la rapide croissance de la tumeur (en 2 mois); je fis cette remarque à la famille, mais cédant à ses pressantes instances je fis une application de 10 minutes et 4H sur la tumeur et de 15 minutes 5H sur le cou. Après 4 jours il dit qu'il se trouve mieux, mais la lésion ne s'est modifiée absolument en rien. Je fais une autre application, égale à la première. A la 3e séance j'observe que la tumeur a grossi encore l'empêchant de déglutir et les douleurs ont augmenté. Vu qu'on n'obtenait pas même d'effet palliatif, je dis à la famille qu'il était inutile de continuer le traitement.

Obs. IX — M. R., 53 ans, Huelva. Tumeur de la mamelle avec extirpation radicale faite il y a 1 mois, et de nombreux nodules de reproduction dans la cicatrice et l'aisselle. Le 22 janvier, elle avait des douleurs surtout à la périphérie des nodules, de préférence la nuit. Je lui fis des applications de 15 minutes 4H avec Récalisateur (de la grandeur de 11 cm, et avec disque de 6 cm; du radiochronomètre Benoît) à la 2e séance les douleurs avaient diminué, mais les nodules avaient augmenté de volume. Les séances se répétèrent à 6 jours d'intervalle, toujours dans les mêmes conditions, appréciant à la 9e que les nodules avaient presque entièrement disparu et les douleurs tout à fait. Dans ces tumeurs profondes j'ai l'habitude de faire des applications courtes et peu distancées, avec des disques de pénétration moyenne et suivant cette méthode, je réussis à la 10e séance à la donner pour totalement guérie.

Obs. X — M. S., 42 ans, de Valdepeñas. Sarcome cutané diffus; tumeurs multiples disséminées sur tout le dos et le thorax, le diamètre des tumeurs variait de 5 à 10 cm, formant un relief de 4 mm, environ; couleur brunâtre. Le traitement commença le 3 octobre 1904, finissant en janvier, 7H par tumeur, 5 de Benoît par séance, 14 séances, une chaque 9 jours, guérison complète.

Obs. XII — P. H., 32 ans, Madrid. Cancer du larynx, opéré et récidivé; d'abord amélioration, mais après, nouvelle extension, et cessation du traitement.

Obs. XIII — P. R., 55 ans, Madrid. Cancer de la mamelle opéré et récidivé au bout de 2 mois. Après 10 irradiations sans résultat, on abandonna le traitement.

Obs. XIV — J. C. 61 ans, Salamanque. Cancer ulcéré de la mamelle. Pendant les 4 premières séances, on observa un peu d'amélioration; diminution de l'odeur et de la douleur mais après, la tumeur gagna en extension et profondeur et il fallut suspendre le traitement.

Obs. XV. — M. de 8 ans, de la Havane. Cancer de l'utérus inopérable. A la 5e séance diminution des douleurs, au point de pouvoir se passer de la morphine; à la 11e séance les métrorrhagies avaient disparu, mais la malade mourut peu de temps après.

Radiumthérapie. Le radium fut découvert par les Curie, en décembre 1898, dans le minerai d'argent de Joachimsthal en Bohême. On n'a pu l'extraire à l'état métallique, mais seulement sous forme de sels, bromure, chlorure et sulfate. Dorn découvrit l'émanation du radium. Les activités des sels de radium les plus employés par les médecins sont celles de 10.000, 50.000, 100.000 et 500.000. Le bromure produit plus d'activité, mais, à cause de son très haut prix, on n'en dispose généralement que de petites quantités. Les rayons du radium mesurés au radiochronomètre se comportent comme une ampoule Röntgen très molle, justifiant ainsi la comparaison des sels de radium avec une ampoule Röntgen très petite et très molle. En faisant des applications de radium selon Beclère il faut tenir compte non seulement de la qualité, mais aussi de la quantité des activités. Les sels en solution ou chauffés produisent plus d'activité. Les solutions produisent de la constriction dans les vaisseaux et des réactions diffuses dans toute la tumeur. Dans les tumeurs traitées par le radium solide la localisation de la réaction ne correspond pas exactement à la surface exposée et pendant les premiers jours il n'y a pas de prolifération conjonctive marquée; au contraire, on observe souvent des extravasats sanguins; c'est pour cela qu'on ne peut faire des applications sur les tumeurs érectiles, et, comme les effets n'ont pas lieu en profondeur (équivalence avec les rayons 2 et 3 du radiochronomètre Benoit), son usage doit se limiter aux tumeurs superficielles; je les emploie de préférence dans les tumeurs ulcérées. J'ai appliqué deux fois une eau d'émanation en injection parenchymateuse et je n'ai observé d'autre réaction que la congestion et, au point d'introduction de l'aiguille, la destruction de l'épiderme sans formation d'eschare, avec régénération très lente du tissu. Je n'ai pas constaté la prétendue action profonde des injections parenchymateuses d'eau et de l'émanation.

On peut, dans quelques cas, essayer les applications de longue durée; pour faciliter l'absorption par la peau, je l'humecte bien, et chaque jour j'applique une dose très faible selon la qualité et la

quantité du corps radio-actif; ses effets seront plus ou moins rapides. J'emploie une méthode de durée moyenne avec 2 milli-
grammes de bromure par. L'aspect de la lésion traitée est le meilleur guide pour la répétition ou l'espacement des applications.
Il est évident que les applications diffèrent suivant la nature de
l'affection. Une application d'égale durée n'aura pas les mêmes
effets sur un psoriasis ou sur une tumeur. J'applique directement
les substances radio-actives sur la tumeur. Malgré des applications
de plus d'une heure sur des tumeurs cornées je n'ai pas observé
de radiodermite; il est vrai que ces tumeurs sont très peu sensibles à l'envers des épithéliomas.

Photothérapie. C'est l'application sur une lésion des rayons
chimiques d'un foyer lumineux intense. On se sert du soleil, de
la lampe, de l'arc voltaïque avec des électrodes de fer pour éviter
la production de rayons thermiques, mais mêlé de charbon pour
accélérer la formation, et absorbant les rayons calorifiques produits par un courant d'eau froide qui circule dans l'électrode.
Quelques praticiens font usage d'appareils à courant d'eau froide
placés autour de la tumeur. Sans avoir recours à ce moyen, avec
la lampe Dermo de la maison Sanitas je me suis très bien ar-
rangé. Il convient de comprimer la partie avec la même lampe
pour favoriser la pénétration des rayons chimiques qui est très
faible (1 ½ à 2 cm.), empêchant le passage des pigments sanguins. Parfois il faut recourir à l'adrénaline pour faire l'ischémie
plus parfaite. Il convient aussi de colorer les tissus avec une
teinte différente de celle du sang; pour cela j'emploie l'érythro-
sine ou le bleu de méthylène basique avec de la cocaïne si les
tissus sont très sensibles, pour éviter que les mouvements des
cellules et des cils vibratiles n'empêchent la pénétration des
rayons. Sans recourir aux expériences et aux hypothèses d'hy-
giénistes, physiciens et physico-thérapeutes comme Charpin, d'Arsonval, Odier, Audin, etc., déjà Charcot disait que les effets du
soleil étaient dus à l'action des rayons chimiques. Wichmarck, 30
ans après, fournit des preuves scientifiques à l'appui de cette opinion; en supprimant alternativement les rayons calorifiques et
les chimiques, il démontra que les premiers n'altèrent pas les
téguments, mais les derniers produisent une vive irritation cutanée
même à grande distance. L'èrythème solaire est dû à la partie
ultra-violette du spectre. Se fondant sur cela, Finsen commença
à faire usage des rayons du spectre, en exposant les parties malades directement; mais pour obvier à certains inconvénients, il

imagina un appareil qui devait produire une grande révolution en dermatologie.

Chez plusieurs malades, surtout atteints de diverses variétés de lupus, j'ai eu de bons résultats, mais très lentement, parce que ce traitement, selon l'opinion très fondée de Topta, de Milan (communication au Congrès de Physiothérapie), est indolent, mais très lent; la lenteur de cette méthode est telle que j'ai dû y renoncer dans le traitement des tumeurs.

Courants de haute fréquence. En 1870, d'Arsonval constata que les courants alternatifs à lente période ne provoquaient ni douleur ni contraction musculaire; que les phénomènes augmentaient jusqu'à 2.500 ou 3.000 excitations par 1^s, qu'elles diminuaient jusqu'à 10.000 pour disparaître avec une plus grande fréquence. Bordier, Mouriel et d'Arsonval ont démontré l'inhibition de la sensibilité par la haute fréquence; sur la motilité et les vaso-moteurs les effets sont analogues.

Les courants de haute fréquence, Oudin, Leduc l'ont démontré, augmentent la pression artérielle par l'application d'étincelles sur la peau surtout en descendant le long de la colonne vertébrale.

Ainsi, quand on applique le souffle électrique sur les tumeurs ulcérées il se produit une ischémie locale par contraction des vaisseaux et de la peau; en même temps, il y a stimulation de la cellule et celle-ci non seulement dégénère par faute de suc nutritif, mais encore le dégagement d'ozone fait, par l'action oxydante, que les produits de dégénérescence et les toxines soient plus facilement éliminés et détruits.

La pénétration est inversement proportionnelle à la racine carrée de la fréquence. J'emploie ce traitement comme coadjuvant dans les néoplasmes ulcérés et les angiomes.

Electrolyse. Je mentionne ce procédé parce qu'il est applicable dans de petites télangiectasies, angiomes et myomes utérins. Son application est aujourd'hui très restreinte. Pravaz et Guevard, en 1830, en observant la coagulation du sang par ce moyen, essayèrent ce procédé dans les tumeurs érectiles. Ensuite, Fabre et Beaumé utilisèrent des électrodes inattaquables par le courant; au contraire, en 1890, Gautier proposa l'emploi d'aiguilles facilement altérables, capables de former avec l'acide chlorhydrique de l'organisme un sel chimique défini, dont l'action viendrait s'ajouter à celle de l'électrolyse proprement dite. Quand on désire cautériser, on emploie le pôle négatif (actif) et quand on veut coaguler on agit avec le positif. L'intensité varie dans de très grandes limites. Apostoli a employé jusqu'à 300 milliampères.

L'électrolyse, très vantée par Gautier et M. Boiseau de Rocher dans quelques fistules et abcès anfractueux, produit quelquefois de bons résultats, mais n'a pas d'applications pour les tumeurs.

Cataphorèse. Dans les quelques cas où j'ai eu recours à ce traitement en substitution des injections de quinine recommandées par Lemoine et Jaboulay, je n'ai observé aucun résultat favorable. Je les ai pratiquées avec l'électrode de Cipemberg, en faisant usage des solutions d'arséniate de soude et quinine.

Air chaud. Avec l'appareil Holländer à 300° et encore plus, j'ai fait des applications sur des tumeurs végétantes ulcérées, réussissant a modifier beaucoup le tissu fongueux.

A températures moindres, sur tumeurs ulcérées et sanglantes, j'ai observé aussi de notables modifications (température et percussion mécanique).

Ozonisation. Je signale ce procédé à titre de moyen secondaire; il est utile dans les tumeurs des cavités naturelles, surtout comme désinfectant, par l'action comburante qu'exerce l'oxygène tricondensé sur les produits pathologiques.

CONCLUSIONS

1° — La Röntgenthérapie est indiquée dans les néoplasies inopérables, plutôt comme moyen palliatif, parce qu'il y a peu de cas de guérison; elle s'oppose à la marche progressive de la maladie, diminue la douleur et modifie la sécrétion sanieuse et les hémorrhagies.

2° On doit l'employer dans les néoplasies de préférence à tout autre moyen physique par la profondeur et la rapidité de ses effets. Dans les cas de tumeurs volumineuses ou cavitaires, on doit avoir recours à ce moyen après l'extirpation, parce que le pouvoir de pénétration est seulement de 5 cm.

3° La radiumthérapie sera appliquée dans les cas de tumeurs superficielles, non sanglantes, et surtout dans les néoformations cornées, parce que les émanations radio-actives n'ont qu'un faible pouvoir de pénétration (1 ½ cm. selon Beclère); la radiumthérapie peut substituer les tubes très mous des rayons X (2 et 3 du radiochronomètre de Benoit).

4° La photothérapie doit se limiter, même avec les grands

appareils Finsen, aux tumeurs bien limitées à évolution lente, sans retentissement ganglionnaire; ou lorsque la Röntgenthérapie par idiosyncrasie individuelle n'est pas tolérée, c'est un traitement très long, lent et à effets seulement superficiels, parce que le pouvoir de pénétration des rayons chimiques n'est que de 2 cm., malgré l'ischémie, change de coloration et anesthésie des cellules, etc.

5° Les courants de haute fréquence, surtout le souffle électrique, doivent s'appliquer comme stimulants dans certaines tumeurs ulcérées et atoniques; la percussion inhérente à toute décharge électrique agit comme excitant.

6° L'électrolyse est le moyen d'élection pour les angiomes, anévrysmes et myomes utérins; avec le pôle positif on aura des effets coagulants, et destructeurs avec le négatif.

7° On peut avoir recours, comme moyens accessoires, à l'air chaud, à l'ozonisation et à la cataphorèse; les deux premiers sont très utiles dans les néoplasies cavitaires par leur action antiseptique et modifiante des tissus.

Communications

QUI N'ONT PU ÊTRE PRÉSENTÉES EN SÉANCE

Hypertension et bains carbo-gazeux

Par M. Jean Heitz (Royat)

Le bain carbogazeux est actuellement considéré comme un des procédés les plus efficaces que possède la thérapeutique contre l'hypertension et contre les troubles qui en sont souvent la conséquence. Cependant, il subsiste encore beaucoup de points obscurs dans son mode d'action, particulièrement en ce qui est de l'influence du bain sur l'état du cœur dans l'hypertension, de même que nous manquons encore de renseignements précis au point de vue des indications chez les différentes variétés d'hypertendus, car tous les sujets dont la tension artérielle est au-dessus de la normale ne réagissent pas de la même manière, vis-à-vis de cet agent thérapeutique.

Le but de la présente communication est de rapporter, d'après les observations sur des malades hypertendus que nous avons soumis à la cure carbogazeuse de Royat, les changements opérés dans leur état clinique et particulièrement dans leur état cardio-vasculaire. D'autre part, nous essayerons de dégager d'une façon aussi nette que possible les indications et les contre-indications des bains dans les affections à tendance hypertensive.

Et tout d'abord, nous croyons nécessaire de préciser ce qu'il faut entendre par hypertension. On peut soupçonner, quelquefois affirmer, l'élévation de la tension d'après l'examen clinique seul du pouls et du cœur, mais le seul signe de certitude est donné par l'examen de la circulation au moyen d'un appareil spécial tel que le sphygmomanomètre de Potain, ou le tonomètre de Gärtner.

Tous les auteurs sont d'accord pour considérer comme caractéristique de l'hypertension, la constatation a plusieurs reprises, chez un sujet, d'une pression artérielle d'au moins 18 à l'appareil

Potain. Le chiffre initial de l'hypertension n'est pas fixé d'une manière aussi précise pour le tonomètre de Gärtner, mais nous croyons pouvoir admettre, d'après notre expérience personnelle, que le chiffre de 14 de pression capillaire, mesuré avec ce dernier appareil, correspond à peu près au 18 de celui de Potain.

D'autre part, toutes les variétés d'hypertension ne sont pas justiciables des bains carbogazeux. C'est ainsi que restent en dehors de son action les hypertensions transitoires et paroxystiques, les hypertensions aiguës telles qu'on les voit dans l'éclampsie, dans la colique saturnine, dans la néphrite scarlatineuse. Le bain carbogazeux ne s'applique qu'aux hypertensions chroniques, sinon permanentes chez le malade, au moins habituelles, et constatées à plusieurs reprises dans les conditions normales de la vie.

Nous ne dirons que quelques mots du mécanisme de l'action du bain sur la tension artérielle, ayant abordé déjà ce point dans plusieurs études antérieures (1). Rappelons seulement que cette action dérive toute entière de l'excitation des terminaisons sensitives cutanées, excitation provoquée à la fois par la fraîcheur de la masse liquide et par le dépôt de bulles gazeuses extrêmement fines et nombreuses sur toute la surface du corps. Elle produit, sous cette influence, plus ou moins rapidement selon les sujets, une vaso-dilatation des réseaux cutanés qui se manifeste par une rougeur intense, diffuse, dans toutes les parties immergées du tégument et, simultanément, on peut noter avec le sphygmomanomètre un abaissement de plusieurs centimètres de la pression. En même temps que se produit cette action locale, d'autres actions sont provoquées par voie réflexe dans les parties profondes de l'appareil circulatoire : ralentissement de l'action du cœur, excitation vaso-constrictrice abdominale. Cette dernière réagit tardivement à la vaso-dilatation périphérique et contribue après le bain à relever la pression. Il est habituel, chez les hypertendus, lorsqu'on reprend la pression quelques heures après le bain, de la trouver encore abaissée par rapport au niveau d'avant le bain, et aussi des jours précédents à la même heure.

La répétition des bains et de l'action vaso-dilatatrice de chacun d'eux finit par vaincre la tendance spasmodique des artères périphériques.

---

(1) Jean Hertz. Du mécanisme de l'action des bains carbogazeux sur l'appareil circulatoire (Ann. d'hydrologie, 1909).

Du traitement de l'insuffisance cardiaque par les bains carbogazeux (Presse médicale, 27 mai 1909).

Une expérience très intéressante de François-Franck nous permet de comprendre comment cette action peut se prolonger des semaines et des mois après la fin de la cure. Si l'on provoque chez un animal une action réflexe telle que la contraction de la rate, on voit quelques minutes après la fin de cette contraction l'action réflexe se produire une seconde fois, plus faible, mais spontanément; puis une troisième, et ainsi un nombre considérable de fois, à intervalles de plus en plus éloignés (¹).

D'autre part, on peut constater, à la suite des cures de bains carbogazeux, tout un ensemble de modifications physiologiques qui indiquent une transformation véritable de la vie de l'organisme; telles sont l'augmentation de la diurèse, de l'élimination de l'acide urique, le relèvement du rapport azoturique (²), du coefficient d'oxydation du soufre (³), la leucocytose, la perturbation de l'équilibre leucocytaire en faveur des mononucléaires (⁴). Nul doute qu'un lien n'existe entre ces modifications et le retour du système artériel à une tonicité normale, qu'indiquent bien les instruments et qu'on peut même quelquefois contrôler au doigt, qui montre, bien des mois encore après la cure, les artères radiales plus amples, plus larges sous le doigt.

*

L'abaissement de la pression, chez les hypertendus, doit bien être considéré comme causé par la balnéation, car dans bon nombre de nos observations les bains carbogazeux ont représenté toute la thérapeutique. Certains malades chez lesquels leur action a été le plus nette étaient depuis des mois déjà soumis à un régime alimentaire sévère, et ils n'avaient en rien changé ce régime pendant leur cure. J'avais également pris la précaution d'écarter une cause d'erreur assez fréquente. Il arrive souvent qu'on trouve chez un malade une tension élevée à un premier examen, mais si l'on met ce malade au repos, on voit sa tension s'abaisser peu

---

(¹) François-Franck. Répétition spontanée à longs intervalles des réactions réflexes provoquées une première fois par une excitation sensitivo-sensorielle ou psychique (Soc. de biologie, 20 juin 1903).

(²) Jean Heitz et Morard. Des modifications des rapports urinaires à la suite des cures de bains carbogazeux de Royat (Soc. d'hydrologie de Paris, avril 1905).

(³) Jean Heitz et Morard. Soufre urinaire et bains carbogazeux (Soc. d'hydrologie, janvier 1906).

(⁴) Jean Heitz. Des réactions des éléments figurés du sang à la suite de l'administration de bains carbogazeux (Soc. de biologie, 1906).

à peu. Il s'agissait d'hypertension par surmenage. Vaquez a insisté avec raison sur ces faits [1]. Or, dans de quelques observations, j'ai pu faire reposer le malade plusieurs jours à la station, avant de commencer la cure, et j'avais pu m'assurer que le niveau de la tension restait élevé sans modification notable. D'ailleurs, les malades qui viennent aux eaux ne sont pas habituellement des surmenés. Beaucoup de ceux que j'ai eu à traiter étaient au repos déjà depuis de longs mois.

Enfin, j'ai cherché à faire la part de la cure carbogazeuse et de la cure de boisson qui se fait souvent à Royat avec l'eau alcaline lithinée de la source St. Mart.

La cure de boisson est véritablement utile, et je l'ai souvent employée pour activer la diurèse chez les uricémiques; mais chez les malades les plus caractéristiques, traités sans modification aucune de leur régime ni de leur genre de vie, j'ai employé exclusivement le bain carbogazeux. C'est dans ces conditions que j'ai vu, chez un hypertendu qui présentait des crises angineuses, la tension artérielle (au Potain) passer de 24 à 19, la tension capillaire (au Gärtner) de 15 à 10 1/2. Chez un autre hypertendu, les chiffres ont passé de 22 à 18 (Potain), de 18 1/2 à 12 1/2 (Gärtner), du commencement à la fin de la série des bains. Il est bon d'ajouter que des constatations semblables ont été faites en dehors de la station de Royat par Wybauw, par Guilhaume à Spa, par Groedel, Gräupner, Th. Schott à Nauheim.

Il ne faudrait pas croire cependant que la tension artérielle revienne à la normale chez tous les hypertendus baignés. Il n'en est rien, et ce résultat n'est obtenu que chez la majorité des cas. Nous avons donné, dans une communication au Congrès de Paris, en 1904, la proportion de 60 % d'abaissements de la tension [2]. Après plus ample expérience, nous croyons devoir admettre un chiffre un peu plus élevé et qui doit approcher de 75 à 80 %. Contrairement à ce qu'on pourrait penser à priori, le maintien de la tension au statu quo se voit surtout chez les tensions moyennement élevées et chez les grands hypertendus, on assiste le plus souvent aux chutes très importantes que nous venons de voir.

[1] Vaquez, Hypertension (Rapport au Congrès français de Médecine, Paris, 1904).
[2] Jean Hertz, Des modifications de la pression artérielle et de la pression artério capillaire sous l'influence des bains carbogazeux. (Congrès français de Médecine, Paris, 1904).

*

L'abaissement de la pression artérielle n'est pas, chez les hypertendus, le seul résultat de la thérapeutique carbogazeuse. Cet abaissement s'accompagne habituellement de modifications importantes d'ordre subjectif ou objectif; les unes immédiates, les autres tardives et ne se manifestant quelquefois que deux ou trois mois après la fin de la cure, mais toutes s'expliquant pour leur plus grande part par la disparition de l'hypertension.

A. — *Symptômes vasculaires de l'hypertension.* Les symptômes qui traduisaient le dérèglement de l'appareil musculaire lisse des artères étaient habituellement ceux qui disparaissent les premiers. Ils tombent avec l'hypertension elle-même, qui n'est comme eux qu'une conséquence de l'état spasmodique artériel périphérique.

En plus de cet état spasmodique permanent, la plupart de nos malades souffraient de troubles très divers provoqués par les crises transitoires, alternativement constrictrices et dilatatrices, crises dont Pal a donné une description si intéressante dans son livre *Gefässkrisen* [1].

Chez certains malades, les crises constrictrices dominaient habituellement, provoquant la pâleur de la face, la cryesthésie, les sensations de doigt mort, les engourdissement des bras et des jambes. Toutes ces sensations s'atténuent et s'effacent même avec l'abaissement de la tension; la peau des extrémités se recolore, devient plus moite, plus chaude. La sensibilité augmente au compas de Weber; quelquefois on peut même constater du doigt l'élargissement de la radiale. Chez d'autres malades, particulièrement chez les femmes au moment de la ménopause, les symptômes d'ordre spasmodique se combinaient avec des bouffées de chaleur à la face, des gonflements du cou, des bourdonnements et congestions des oreilles ou des tempes, des crises de sueur profuses. J'ai vu une dame, ayant cessé d'être réglée quelques mois auparavant, et qui, soulagée de ces misères, le fut aussi d'épistaxis à répétition, lesquels disparurent entièrement pendant près de dix mois.

B. — *Troubles cardiaques de l'hypertension.* — Si les troubles vasculaires ne sont que gênants, combien graves par contre les

---

[1] Pal. Gefässkrisen. Leipzig 1905.

troubles qui peuvent se manifester du côté du cœur. Nous ne ferons que signaler l'amélioration considérable qu'apporte au fonctionnement des cœurs grévés d'une ancienne lésion valvulaire le retour de la pression sanguine à la normale. Nous avons aussi traité un malade, ancien mitral, dont la lésion était depuis deux ans en imminence de décompensation, et qui vit disparaître tous les troubles d'insuffisance cardiaque, en même temps que sa tension passait de 24 à 18°.

Mais dans la plupart des cas, il s'agissait de personnes dont le cœur avait toujours été normal, mais dont le fonctionnement commençait à devenir défectueux en présence du surcroît de travail résultant pour lui de l'augmentation de la résistance périphérique. Dans un certain nombre de cas, la souffrance du myocarde se manifestait seulement par des *troubles névrosiques* (étouffements, intermittences conscientes, éréthisme cardiaque, palpitations). En pareil cas, le traitement moral, tel que le comprend notre maître le professeur Déjerine, prend une importance toute spéciale; mais la cure carbogazeuse, en ramenant à des conditions normales l'état de la circulation, apporte une aide précieuse à la psychothérapie. Il est même certaines névroses cardiaques, telles que la tachycardie paroxystique essentielle, qui ne sont guère modifiées par le traitement psychique, et dont les crises, chez les femmes hypertendues à leur retour d'âge, semblent s'atténuer et s'espacer sous l'influence des bains.

Arrivons maintenant aux cas les plus fréquents, ceux où l'hypertension provoque du côté du cœur des troubles d'ordre mécanique. Tout d'abord le surmenage de l'organe ne se traduit que par l'élévation de la tonalité du second bruit, par un certain degré de dilatation de l'aorte à droite du sternum, et une légère augmentation de la matité cardiaque sans abaissement notable de la pointe. Lorsque la pression vient à s'abaisser après avoir été longtemps élevée, j'ai noté plusieurs fois le retour du claquement aortique à une tonalité plus normale, et une rétraction tantôt du cœur, tantôt de l'aorte.

A un degré plus avancé, le cœur a déjà faibli, soit qu'il existât une certaine faiblesse congénitale du myocarde, soit que l'artériosclérose ait commencé à altérer la fibre musculaire. Plusieurs de nos malades se plaignaient de palpitations répétées, de sensation de plénitude cardiaque, de dyspnée d'effort. On constatait à l'examen direct, ou un certain degré de tachycardie habituelle, on des inégalités du rythme lorsqu'ils venaient de se fatiguer. Leur matité cardiaque était agrandie, surtout dans le sens vertical, la pointe plutôt abaissée. C'est dans des cas semblables que les bains carbogazeux sont susceptibles de rendre les services les plus signalés. En même temps que la chute de la tension, lorsqu'on arrivait à la réduire, la plupart des sensations pénibles disparaissaient. La dyspnée s'atténuait et même disparaissait chez certains. Chez deux malades, en même temps que la matité se réduisait, j'ai assisté à la disparition d'un *souffle d'insuffisance mitrale fonctionnelle*. Chez un troisième, j'ai vu disparaître pendant la cure un souffle diastolique d'insuffisance aortique apparu récemment à la suite de plusieurs crises de coliques néphrétiques, sans doute sous l'influence de la recrudescence d'hypertension causée par la douleur (¹).

La réduction considérable de la matité cardiaque, chez ce malade, autorisait à penser que *l'insuffisance aortique* s'était produite par *dilatation de l'anneau* d'insertion du vaisseau, dilatation qui avait disparu sous l'influence à la fois hypotensive et cardiotonique des bains. Le souffle ne reparut que 4 à 5 mois plus tard, seulement par intervalles.

Nous avons noté encore dans deux cas la disparition du godet d'œdème des membres inférieurs. Dans trois cas, avec la chute de la tension, nous avons vu le *bruit de galop*, d'abord perceptible au repos, n'apparaître ensuite que sous l'influence de quelques pas rapides, enfin s'effacer complètement. Rappelons à ce sujet que notre maître Pierre Merklen (¹), Frantzel, Vaquez (²) considèrent le *bruit de galop* comme un signe de dilatation et de faiblesse cardiaque chez les hypertendus rénaux. Nous n'avons pu malheureusement nous rendre compte de la date à laquelle a reparu ce signe des plus importants.

Enfin, rappelons en quelques mots l'histoire de ces quatre cas *d'angine de poitrine chez des hypertendus*, dont les observations ont été publiées dans un travail récent (³). Chez ces quatre malades, les crises se produisaient sous l'influence de l'effort, de tout ce qui pouvait augmenter le travail cardiaque et

(¹) Pierre Merklen. Cliniques de l'Hôpital Laennec.

(²) Vaquez. Des effets mécaniques de l'hypertension sur le système cardio-aortique. *Sem. Médicale*, 10 mai 1905.

(³) Jean Heitz. Traitement de certaines formes d'angine de poitrine par les bains carbogazeux (angines par hypertension, angines par insuffisance cardiaque) (*Arch. gén. de méd.*, 14 avril 1908).

la pression artérielle. Dans deux cas, la tension était extrêmement élevée et le type des crises rappelait assez bien ce que Nothnagel a décrit sous le nom d'angine de poitrine vasomotrice, type où les crises douloureuses cardiaques sont provoquées par des recrudescences du spasme périphérique. La tension tomba à la normale pendant la cure. L'un d'eux resta 14 mois sans voir reparaître les crises qui étaient presque quotidiennes. Le second n'en a pas eu depuis 8 mois que sa cure a été terminée.

Chez les deux autres angineux le cœur était dilaté et la tension n'était que moyennement élevée. La cure réduisit notablement les dimensions du cœur, en même temps que la tension devenait normale. Les crises n'ont pas reparu au bout de 8 mois chez l'un, elles ont recommencé au bout de 6 mois chez le dernier qui en souffrait presque continuellement depuis 3 ans. La pathogénie de ces angines de poitrine doit être évidemment rattachée à la distension du myocarde (Pierre Merklen [1]). Le terme «distension» indique l'état du muscle creux qui cède devant la tension du liquide qui le remplit sans se laisser dilater entièrement. Ici encore les bains carbogazeux ont agi par leur double action hypotensive et cardiotonique.

C. — *Troubles cérébraux de l'hypertension.* — Nous avons observé chez quelques hypertendus ces symptômes neurasthéniques survenus vers la cinquantaine et que Romberg a bien décrits comme aggravés par chaque élévation de la pression. Le diagnostic de ces formes est souvent assez délicat avec l'artériosclérose cérébrale. Van Bosch [2] donne un signe qui permet de les en distinguer, ayant remarqué qu'à l'époque de l'artériosclérose cérébrale la tension avait le plus souvent cessé d'être élevée. Quoiqu'il en soit, nous avons remarqué nettement chez ces malades un soulagement notable des troubles cérébraux rattachés par Vaquez à l'hypertension (insomnie, céphalée, vertiges), lorsque la tension s'abaissait chez eux sous l'influence des bains. Chez un de nos malades, l'amélioration fut des plus sensibles. Nous devons cependant ajouter que, bien que la tension fût restée abaissée pendant toute l'année qui suivit, les troubles neurasthéniques et les obsessions ne tardèrent pas à reparaître au bout d'un ou deux mois.

---

[1] Pierre Merklen. — Cliniques de l'hôpital Laennec et dans Ricou y P. Teissier. *Angine de poitrine par distension cardiaque.* 1904.

[2] Van Bosch. Die Herzkrankheiten bei Arteriosclerose, 1901.

D. — *Troubles rénaux chez les hypertendus.* — Les troubles rénaux qui existent chez beaucoup d'hypertendus peuvent être, selon les cas, considérés comme causes ou comme conséquences de l'élévation de la pression. Pour Van Bosch il faudrait, pour affirmer la lésion rénale, observer la coexistence de l'hypertension et de l'albuminurie. Mais, d'autre part, Teissier, Robin, Vaquez admettent que chez ces malades les deux courbes de la pression et de l'albumine sont parallèles et que celle-ci est sous la dépendance de celle-là. L'albuminurie proviendrait de la vaso-constriction rénale, de même qu'elle peut être provoquée par le pincement temporaire de l'artère du rein.

Or, j'ai noté chez plusieurs des hypertendus traités à Royat une diminution très notable de l'albuminurie. Chez 4 malades, cette albuminurie a même complètement disparu en même temps que la tension revenait à la normale. Dans deux cas il s'agissait de traces, chez le troisième, de 10 centigrammes. Le quatrième avait en 17 centigr., mais dans ce dernier cas la disparition n'eut lieu que quelques mois seulement après la cure. Par contre, chez les malades où la pression n'avait pas été modifiée, l'albuminurie avait intégralement persisté.

Chez certains hypertendus très élevés de longue date, il n'existait cependant aucune trace d'albumine, faits qui pourraient nous faire penser que l'hypertension ne provoque l'albuminurie que lorsque les reins ont été touchés préalablement.

En même temps que ces modifications du côté du cœur, des centres nerveux, des reins, nous avons pu noter dans l'état général de beaucoup de malades d'autres transformations qui n'étaient pas en rapport direct avec l'abaissement de la tension, mais qui s'étaient produites parallèlement à cet abaissement et qui sans doute n'y étaient pas toujours étrangères. C'est ainsi que nous avons assisté à la disparition au moins momentanée de prurigos ou d'eczémas, de migraines périodiques, de poussées urticariennes à répétition. De même, soulagement des douleurs des petites jointures, décharges de sable uratique ou même de petits calculs. Chez deux sujets nous avons vu la disparition de petites proportions de sucre coïncider avec le retour de la pression à la normale, et l'on peut rapprocher ces faits des cas de diabète surrénal de Blum (¹) et de Vaquez. (²).

(¹) Blum, Ueber Nebennierendiabetes (Deut. Arch. f. klin. Medic., 1901).
(²) Vaquez, Rapport sur l'hypertension. Loc. cit.

En résumé, l'abaissement de la tension chez l'hypertendu apparaît comme le but à poursuivre pendant toute la durée de la cure carbogazeuse et, en même temps, comme l'indice le plus sûr d'une heureuse et utile action de cette cure. Aussi allons-nous maintenant aborder la question des indications de la cure et rechercher quelles sont, parmi les différents états hypertensifs, ceux chez lesquels cet abaissement sera à peu près sûrement atteint, quels sont ceux, au contraire, où il ne l'est que rarement et où la cure peut même être contre-indiquée.

Les *hypertensions fonctionnelles*, c'est-à-dire avec lesquelles il n'existe à aucun degré d'altérations vasculaires ou rénales, sont naturellement les plus complètement et plus constamment modifiées. Parmi ces dernières, il faut ranger, avec l'hypertension de l'insuffisance aortique (François-Franck), celle des jeunes sujets de souche goutteuse (Teissier), ou nés de père âgé (Broadbent), hypertension de la puberté, accompagnée souvent d'éréthisme ou de pseudo-hypertrophie du cœur ou de différents troubles névrosiques, cardiaques et pulmonaires. Ici, comme nous l'avons dit, le succès est la règle, si l'on s'occupe sérieusement du traitement moral. Mêmes excellents résultats, et aussi même nécessité de psychothérapie chez les *hypertendus neurasthéniques du type décrit par Van Bosch*, malades chez lesquels les troubles vasculaires, par crises spasmodiques et dilatatrices, sont au premier plan du tableau clinique, mais chez lesquels cependant le savant autrichien aurait pu voir quelquefois se produire la dilatation aiguë du cœur.

L'hypertension procède chez eux par bouffées passagères, séparées par des périodes plus ou moins longues de tension normale. La constatation de ces périodes est du meilleur augure, bien qu'en clinique il soit souvent difficile de reconnaître si l'hypertension est due uniquement et exclusivement à des troubles nerveux et si des altérations vasculaires ne se cachent pas déjà derrière elle. Au point de vue du diagnostic comme du traitement, la cure carbogazeuse peut rendre de réels services, car ses résultats seront d'autant meilleurs, d'autant plus complets, que l'hypertension aura été plus entièrement fonctionnelle.

Une autre catégorie d'hypertendus est représentée par ces malades de 40 à 50 ans de tempérament arthritique, goutteux, diabétiques gras, eczémateux, femmes à l'âge critique, malades chez lesquels on peut soupçonner souvent, mais on ne peut que bien rarement affirmer l'existence de l'artériosclérose commençante. L'hy-

pertension chez ces malades, plus que chez les précédents, est
habituelle, sans être toujours permanente. Ce sont là les *oscillants*
de *Vaquez*, les *angioscléreux latents* de V. *Bosch*, les *préscléreux*
de *Huchard*. Ici, les symptômes vasculaires, cérébraux, l'albuminurie, les troubles cardiaques du premier degré, l'angine de poitrine même se voient avec une grande fréquence. Il n'existe cependant chez eux aucun signe d'insuffisance rénale, car la constatation d'une diminution de la perméabilité de cet organe suffirait
à faire classer le malade dans la catégorie suivante. Les résultats
de la cure sont ordinairement très bons, comme nous les avons
analysés plus haut. Il est rare de voir la tension résister à l'action
vasodilatatrice des bains. On voit quelquefois des hypertensions
modérées se maintenir, mais les hauts chiffres s'abaissent régulièrement. Il n'existe que deux contre-indications, l'une absolue,
l'existence d'un anévrysme de l'aorte, l'autre transitoire, l'imminence d'une attaque de goutte laquelle serait sûrement provoquée
par la balnéation.

Quant aux *scléreux confirmés*, beaucoup d'entre eux n'étant
pas hypertendus ou ayant cessé de l'être, ne rentrent pas dans le
cadre de cette étude. Disons seulement que lorsqu'on voit, chez
un sujet dont la pression a été longtemps élevée, celle-ci s'abaisser *brusquement* à la normale ou au-dessous, le pronostic est sûrement du côté du cœur et qu'il ne faut pas tenter l'épreuve du
bain. Parmi les sujets même qui sont restés hypertendus, les symptômes qui contre-indiquent la cure sont d'ailleurs assez nombreux.

C'est ainsi que chez un malade qui accuse des accès antérieurs
d'asthme cardiaque (Van Bosch, Merklen) ou d'œdème pulmonaire
(Merklen), on doit soupçonner l'existence d'altérations profondes
du myocarde ou d'une coronarite et ne pas tenter dans ce cas
l'épreuve des bains carbogazeux. La crise d'angine vraie, d'angor
d'effort, ne constitue une contre-indication absolue que si elle a
alterné chez le malade avec l'asthme cardiaque ou l'œdème pulmonaire, ou encore si l'on a constaté pendant la crise l'absence
d'élévation de pression (Vaquez), tous caractères qui doivent faire
penser à une coronarite très probable. Enfin, s'il y a des signes
d'imperméabilité rénale, albuminurie abondante, présence de cy-
lindres, rétention chlorurée (sèche ou œdémigène), élimination
défectueuse du bleu, il ne faut pas non plus exposer le malade
aux risques d'une cure qui ne pourrait produire d'ailleurs aucun
effet utile. C'est dans ces circonstances que la pression, loin de
s'abaisser par l'action des bains, peut au contraire s'élever encore

davantage. Le sphygmomanomètre est en tous cas un guide très précieux. Si chez un hypertendu la pression ne s'abaisse pas dans le bain et elle tend à s'élever d'un jour à l'autre, il faut sans hésiter interrompre la cure.

C'est qu'on se trouve alors en présence d'un scléreux artériel et rénal et l'on s'exposerait à provoquer par l'augmentation d'une tension déjà trop élevée une hémorrhagie cérébrale ou une dilatation aiguë du ventricule gauche.

Ces accidents sont d'ailleurs toujours évitables par une surveillance attentive du malade. Cette surveillance, qui doit se faire à la fois avec l'aide du sphygmomanomètre et par les procédés habituels de la clinique, est nécessaire même chez les malades qui donnent l'impression de purs fonctionnels. Une erreur de diagnostic est en effet trop facile en pareille matière. De plus, sait-on jamais d'une manière exacte la valeur fonctionnelle des reins, et n'est-il pas fréquent de rencontrer en clinique des imperméabilités latentes ? Il existe d'ailleurs toute une technique de cure qui a besoin d'être réglée par le menu (durée du bain, température, teneur plus ou moins forte en gaz, eau courante ou eau dormante, fixation des jours de repos). Chacun de ces détails a une certaine importance. Enfin, nous l'avons dit, chez des malades qui sont si souvent des nerveux, il ne faut pas négliger le côté moral. Dans ces conditions, lorsque les malades ne présentent pas de lésions artérielles et rénales trop accentuées, lorsque leur régime alimentaire et leur mode d'existence sont judicieusement réglés, on voit habituellement les résultats de la cure, c'est-à-dire l'abaissement de la pression et l'amélioration du fonctionnement de tout l'appareil circulatoire se prolonger jusqu'au printemps suivant, quelquefois même davantage. Pour ne citer qu'un exemple, rappelons l'histoire de ce malade très hypertendu, atteint de crises angineuses presque quotidiennes depuis un an, que rien n'avait pu soulager et qui, à la suite d'une seule série de bains, a vu les crises se suspendre entièrement pendant 14 mois. De semblables résultats suffisent à justifier l'opinion qui veut réserver aux bains carbogazeux une place honorable dans la thérapeutique de l'hypertension.

The new application of physiologic facts as related to therapeutics
Par M. E. G. ANTHONY, Indianapolis.

The sum of our knowledge concerning the properties and functions of living tissues is the only scientific basis for the classification of remedial agents. The fact that the active substance of which living beings are composed, or, that the morphological unit of organization—the cell—is protoplasmic, must be constantly kept in mind. These cells or tissue-units in the several portions of the body are interdependent. No one organ stands isolated from others, but is associated with them as a part of a complex organism, in which each organ or system bears a relation to the whole, therefore, to estimate the influence of a particular therapeutic agent, the coefficient of general vitality must be taken into consideration.

1. *Vital irritability, that property of living matter by which it responds to impressions, is the essential property underlying the basic principles of physiology.* It has been claimed by eminent writers that the most general property of protoplasm, distinguishing it as such, is vital irritability, or its power of responding to influences and impressions. In the higher organisms, such response becomes special, because each of the infinite cell groupings, of which tissues and organisms are composed, has its special function to perform and, in responding to impressions, its effort will be in the line of its special work; thus, the muscle cell effects muscular movement, the salivary gland cell secretes, and the hepatic cell forms bile. From a practical point of view, therefore, vital irritability of human protoplasm means increased or diminished functional activity of the particular kind of protoplasm under observation in response to a special kind of impression. Upon this one fact as regards the tissues and organs of the human body taken collectively, is builded the entire superstructure, physiology.

2. *While the nature of vital response varies with the character of protoplasm on the one hand and the kind of impression on the other, the direct evidence of such response is invariably either contraction or relaxation.* Of the grosser illustrations of this proposition may be mentioned the heart action. During contraction of the ventricles blood is injected into the arteries, while during the diastole their walls are relaxed and their cavities dilated that they may be filled from the auricles. The same phenomena, contraction and relaxation, occur in the auricular walls. The influence of the vasomotor nerves on the blood vessels is further illustrative. Relaxation of the vaso-constrictors causes the vessels to dilate, while stimulation of these nerves contracts the vessels and narrows their lumen. In the vascular system, contraction and relaxation are characteristic modes of motion; in fact, it is self-evi-

dent that upon these two properties the function of the circulatory apparatus is maintained, and, while such maintenance of other physiologic functions is more difficult to demonstrate, yet when traced to the histologic structure of the cell during function and rest, it will be found that function cannot be carried on independent of contraction and relaxation of the cell structure.

3. *By virtue of contraction and relaxation of protoplasmic tissue-units, all functional processes of the human organism are effected.* The passage of water and substances in solution through living membranes is continuous in the nutritive interchanges between the blood elements and tissue-units. This circulation which is entirely outside the blood vessels, has been aptly called the «extra-vascular circulation» by Jacob Redding, in his work entitled «Physiology: Its Science and Philosophy». The forces controlling this circulation are: first, intra-capillary pressure; second, influence of the tissue-units of the vascular walls; third, osmosis; fourth, force exerted by the conversion of pabulum into more dense living matter and of semi-fluid living matter into still more dense formed material, producing a tendency to a vacuum in the extra-vascular spaces.

A study of the capillary circulation will show the blood pressure within these vessels to be low and free from pulsation; yet, it is higher than the pressure within the veins and is estimated to be double that of the lymph in the extra-vascular spaces and lymphatics. This difference in pressure, within and without the capillaries, greatly favors the transudation from the capillaries of serum or lymph loaded with pabulum and containing white blood corpuscles. The work of driving blood into and through the capillaries is accomplished by contraction of the heart walls. A part of its force is expended in dilating the larger arteries, therefore, while the ventricles are relaxing to be refilled with blood from the auricles, the dilated arteries recoil on the blood column, or return to a state of rest according to the law of the action of elastic bodies whereby «They return to a state of rest with a force equal to that by which they were disturbed therefrom.» Add to these the resistance of friction and we have the three elements—power of heart action, elasticity and contractile force of the vascular walls and friction—which produce both arterial and capillary pressure. The capillary walls have the power of contracting and relaxing in controlling the flow of blood into the veins and, by such action, can increase or diminish capillary resistance an thus raise or lower the blood pressure. The circulatory function cannot be performed and no mean blood pressure can be maintained without the power of contraction and relaxation.

It is a well known fact that there is great variation in the flow of lymph in different parts of the body and that in certain organs, for instance the liver, the lymph contains a greater percentage of proteids. The differences in diffusion must be due to variations in permeability of the capillary walls and the nutritive demands of the tissue-elements in various parts of the body. At this point, vitality is master of the situation, holding all physical and chemical laws in abeyance and selecting as much of such elements as are needed in the metabolic functions of that particular part of the organism. Variation in permeability of the capillary walls is a vital process, effected by the power of contraction and relaxation, hence, without this power, metabolism would be imperfect.

The physical laws of diffusion, as modified by living tissues, explain many phenomena in connection with the passage of water and dissolved substances through living membranes. We cannot ignore the selective function of living cells. In demonstration of this assertion, Tigerstedt and Santesson found that a lung taken from a frog just killed gave no filtrate when its cavity was distended by liquid under a pressure of eighteen to twenty centimeters, provided the liquid used was one that did not injure the tissue. If however the lung tissue was killed by heat, or otherwise, filtration occurred readily under the same pressures. This selective function of the tissue-units of the vascular walls and contiguous tissues is of prime importance in osmosis and nutritive interchange. Its controlling influence is well illustrated in the absorption of nutrient material from the alimentary canal, which function is under the direct regulating influence of the epithelial cells of the intestinal villi. There is very little, if any, diffusion of fluid from the lacteals into the intestinal canal, such as would occur independent of vital influence. Undoubtedly, the living cells, covering the villi, have the vital power to regulate the permeability of the living membranes to the end of favoring endosmosis and holding in abeyance exosmosis. Since function is the result of the living molecules of the cells in motion and since contraction or crowding together, and expansion or separation of molecules, are phenomena observed in connection with all forms of matter, it follows that these two modes of vital action or activity, contraction and exhaustion, or relaxation, occurring in the living cell, are the direct activities controlling osmosis and dialysis.

Likewise, the permeability of the capillary walls and the cell walls surrounding the nuclei and the nucleoli, and in fact all living membranes of the human organism, is regulated by the living matter or protoplasm of the cells of the respective tissues; hence, the function of regulating osmosis and thus supplying the amount and kind of pabulum according to the needs of the tissues becomes specialized. The physical laws concerned in the functional processes of the human body are subservient to, and when necessary, held in abeyance by the life power.

Modern physiologies remain silent in regard to the influence of condensation of living matter as a contributory force in maintaining the extra-vascular circulation. The difference in density between fluids, semi-fluids and solids is due to the nearness of molecules to one another. When the pabulum of the lymph in solution is taken into the protoplasm of the tissue-elements and converted into its own substance, which is semi-fluid, the molecules are crowded more closely together and, likewise, when the semi-fluid protoplasm is condensed into more solid formed material or cell wall, they are still crowded more closely together. This crowding together of the molecules into smaller space creates a tendency to a vacuum in the extra-vascular spaces. Since the lymphatics are abundantly supplied with valves so that regurgitation cannot take place, and the walls of the capillaries especially adapted to the function of osmosis, the blood pressure within them being higher than the lymph pressure without, it follows that the direction of the current of lymph, in response to the suction incident to condensation within the tissue-units, must be from the capillaries. Contraction, therefore, is the form of vital movement exercised in the maintenance of the intricate function—nutrition.

This proposition is further illustrated by the action of the goblet mucous cells in the epithelium of the intestine during function. These cells are of the columnar variety. Histologic proof seems conclusive that the mucine granules within the protoplasm is the result of metabolic changes of the cell substance itself. As it forms, the cell relaxes and becomes swollen at its free extremity. In due time contraction takes place and the mucine is extruded, bodily, into the lumen of the intestine. The cell then returns to its normal condition as an epithelial cell and is ready to functionate again in the same manner.

The gastric gland cells behave much in the same way. During the period of rest, they assume their normal dimensions. When digestion begins, they are filled with the elements of their characteristic secretion and are therefore greatly swollen as a result of relaxation of their tissue and accumulation within their substance. In due time, contraction takes place and the contents of the cells is extruded into the stomach. The gastric cells are then contracted until they are smaller in size than during the period of rest, but their normal dimensions are soon assumed.

Numerous examples as regards excretion, muscular movements, nervous functioning, etc., could be given, showing that physiology recognizes but two modes of vital motion in the performance of function: One is contraction or closer approximation of the vital molecules, the other relaxation or separation of the molecules. So long as protoplasm or living matter exhibits life, we are compelled to allow it these two modes of motion as special properties since they are inherent in its nature, it being endowed with the power of changing its motion by its own force. Imagine for one moment a cessation of these modes of motion in the living matter of the organism and the heart ceases to beat, the lungs to respire, the nervous system to preside over its function, the tissue-units to metabolize, in short, life is suspended.

4. *Inasmuch as physiology recognizes but two modes of vital motion in living cells, contraction and relaxation, or their equivalents, condensation and expansion, in the performance of function, it follows that, in the administration of remedial agents, the living cell will respond to but one of two remedial impressions at a given time, viz: a stimulating impression inducing contraction, or a relaxing impression occasioning relaxation, and that such impression, to incite physiologic response, must be sanative.*

The restoration of the diseased body to a state of health is the one legitimate object of medication. Success can be hoped for, in the fullest sense of the term, only as the medicament cooperates with the vital efforts of the organism, because the life principle is the force through whose exertion restoration to health is dependent. This vital force is constantly aroused and concentrated in its efforts to correct disease states when they exist, and maintain health. To prescribe for the sick without regard to the curative power of vital energy would be as unwise as endeavouring to cure

in the absence of vitality. So long as life is manifest in the body,
or any part of its tissues, it will endeavour to make use of that
part in accordance with natural laws, although the attempt may
be incomplete, therefore, the attempt to funccionate is evidence
of vitality. It is only when life is entirely suspended that functional efforts totally cease.

Disease, then, is an altered condition of the tissues of the
organism which prevents the life powers from using them according to the laws of physiology. When the tissue-elements of an
organ are not under full control of vitality, its functions are performed imperfectly, but, when these tissue-elements are restored
to a normal condition, so that vitality can use them in a physiologic way, functional aberration ceases and the organ is in a state
of health. If the tissue changes have been too great to permit complete restoration, vitality will use them as far as possible under
the abnormal conditions, and the degree of restoration will be
measured by the degree to which the functions approach the normal standard.

Therapeutics, therefore, aims at the restoration of diseased
tissues by the use of agents that will make suitable and needed
impressions upon those tissues. In whatever direction the structures have departed from the normal standard, such remedial
measures should be employed as will make on those structures a
healthful impression of an opposite kind. In the light of physiologic facts, the earliest departure of the tissues from under the
complete control of the vital powers will be a lack of ability to either contract or relax some of the tissues as readily as in a physiologic state. The balance of complementary action is lost and the
tendency to contractility increases while the power of relaxation
diminishes, or laxity of the structures becomes more marked as
the power to effect their contraction gets less. The assumption
that this alteration in contractile power is the sole change in
tissue disease would be untenable, since there are many changes
and alterations in the integrity of the tissues in the more serious
disease states. But this loss of equilibrium is of primary importance, as a therapeutic guide, in the correction of disease tissue-
states, for, as the altered conditions are in two general directions,
so the functional aberrations will be of two general classes:
First, exalted tension, usually associated with a tendency to increased activity; second, undue relaxation, accompanied by diminished effort. When the first conditions obtain, the remedial

influence they receive should be relaxing in kind; while, for the second, the impression should be stimulating.

The conditions obtaining in pleurisy are quite illustrative. In the earlier stages, the skin is dry, secretion and excretion checked, the affected pleura in a high state of excitement, general arterio-capillary spasm, pulse frequent, and heart action forcible. All symptoms point to high tension. Relaxation is strongly indicated. Leptandra virginica, for its relaxing influence on the portal circulation and hepatic cells to favour secretion of bile, combined with zingiber officinalis to sustain the bile ducts, induce intestinal peristalsis and thus favour the discharge of bile and evacuation of the bowels, will relieve the engorgement of the portal circulation. Asclepias tuberosa combined with lobelia inflata for their relaxing influence on the capillary system, will overcome the arterio-capillary spasm, reestablish the function of the skin, lower the blood pressure, slow the heart action and thus, by restoring equilibrium of the circulatory function, will relieve the engorgement of the pleura and allay suffering. But, should the case have passed into the stage of effusion, with cold clammy skin, arterio-capillary relaxation, frequent pulse and feeble heart action, this treatment would be contraindicated and would do positive harm. In this stage, most positive stimulation, such as capsicum, which has no equal in sustaining the heart and arterio-capillary system, would be indicated to restore equilibrium.

That which is true of pleurisy is true of the treatment of disease in general, for, whenever the tissues in any part of the organism become diseased, the deviation from health must be either over action, over tension or increased vital activity demanding relaxation, or, under tension, flaccidity or relaxation calling for stimulation. This fundamental proposition in therapeutics permeates every department of practical medicine and underlies every scientific prescription.

As the departure of tissues from the healthy standard may be extremely varied in degree, so the amount and grade of a particular remedial impression may be needed in various degrees. An insignificant amount of tension in a part may be regulated by the vital power, or the use of a little relaxing, diffusive medicament may supply the need, but, when tension is great, disturbing physiologic action decidedly, strong relaxing medication is demanded. The same is true with reference to torpor, when profound, strong and active stimulation is indicated.

The various organs may be in conditions, more or less different at one and the same time. The skin may be in a condition of laxity, while in the bowels there is tension; the uterus flaccid while the brain is excited, and the stomach relaxed while the liver is tense and engorged. To meet these diversified conditions, a combination of remedial influences of different kinds must be exhibited. If the skin be lax, stimulation to its tissue, bowels tense, relaxation to their tissue, uterus flaccid, stimulation to its tissue is demanded. In thus restoring the several organs to a normal state by the proper application of remedial means in imitation of Nature's method of contracting and relaxing the various tissues in the performance of functions, equilibrium of all functional processes is established.

Certain escharotic and narcotic toxic drugs have their field of application which is not at variance with Nature's method of functioning. The former class of drugs, when applied, destroy and cause separation of such tissues as Nature is incapable of eliminating, but which must be removed before reparation can take place. These methods may be classed as surgical. In this sense, caustics are applied to foul cancers to remove an unhealthy granulating surface, that a healthy may be established. In like manner, they may be applied to hypertrophies and neoplasms, because in all such cases the semi-vitalized tissue must be exfoliated before the adjacent cellular elements can heal the breach and use the tissue in a physiologic way.

Narcotics are applicable in all cases where the normal or abnormal contraction of muscular fibres, or other tissues, prevents or stands in the way of the correction of abnormal conditions of adjacent tissues, which, when normal, are complementary to their action. Thus, in ulceration of the cornea, mydriasis prevents traction by the muscular fibres of the iris on the periphery of the cornea giving that perfect rest to the corneal tissue, so essential to the healing process. Likewise, mydriasis in inflammation of the iris draws the tissue away from contact with the lens capsule, preventing adhesions, and injury to, or destruction of the eye, which would result should the contractile power of the iris remain intact. Non-toxic agents, which only further physiologic activities, will not produce the required mydriasis. A pathological influence is needed to place the circular fibres of the iris in a state of temporary paralysis.

In such use of corrosives and narcotics, the tissues are

placed in the best possible condition for subsequent use by the
vital powers, while, without their use, pathologic conditions will
persist or supervene which will be a constant source of reflex
disturbances of nervous and circulatory functioning. In this sense,
while their local influence is depressing and their action pathologic in tendency, their use conserves the coëfficient of general
vitality. This does not justify the internal use of toxic medication
in a general way, for under these circumstances we wish to carry
certain tissues away from the physiologic state for the time being,
while in internal medication we endeavour to carry the tissues
toward a physiologic state, which can be better done without
than with the use of poisonous drugs. So, with every exalted or
depressed functional action of the human organism, the sum of
vital energy must be conserved as much as possible. The one and
only office of the physician is to assist Nature in her vigorous
effort to preserve her domain and improve her stock of vital
strength.

The therapeutics of rhythm

Par M. Samuel S Wallian, New York

The age is progressive.

As a profession our lay critics taunt us with lagging behind
all the other learned professions. They charge that we impugn
science by demanding unreasonable reiterations of evidence before admitting demonstrated facts. A modicum of these disparage-
ments is deserved.

Hippocrates was a conservative by both instinct and training,
and his disciples have treasured his spirit with fairly religious as-
siduity. Nevertheless the art of Medicine steadily, if not rapidly
advances. Contrast the trend of medical thought of today with that
of even one generation ago. Then, *Headland's* «*The Action of Re-
medies*», as a prize essay, was acclaimed the high water mark of
medical advance. Looked at from our present vantage ground it was
a narrow analysis of the alleged and apparent action of a few hundred standard drugs and chemicals on the human organism. It filled an insignificant octavo of a few hundred pages. Today a «*System of Physiologic Therapeutics*» fills eleven sumptuously printed
volumes comprising between four and five thousand pages, com-
piled by a dozen eminent editors, and containing scarcely a sin-
gle reference to drugs or chemicals of any kind. Its topics include

Electrotherapy, Climatology, Health Resorts, Prophylaxis. Hygiene, Dietetics, Rest, Mental Therapeutics, Suggestion, Hydrotherapy, Phototherapy, Mineral Waters, Baths, Pneumatotherapy, Mechanotherapy, etc., etc.

Among all these perhaps the most marked progress has been made in the wide and as yet only partially explored field of *mechanotherapy.*

At the outset we are met by the fact that the study of the electric current, with its myriads of possible modifications, has recently passed through a stage of evolution that almost amounts to revolution. All this belongs in the realm of mechanotherapy, since electricity, it is now conceded, is but a modality of motion.

A generation back a majority of the profession looked askance at the work and flatly disputed the claims of the experimenters with galvanism and the faradic coil. Such was their incredulity that for the most part the use of these then considered uncanny agencies was left in the hands of unscientific and unscrupulous charlatans and sensational pretenders. Now, this form of energy is being developed into a most fascinating science, and its devotees are evolving modalities heretofore undreamed of currents,—modifications and derivatives of currents, induced, shunted and deflected,—until they feel quite warranted in undertaking to accomplish the impossible, and to make aforetime miracles seem commonplace.

These new currents or transformations of currents are made to yield every known form of physical, chemical and vital manifestation, and have consequently upset all the previously settled laws governing matter, motion, permeability and penetrability. Once this mysterious force was held in check by glass, rubber, dry air, silk and the rest of the reputed nonconductors. These later modalities refuse to be barred or interrupted by the best of these substances, and they easily illuminate bodies and materials that before were impermeable to the intensest rays of either natural or artificial light.

We have at last learned that the particular manifestation of any desired or evolved current depends entirely on its velocity or frequency. One rate or rhythm produces its own proper bar of the prismatic spectrum, varying much more than is indicated by the visual limitations, that is, from a hypothetic zero somewhere below the red to another hypothetic maximum or extreme somewhere above the violet, and running through the entire gamut of physical phenomena from heat to chemism and radiography, and from momentum that is transformed by the dynamos into incandescence that makes the light of the sun seem pale, to music, evolved combinations of alternators and tone-blenders, such as, at last realized in Cahill's «Telharmonium».

Thus has Bellamy's dream received its baptism of reality.

This is an added corroboration of the theory that the material universe is but a visible embodiment of rhythm.

Health is vital rhythm.

Disease is vital discord.

Death is an abolishment of vital rhythm.

These three definitions simplify the study of physics, physiology and philosophy. Accepting them we must go further and classify the solar system as a material embodiment of rhythmic reiteration, a diapason of harmonic, incessant and concordant energy.

The scientist now asks, «what are chemical action and reaction unless a form of energy manifested by vibratory change and interchange?» Elemental corpuscles brought into intimate contact in a suitable medium attract and antagonize, bombard each other, rotate in rhythmically symmetric and concentric cycles that intersect and inosculate, until, through mutual decomposition and recomposition, intercorpuscular equilibrium and a new compound result.

This force, which is never made manifest and visible except through vibratory impulse, is all-pervading and universal. It is so universal that no form of remedial agencies can be dissociated from it. And since recuperatory effort is in all cases an effort to restore vibratory and rhythmic equilibrium, the more nearly therapeutic measures align themselves with the law of rhythmic reiteration which is fundamental to all force, motion and life, the more efficient they become.

It does no violence to the logical laws of physiology to assume that mechanical vibration can be made to instigate and stimulate vital vibrations which may be found temporarily interrupted or in discord. If the mechanical means invoked be competent and thoroughly adjusted to the individual conditions in each case the process may be, not inaptly termed *mechano-vital*, and results that are both legitimate and satisfactory may be confidently expected. It is not, however, a question of plausibility or probability, but resolves itself into a question of actual use, of positive accomplishment, of adaptability and availability. It is a question of appealing to artificial and mechanical means of inciting, stimulating, supplementing or substituting vital impulse.

In corroboration of these assumptions a few established and universally, accepted physiologic postulates may be cited:

1. Mechanical stimulation of a nerve, when applied with sufficient rapidity, produces a change in the form of the nerve particles.

2. If a mechanical stimulus be applied to a nerve very gradually, it will render the nerve inexcitable, without its manifesting any signs of being stimulated.

3. Mechanical stimulation of a nerve does not cause it to become acid as do other forms of stimulation.

4. It is found that the mechanical work executed by an excited muscle as the result of mechanical stimulation is *one hundred times greater than the energy expended by the mechanical stimulant.*

It is not difficult to comprehend the bearing of these authoritatively established facts in physiology and neurology. Their number might be indefinitely multiplied, and it would seem impossible to deny that they provide a broad basis on which to erect a promising therapeutic system, with mechano-rhythmic vibration as its fundamental basis.

TABLE DES MATIÈRES

Première partie — Rapports officiels

Deuxième partie — Comptes rendus des séances

Troisième partie — Communications non lues en séance

XV Congrès International de Médecine

Lisbonne — 19-26 Avril 1906

Section IV

Thérapeutique et Pharmacologie

2.ᵐᵉ FASCICULE

LISBONNE
IMPRIMERIE ADOLPHO DE MENDONÇA
1906